国家级职业教育规划教材
对接世界技能大赛技术标准创新系列教材
全国职业院校健康与社会照护专业教材

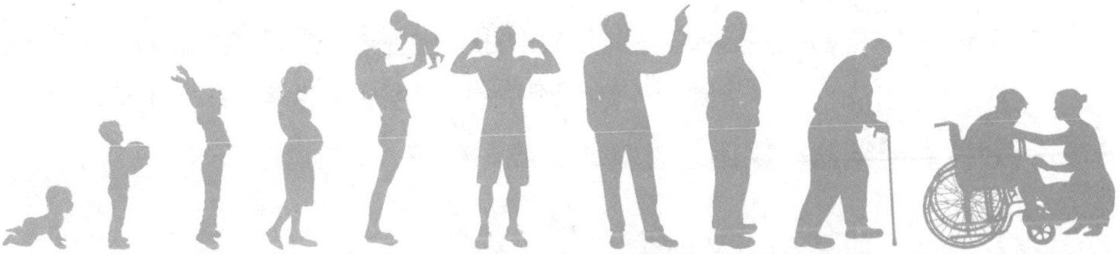

HEALTH AND SOCIAL CARE

张橡楠　主编

慢性病照护

中国劳动社会保障出版社

worldskills China

简　介

本教材共分为六个模块，主要内容包括呼吸系统慢性疾病照护、消化系统慢性疾病照护、心血管系统慢性疾病照护、内分泌系统及代谢性慢性疾病照护、神经系统慢性疾病照护、肿瘤性疾病照护。教材以慢性疾病的防控管理为重点，理论与实践技能相结合，采用任务驱动的编写模式，适应教学发展要求。

图书在版编目（CIP）数据

慢性病照护 / 张橡楠主编 . -- 北京：中国劳动社会保障出版社，2021
全国职业院校健康与社会照护专业教材
ISBN 978-7-5167-4998-2

Ⅰ. ①慢…　Ⅱ. ①张…　Ⅲ. ①慢性病 – 护理 – 职业教育 – 教材　Ⅳ. ①R473.2

中国版本图书馆 CIP 数据核字（2021）第 163981 号

中国劳动社会保障出版社出版发行

（北京市惠新东街 1 号　邮政编码：100029）

*

北京市艺辉印刷有限公司印刷装订　新华书店经销

787 毫米 × 1092 毫米　16 开本　17.25 印张　279 千字

2021 年 9 月第 1 版　2024 年12月第 3 次印刷

定价：42.00 元

营销中心电话：400-606-6496

出版社网址：http://www.class.com.cn

http://jg.class.com.cn

对接世界技能大赛技术标准创新系列教材

编审委员会

主　任：刘　康

副主任：张　斌　王晓君　刘新昌　冯　政

委　员：王　飞　翟　涛　杨　奕　张　伟　赵庆鹏

姜华平　杜庚星　王鸿飞

健康与社会照护专业课程改革工作小组

课改校：山东医药技师学院

河南医药健康技师学院

杭州第一技师学院

广州市轻工技师学院

技术指导：周　嫣

编　辑：杨绘春

本书编审人员

主　编：张橡楠

副主编：白　洁

参　编：樊予惠　侯爱敏　陈晶晶　李琳琳　张亚丽

主　审：黄志红

序

世界技能大赛由世界技能组织每两年举办一届，是迄今全球地位最高、规模最大、影响力最广的职业技能竞赛，被誉为“世界技能奥林匹克”。我国于2010年加入世界技能组织，先后参加了五届世界技能大赛，累计取得36金、29银、20铜和58个优胜奖的优异成绩。第46届世界技能大赛将在我国上海举办。2019年9月，习近平总书记对我国选手在第45届世界技能大赛上取得佳绩作出重要指示，并强调，劳动者素质对一个国家、一个民族发展至关重要。技术工人队伍是支撑中国制造、中国创造的重要基础，对推动经济高质量发展具有重要作用。要健全技能人才培养、使用、评价、激励制度，大力发展技工教育，大规模开展职业技能培训，加快培养大批高素质劳动者和技术技能人才。要在全社会弘扬精益求精的工匠精神，激励广大青年走技能成才、技能报国之路。

为充分借鉴世界技能大赛先进理念、技术标准和评价体系，突出“高、精、尖、缺”导向，促进技工教育与世界先进标准接轨，完善我国技能人才培养模式，全面提升技能人才培养质量，人力资源社会保障部于2019年4月启动了世界技能大赛成果转化工作。根据成果转化工作方案，成立了由世界技能大赛中国集训基地、一体化课改学校，以及竞赛项目中国技术指导专家、企业专家、出版集团资深编辑组成的对接世界技能大赛技术标准深化专业课程改革工作小组，按照创新开发新专业、升级改造传统专业、深化一体化专业课程改革三种对接转化原则，以专业培养目标对接职业描述、专业课程对接世界技能标准、课程考核与评价对接评分方案等多种操作模式和路径，同时融入健康与安全、绿色与环保及可持续发展理念，开发与世界技能大赛项目对接的专业人才培养方案、教材及配套教学资源。首批对接 19 个世界技能大赛项目共 12 个专业的成果将于 2020—2021 年陆续出版，主要用于技工院校日常专业教学工作中，充分发挥世界技能大赛成果转化对技工院校技能人才的引领示范作用。在总结经验及调研的基础上选择新的对接项目，陆续启动第二批等世界技能大赛成果转化工作。

希望全国技工院校将对接世界技能大赛技术标准创新系列教材，作为深化专业课程建设、创新人才培养模式、提高人才培养质量的重要抓手，进一步推动教学改革，坚持高端引领，促进内涵发展，提升办学质量，为加快培养高水平的技能人才作出新的更大贡献！

2020 年 11 月

前言

我国卫生健康事业自改革开放以来获得了长足发展，但照护体系特别是长期照护体系的建设还处于起步阶段，从业人员结构不完整，缺乏提供非侵入性护理和康复服务的高素质人才，健康服务供给总体不足与需求不断增长之间的矛盾依然突出。

为此，2016 年国务院印发《“健康中国 2030”规划纲要》，明确提出，到2020年，健康服务业总规模超过八万亿，到2030年达十六万亿；党的十九大将“实施健康中国战略”纳入国家整体发展战略统筹推进，提出“优化健康服务”；2019 年国务院印发《关于实施健康中国行动的意见》，强调要“加强公共卫生体系建设和人才培养”。按照党中央的要求，人力资源社会保障部围绕“实施健康中国战略”进行了一系列部署，发布了“健康照护师”新职业，《全国技工院校专业目录》增补了“健康与社会照护专业”，出台了《康养职业技能培训计划》。这一系列举措的最终目的是：培养造就大批高素质健康与社会照护职业人才，解决我国“一老一小”健康照护的痛点难题；降低慢性病患者、老年人住院频率，缓解医疗资源紧张的现状；充分满足人民群众日益增长的美好生活需求，增强人民群众的幸福感、获得感。

为贯彻落实中央精神和国家政策，满足社会发展和职业教育不断发展的需要，人力资源社会保障部教材办公室组织世界技能大赛中国技术指导专家、行业企业专家、教学专家等，以世界技能大赛健康和社会照护项目技术文件、健康照护师职业任务、学生毕业后从事岗位的能力需求等为依据，开发了全国职业院校健康与社会照护专业教材。

本套教材着重培养学生的基础能力、照护能力、康复保健能力和管理协调能力，重视人文关怀和心理疏导，强调教材内容的针对性和实用性，做到学为所用、用以促学、学用结合。在教材内容的组织上，部分采用了任务驱动教学法的编写思路，结合具体实例，讲解完成任务所需要的相关知识，介绍完成任务的步骤和注意事项，以引导学生运用所学知识分析和解决实际问题。在教材的表现形式上，注重图片、表格及色彩的运用，增强教材的趣味性和可读性。在教材编写的同时，开发了与教材配套的电子课件。电子课件可登录中国技工教育网（http://jg.class.com.cn），搜索相应的书目，在相关资源中下载。部分教材使用了二维码技术，针对教材中的教学重点和难点制作了演示视频，学生使用移动终端扫描二维码即可在线观看相应内容。

本套教材的编写得到了有关学校的大力支持，教材编审人员做了大量的工作，在此我们表示衷心的感谢！同时，恳切希望广大读者对教材提出宝贵的意见和建议。

人力资源社会保障部教材办公室

目 录

模块一

呼吸系统慢性疾病照护

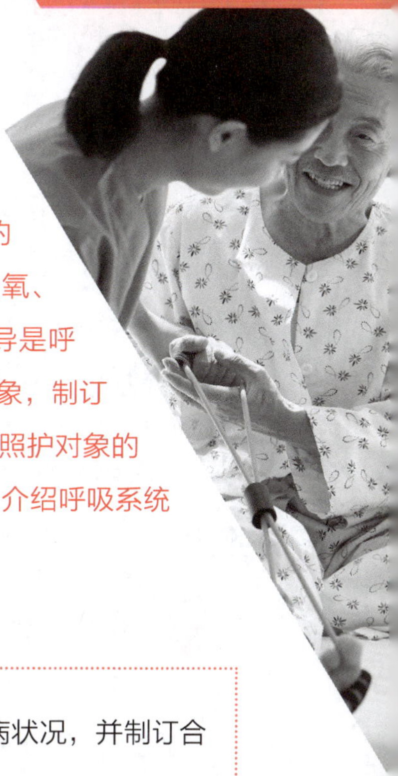

呼吸系统慢性疾病主要包括慢性支气管炎、慢性阻塞性肺疾病、慢性肺源性心脏病、支气管哮喘等。呼吸系统慢性疾病的常见症状有咳嗽、咳痰、胸闷、呼吸困难、咯血等。因此，吸氧、肺功能评估、呼吸功能锻炼以及相关疾病的用药指导、健康指导是呼吸系统慢性疾病日常照护的重要内容。照护者应正确评估照护对象，制订照护方案，合理实施照护，并对照护对象进行日常管理，以提高照护对象的生活自理能力。本模块以慢性阻塞性肺疾病、支气管哮喘为例，介绍呼吸系统慢性疾病的照护。

任务目标

- 能够正确评估慢性阻塞性肺疾病、支气管哮喘患者的疾病状况，并制订合理的照护方案。
- 能够指导慢性阻塞性肺疾病患者进行氧疗，并对照护对象进行健康指导，提高其对疾病的认知。
- 能够增强支气管哮喘患者对哮喘的激发因素、控制目的和效果的认识，以提高其治疗依从性，并能够指导其正确使用定量雾化吸入器。
- 能够为慢性阻塞性肺疾病、支气管哮喘患者制订健康管理计划，并采取合理的措施进行健康干预。

任务一
慢性阻塞性肺疾病照护

任务描述

林爷爷，66 岁，患慢性阻塞性肺疾病 5 年，日常活动时感觉气短，一直反复咳嗽、咳痰，清晨排痰较多，无其他病史，医嘱居家氧疗，持续低流量吸氧，且长期服用药物。由于疾病的困扰，林爷爷喜欢长时间待在家中，心情低落，不愿外出活动。

作为照护者，请正确评估林爷爷的疾病状况，依此制订详细的照护方案，并对林爷爷实施照护以及进行日常管理。

任务分析

由于林爷爷患有慢性阻塞性肺疾病，且需要长期氧疗，因此照护者首先需要让林爷爷了解氧疗的重要性以及缺氧可能带来的危害，向林爷爷宣传相关知识。林爷爷喜欢长时间待在家中，不愿外出活动，照护者要通过健康指导让林爷爷理解康复锻炼的意义，发挥其主观能动性，并为其制订个性化锻炼计划。照护者还要重视疾病的日常管理，帮助林爷爷树立信心，引导其适应慢性病，缓解其焦虑、紧张的情绪，以实现疾病的自我管理。

相关知识

一、慢性阻塞性肺疾病的概念、病因、临床表现及治疗

1. 概念

慢性阻塞性肺疾病（COPD）简称慢阻肺，是一种常见的以持续气流受限为特

征的可以预防和治疗的疾病，其气流受限多呈进行性发展，与气道和肺组织对香烟烟雾等有害气体或有害颗粒的异常慢性炎症反应有关。

COPD 与慢性支气管炎及肺气肿密切相关。肺气肿是指肺部终末细支气管远端出现异常持久的扩张，并伴有肺泡壁和细支气管的破坏，但无明显的肺纤维化。当慢性支气管炎和肺气肿患者肺功能检查出现气流受限时，则可诊断为 COPD。如果患者只有慢性支气管炎和（或）肺气肿，而无持续气流受限，则不能诊断为 COPD。

一些已知病因或具有特征病理表现的疾病也可导致气流受限，如支气管扩张症、肺结核纤维化病变、严重的间质性肺疾病、弥漫性泛细支气管炎及闭塞性细支气管炎等，但这些疾病均不属于 COPD。支气管哮喘也具有气流受限特征，但支气管哮喘是一种特殊的气道炎症性疾病，其气流受限具有可逆性，故不属于 COPD。

COPD 是呼吸系统疾病中的常见病和多发病，患病率和病死率均居高不下。COPD 可引起肺功能进行性减退，严重影响患者的劳动力和生活质量。

2. 病因

（1）吸烟

吸烟是 COPD 重要的发病因素。吸烟者患慢性支气管炎的概率比不吸烟者高 2 ~ 8 倍，烟龄越长、吸烟量越大，COPD 的患病率越高。烟草中所含的焦油、尼古丁和氢氰酸等化学物质可损伤气道上皮细胞和纤毛运动，促使支气管黏液腺和杯状细胞增生肥大，黏液分泌增多，使气道净化能力下降。吸烟还可使氧自由基产生增多，诱导中性粒细胞释放蛋白酶，破坏肺弹力纤维，诱发肺气肿形成。此外，被动吸烟也可能导致呼吸道症状以及 COPD 的发生。孕妇吸烟可能会影响胎儿肺的生长及在子宫内的发育，并对胎儿的免疫系统功能有一定影响。

（2）职业粉尘和化学物质

接触职业粉尘及化学物质，如烟雾、过敏原、工业废气、室内空气污染等，浓度过高或时间过长时，均可能产生与吸烟类似的 COPD。

（3）空气污染

大气中的有害气体如二氧化硫、二氧化氮、氯气等可损伤气道黏膜上皮细胞，使纤毛清除功能下降，黏液分泌增加，为细菌感染创造条件。

（4）感染因素

与慢性支气管炎类似，感染也是 COPD 发生和发展的重要因素之一。肺炎链球菌和流感嗜血杆菌可能是 COPD 急性发作的主要病原菌。病毒也对 COPD 的发生和发展起作用。儿童期重度下呼吸道感染与成年时的肺功能降低及呼吸系统症状发生有关。

（5）蛋白酶－抗蛋白酶失衡

蛋白酶对组织有损伤、破坏作用，抗蛋白酶对弹性蛋白酶等多种蛋白酶具有抑制功能，其中 a1- 抗胰蛋白酶（a1-AT）是抗蛋白酶中活性最强的一种。蛋白酶增多或抗蛋白酶不足均可导致组织结构遭受破坏，产生肺气肿。

吸入有害气体、有害物质可导致蛋白酶产生增多或活性增强，而抗蛋白酶产生减少或灭活加快。氧化应激、吸烟等危险因素也会降低抗蛋白酶的活性。

（6）氧化应激

许多研究表明，COPD 患者的氧化应激增加。氧化物主要有超氧阴离子（O^{2-}）、羟基（-OH）、次氯酸（HClO）、双氧水（H_2O_2）、一氧化氮（NO）等。氧化物可直接作用并破坏许多生化大分子（如蛋白质、脂质、核酸等），导致细胞功能障碍或细胞死亡；还可破坏细胞外基质，引起蛋白酶－抗蛋白酶失衡，促进炎症反应；也可参与多种炎症因子的转录。

（7）炎症机制

气道、肺实质及肺血管的慢性炎症是 COPD 的特征性改变，中性粒细胞、巨噬细胞、T 淋巴细胞等炎症细胞均参与 COPD 的发病过程。中性粒细胞的活化和聚集是 COPD 炎症过程的一个重要环节，通过释放中性粒细胞弹性蛋白酶、中性粒细胞组织蛋白酶 G、中性粒细胞蛋白酶 3 和基质金属蛋白酶引起慢性黏液高分泌状态，并破坏肺实质。

（8）其他

自主神经功能失调、营养不良、气温变化等都有可能参与 COPD 的发生和发展。

3. 临床表现及并发症

（1）症状

1）慢性咳嗽：常晨间咳嗽明显，夜间有阵咳或伴有排痰，随病程发展可终身不愈。

2）咳痰：一般为白色黏液或浆液性泡沫痰，偶可带血丝，清晨排痰较多。急性发作期痰量增多，可有脓性痰。

3）气短或呼吸困难：早期在较剧烈活动时出现，逐渐加重，以致在日常活动甚至休息时也感到气短，这是 COPD 的标志性症状。

4）喘息和胸闷：部分患者特别是重度患者或急性加重期患者可出现。

5）其他：晚期患者有体重下降、食欲减退等症状。

（2）体征

早期体征可无异常，随疾病进展出现以下体征。

1）视诊：胸廓前后径增大，肋间隙增宽，剑突下胸骨下角增宽，称为桶状胸。部分患者呼吸变浅、频率增快，严重者可有缩唇呼吸等。

2）触诊：双侧语颤减弱。

3）叩诊：肺部过清音，心浊音界缩小，肺下界和肝浊音界下降。

4）听诊：两肺呼吸音减弱，呼气延长，部分患者可闻及湿性啰音和（或）干性啰音。

（3）并发症

1）慢性呼吸衰竭：常在 COPD 急性加重时发生，发生低氧血症和（或）高碳酸血症，可具有缺氧和二氧化碳潴留的临床表现。

2）自发性气胸：如果有突然加重的呼吸困难，并伴有明显的发绀，患侧肺部叩诊为鼓音，听诊呼吸音减弱或消失，应考虑并发自发性气胸，通过 X 线检查可确诊。

3）慢性肺源性心脏病：由于 COPD 肺病变引起肺血管床减少及缺氧致肺动脉痉挛、血管重塑，导致肺动脉高压、右心室肥厚扩大，最终发生右心功能不全。

4. 治疗

（1）稳定期治疗

稳定期可采用非药物治疗，如戒烟、运动或肺康复训练、接种流感疫苗与肺炎疫苗。

（2）康复治疗

理疗、高压负离子氧疗等有利于 COPD 患者肺功能康复。

（3）长期家庭氧疗

如果患者有呼吸衰竭，建议长期低流量吸氧，每天吸氧时间超过 15 h。

（4）药物治疗

现有药物治疗可减少或消除患者的症状，提高其活动耐力，减少急性发作的次数和严重程度。

（5）急性加重期治疗

首先要确定导致病情急性加重的原因，最常见的原因是细菌或病毒感染，然后由医生根据病情严重程度决定门诊或住院治疗。

二、慢性阻塞性肺疾病的用药指导

COPD 的药物治疗用于预防和控制症状，减少急性加重的频率和严重程度，提高运动耐力和生命质量。如果没有出现明显的药物不良反应或病情恶化，则应在同一水平维持长期的规律治疗，过程中医生根据患者对治疗的反应调整治疗方案。

1. 支气管舒张剂

支气管舒张剂可松弛支气管平滑肌、扩张支气管、缓解气流受限，是控制 COPD 症状的主要治疗措施。短期按需应用支气管舒张剂可缓解症状，长期规律应用可预防和减轻症状，提高运动耐力，但不能使所有患者的 FEV1（最大深吸气后做最大呼气，最大呼气第一秒呼出的气量的容积）得到改善。与口服药物相比，吸入剂的不良反应小，因此多首选吸入治疗。

支气管舒张剂主要有受体激动剂、抗胆碱能药及甲基黄嘌呤类药，根据药物作用及患者的治疗反应选用。短效支气管舒张剂价格较低廉，但不如长效制剂使用方便。联合应用不同作用机制与作用时间的药物可增强支气管舒张作用，减少不良反应。联合应用 β_2 受体激动剂、抗胆碱能药和（或）茶碱，可进一步改善患者的肺功能健康状况。

2. β_2 受体激动剂

β_2 受体激动剂主要有沙丁胺醇、特布他林等，为短效定量雾化吸入剂，数分钟内起效，15 ~ 30 min 达到峰值，疗效持续 4 ~ 5 h，每次剂量 100 ~ 200 μg（每喷 100 μg），24 h 内使用不超过 8 ~ 12 喷。β_2 受体激动剂主要用于缓解症状，应按需使用。

福莫特罗为长效定量吸入剂，作用持续 12 h 以上，较短效受体激动剂更有效且使用方便。吸入福莫特罗后 1 ~ 3 min 起效，常用剂量为每次 4.5 ~ 9 μg，每日 2 次。茚达特罗是一种新型长效 β_2 受体激动剂，起效快，支气管舒张作用长达 24 h，每日 1 次，吸入剂量为 150 μg 或 300 μg，可明显改善肺功能和呼吸困难症状，提高生命质量，减少 COPD 急性加重。

3. 抗胆碱能药

抗胆碱能药的主要品种有异丙托溴铵气雾剂，可阻断 M 胆碱受体，定量吸入时开始作用时间较沙丁胺醇等短效 $β_2$ 受体激动剂晚，但持续时间长，30 ~ 90 min 达到最大效果，可维持 6 ~ 8 h。该药的不良反应小，长期吸入可改善 COPD 患者的健康状况。噻托溴铵是长效抗胆碱能药，可选择性作用于 M3 和 M1 受体，作用长达 24 h 以上，吸入剂量为每次 18 μg，每日 1 次，长期使用可增加深吸气量，降低呼气末肺容积，进而改善呼吸困难症状，提高运动耐力和生命质量，也可减少急性加重频率。

4. 茶碱类药

茶碱类药可解除气道平滑肌痉挛，在治疗 COPD 中应用广泛。该药还有改善心搏出量、舒张肺血管、增加水盐排出、兴奋中枢神经系统、改善呼吸肌功能及某些抗炎作用。但总的来看，在一般治疗剂量的血药浓度下，茶碱类药的其他多方面作用不是很突出。缓释型或控释型茶碱每日口服 1 ~ 2 次便可达到稳定的血浆浓度，对治疗 COPD 有一定效果。监测茶碱的血药浓度对预估疗效和不良反应有一定意义，血液中的茶碱浓度＞5 mg/L 即有治疗作用，＞15 mg/L 时不良反应明显增加。吸烟、饮酒、服用抗惊厥药和利福平等可引起肝脏酶受损，并缩短茶碱半衰期，老年人、持续发热者、心力衰竭者和肝功能损害较重者，以及同日应用西咪替丁、大环内酯类药（如红霉素等）、氟喹诺酮类药（如环丙沙星等）、避孕药等，均可增加茶碱的血药浓度。

5. 激素

COPD 稳定期长期应用吸入激素治疗并不能阻止 FEV1 的降低趋势。长期规律地吸入激素适用于 FEV1 占预计值%＜50%（Ⅲ级和Ⅳ级）且有临床症状及反复加重的 COPD 患者。吸入激素和 $β_2$ 受体激动剂联合应用较分别单独应用效果更好，目前已有氟地卡松 + 沙美特罗、布地奈德 + 福莫特罗两种联合制剂。FEV1 占预计值%＜60% 的患者规律吸入激素和长效受体激动剂联合制剂，能改善症状和肺功能，提高生命质量，减少急性加重频率。不推荐对 COPD 患者采用长期口服激素及单一吸入激素治疗。

6. 其他药物

（1）祛痰药（黏液溶解剂）

COPD 患者的气道内产生的大量黏液分泌物可引起其继发感染，并影响气道通畅。应用祛痰药有利于气道引流通畅，改善通气功能，但效果并不确切，仅对少数有黏痰的患者有效。常用药物有盐酸氨溴索、乙酰半胱氨酸等。

（2）抗氧化剂

COPD 患者的气道炎症导致氧化负荷加重，促使其病理生理变化。应用抗氧化剂（如 N－乙酰半胱氨酸、羧甲司坦等）可降低疾病反复加重的频率。

（3）免疫调节剂

免疫调节剂对降低 COPD 急性加重的严重程度可能具有一定作用，但尚未得到确证，不推荐作为常规药物使用。

（4）疫苗

流行性感冒（流感）疫苗有灭活疫苗和减毒活疫苗。该疫苗可降低 COPD 患者的症状严重程度和病死率，可每年接种 1 次（秋季）或 2 次（秋冬季）。

三、慢性阻塞性肺疾病的健康指导

1. 疾病知识指导

疾病知识指导包括教会照护对象及家属依据呼吸困难与活动之间的关系，或采用呼吸困难问卷或自我评估测试问卷，判断呼吸困难的严重程度，以便合理安排工作和生活；让照护对象理解康复锻炼的意义，发挥其主观能动性，制订个体化锻炼计划，进行腹式呼吸或缩唇呼吸训练等，以及步行、慢跑等体育锻炼；指导照护对象识别使病情恶化的因素，在呼吸道传染病流行期间尽量避免到人群密集的公共场所；潮湿、大风、严寒气候时避免室外活动，根据气候变化及时增减衣物，避免受凉感冒等。

2. 生活方式指导

（1）饮食指导

呼吸的增加可使热量和蛋白质消耗增多，导致营养不良。照护者应制订足够热量和蛋白质的饮食计划。照护对象正餐进食量不足时，应安排少量多餐，避免在餐前和进餐时过多饮水。腹胀者应进软食，避免进食产气食物如汽水、啤酒、豆类、马铃薯、胡萝卜等，避免摄入易引起便秘的食物如油煎食物、干果、坚果等，避免摄入高碳水化合物和高热量食物，以免产生过多二氧化碳。吃饭时少言，呼吸费力时放慢吃饭速度。

（2）休息与活动指导

中度以上 COPD 急性加重期患者应卧床休息。照护者应协助照护对象取舒适体位，极重度患者宜取身体前倾位，使用辅助呼吸肌参与呼吸；视照护对象的病情安排适当的活动，以不感到疲劳、不加重症状为宜。室内保持合适的温湿度，冬季注意保暖，避免直接吸入冷空气。

3. 氧疗

对于呼吸困难伴有低氧血症者，照护者应遵医嘱给予氧疗。一般采用鼻导管持续低流量吸氧，氧流量为 1 ~ 2 L/min，应避免吸入氧浓度过高而引起二氧化碳潴留。提倡长期家庭氧疗，氧疗有效的指标为呼吸困难减轻、呼吸频率减慢、发绀减轻、心率减慢、活动耐力增加。长期氧疗可纠正慢性缺氧患者低氧而不会明显加重二氧化碳潴留，疗程 4 ~ 6 周就可使红细胞压积减少、血液黏稠度降低、心肺氧供增加，改善心功能，提高生存率。

吸氧是治疗各种肺部疾患合并低氧血症的基本手段。长期氧疗的适应证为：慢性呼吸衰竭稳定期的 COPD 治疗后，且伴有继发性红细胞增多症、肺动脉高压、肺心病临床表现之一者；夜间低氧血症患者。

照护者应指导照护对象及家属：①了解氧疗的目的、必要性及注意事项；②注意安全，供氧装置周围严禁烟火，防止氧气燃烧爆炸；③对氧疗装置定期更换、清洁、消毒。

4. 呼吸功能锻炼

COPD 患者需要增加呼吸频率来代偿呼吸困难，这种代偿多数依赖于辅助呼吸肌参与呼吸，即胸式呼吸。然而，胸式呼吸的效能低于腹式呼吸，患者容易疲劳。因此，照护者应指导照护对象进行缩唇呼吸、腹式呼吸等呼吸训练，以加强胸、膈呼吸肌的肌力和耐力，改善呼吸功能。

（1）缩唇呼吸

缩唇呼吸的技巧是通过缩唇形成的微弱阻力来延长呼气时间，增加气道压力，延缓气道塌陷。患者闭嘴经鼻吸气，然后通过缩唇（吹口哨样）缓慢呼气，同时收缩腹部，吸气与呼气的时间比为 1 ：2 或 1 ：3。缩唇的程度与呼气流量以能使距口唇 15 ~ 20 cm 处、与口唇等高水平的蜡烛火焰随气流倾斜又不至于熄灭为宜，具体如图 1-1-1 所示。

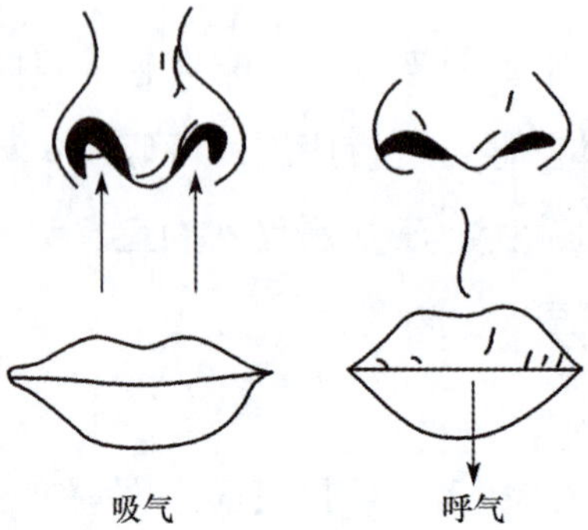

图 1-1-1　缩唇呼吸方法

（2）腹式呼吸

患者可取立位、平卧位或半卧位，两手分别放于前胸部和上腹部；用鼻缓慢吸气时，膈肌最大程度下降，腹肌松弛，腹部凸出，手感到腹部向上抬起；呼气时经口呼出，腹肌收缩，膈肌松弛，膈肌随腹腔内压增加而上抬，推动肺部气体排出，手感到腹部下降，如图 1-1-2 所示。

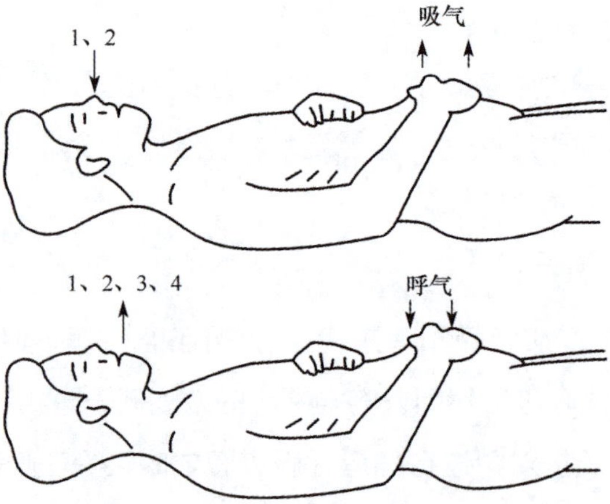

图 1-1-2　腹式呼吸

另外，可在腹部放置小枕头、杂志或书本帮助训练腹式呼吸。如果吸气时物体上升，证明是腹式呼吸。缩唇呼吸和腹式呼吸每天训练 3 ~ 4 次，每次重复 8 ~ 10 次。腹式呼吸需要增加能量消耗，因此只能在疾病恢复期或出院前进行训练。

5. 心理照护

（1）去除产生焦虑的原因

COPD 患者因长期患病、社会活动减少、经济收入降低等因素，易形成焦虑和抑郁的心理状态，部分患者因此不愿意配合治疗。照护者应帮助照护对象消除导致焦虑的原因。

（2）帮助照护对象树立信心

照护者应根据照护对象及家属对疾病的认知和态度，以及由此引起的心理、性格、生活方式等方面的改变，与照护对象及家属共同制订和实施康复计划，避免诱因，定期进行呼吸肌功能锻炼，坚持遵医嘱用药，减轻症状，增强战胜疾病的信心。

（3）指导照护对象放松

照护者应教会照护对象缓解焦虑的方法，如听轻音乐、下棋、做游戏等，以分散注意力，减轻焦虑。

四、慢性阻塞性肺疾病的预防措施

COPD 的预防主要是避免发病的高危因素，避免急性加重的诱发因素，以及增强机体免疫力。

1. 戒烟

吸烟是导致 COPD 的主要危险因素，不去除病因，单凭药物治疗难以取得良好的疗效。因此，阻止 COPD 发生和发展的关键措施是戒烟。

对于从事接触职业粉尘的人群，如煤矿、金属矿、棉纺织业、化工行业及某些机械加工行业的工作人员，应做好劳动保护，减少职业性粉尘和化学物质的吸入。

2. 减少室内空气污染

避免在通风不良的空间燃烧生物燃料，如烧柴做饭、在室内生炉火取暖、被动吸烟等。

3. 防治呼吸道感染

积极预防上呼吸道感染，如秋冬季注射流感疫苗、避免到人群密集的地方、保持居室空气新鲜等，发生上呼吸道感染时积极治疗。

4. 加强锻炼

根据自身情况选择适合自己的锻炼方式，如散步、慢跑、游泳、爬楼梯、爬山、打太极拳、跳舞等。

5. 呼吸功能锻炼

COPD 患者治疗的一个重要目标是保持良好的肺功能。只有保持良好的肺功能，才能有较好的活动能力和良好的生活质量。因此，呼吸功能锻炼非常重要，可通过做呼吸瑜伽、呼吸操、深慢腹式阻力呼吸功能锻炼（可借助于肺得康）、唱歌、吹口哨、吹笛子等进行呼吸功能锻炼。

6. 耐寒能力锻炼

耐寒能力降低可导致 COPD 患者反复出现上呼吸道感染，因此耐寒能力对于 COPD 患者十分重要。可采取从夏天开始用冷水洗脸、每天坚持户外活动等方式锻炼耐寒能力。

任务实施

一、照护评估

1. 病情严重程度评估

（1）症状评估

可采用改良版英国医学研究委员会呼吸困难问卷（mMRC 问卷）评估，具体见表 1-1-1。

表 1-1-1 mMRC 问卷

mMRC 分级	呼吸困难症状
0 级	剧烈运动时出现呼吸困难
1 级	平地快步行走或上缓坡时出现呼吸困难
2 级	由于呼吸困难，平地行走比同龄人步行慢或需要停下来休息
3 级	平地行走 100 米左右或数分钟后即需要停下来喘气
4 级	因严重呼吸困难而不能离开家，或穿脱衣服即出现呼吸困难

（2）肺功能评估

可使用 GOLD 分级进行肺功能评估，操作过程为：COPD 患者吸入支气管舒张剂后 FEV1/FVC ＜ 0.7，再根据 FEV1 下降程度进行气流受限的严重程度分级，具体见表 1-1-2。

表 1-1-2　COPD 患者气流受限严重程度的 GOLD 分级

肺功能分级	分级标准
1 级：轻度	FEV1 ≥ 80% 预计值
2 级：中度	50% 预计值≤ FEV1 ＜ 80% 预计值
3 级：重度	30% 预计值≤ FEV1 ＜ 50% 预计值
4 级：极重度	FEV1 ＜ 30% 预计值

2. 辅助检查

（1）肺功能检查

肺功能检查是判断持续气流受限的主要客观指标，吸入支气管舒张剂后 FEV1/FVC＜70% 可确定为持续气流受限。肺总量（TLC）、功能残气量（FRC）和残气量（RV）增高，肺活量（VC）降低，表明肺过度充气。

（2）影像学检查

COPD 早期胸片可无异常变化，以后可出现肺纹理增粗、紊乱等非特异性改变。X 线胸片改变对 COPD 诊断特异性不高，但作为与其他肺疾病的鉴别具有重要价值，对明确自发性气胸、肺炎等并发症也十分有用。胸部 CT 检查可见 COPD 小气道病变的表现、肺气肿的表现以及并发症的表现，其主要作用是排除具有相似症状的其他呼吸系统疾病。

（3）动脉血气分析

动脉血气分析对确定发生低氧血症、高碳酸血症、酸碱平衡失调以及判断呼吸衰竭的类型有重要价值。

（4）其他

COPD 合并细菌感染时，外周血白细胞增高、核左移，痰培养可能检出病原菌。

二、制订照护方案

1. 指导照护对象进行呼吸功能锻炼。
2. 指导照护对象正确吸氧。
3. 制作健康教育海报，做好饮食、运动等健康宣教。

三、实施照护

1. 进入房间

轻敲房门，经照护对象允许后进入房间。

2. 沟通交流

照护者要帮助照护对象树立信心，如照护者可以说："我来教您如何进行呼吸功能锻炼，这项活动可以加强胸、膈呼吸肌的肌力和耐力，改善呼吸功能。""林爷爷，您操作的步骤非常正确，学得真快，您太棒了！"

3. 讲解呼吸功能锻炼要领及坚持训练的意义

照护者讲解呼吸功能锻炼的操作要领，告知照护对象坚持训练的意义。如照护者可以说："进行呼吸功能锻炼的目的在于将浅而快的呼吸改变为深而慢的有效呼吸。通过锻炼，能够有效加强膈肌运动，提高通气量，改善呼吸功能，减轻呼吸困难的症状，增加活动耐力。"

4. 指导照护对象正确吸氧

照护者在保证准确、迅速、安全、有效的氧疗照护的基础上，要增加照护对象的舒适感，提高和改善其对氧疗的依从性。

5. 健康宣教

照护者应注意将健康宣教贯穿在照护过程中；健康宣教的内容要全面、准确，包含饮食指导、运动指导、心理照护、定期随访等；经常给予语言鼓励、肢体语言鼓励；询问照护对象的感受，如有不适应立即停止。

6. 结束工作

整理用物，洗手，记录，预约下次随访时间。

四、日常管理

1. 设置管理目标

（1）最佳当前控制目标

缓解症状，提高活动耐力，改善健康状况。

（2）未来风险降低目标

预防疾病进展，预防和治疗急性加重，降低死亡率。

2. 健康监测

健康管理过程中的健康监测是指对人群或个人的健康危险因素进行定期和不间断的观察，以掌握其健康及疾病状况。

（1）健康监测的目的

1）获取健康管理对象的健康相关信息及动态变化情况。

2）为分析健康相关危险因素和健康风险评估提供依据。

3）根据健康风险评估结果，制订个性化的健康指导方案。

4）对健康危险因素实施早期干预。

5）评价早期干预和健康改善效果。

（2）健康状态的动态监测

通过健康体检和健康咨询等多种健康管理服务形式，或通过在健康管理服务机构指导下的健康自我管理，对健康状态进行动态监测，并保证健康管理服务机构和管理对象之间健康相关信息及疾病相关信息的及时、有效沟通；做到全面掌握健康状况，及时干预健康危险因素和控制疾病进展。

3. 健康评估

COPD 评估测试（CAT）主要用于对 COPD 患者健康状况进行评价。CAT 应用简单的问卷，量化 COPD 对患者健康的影响程度。通常，完成 CAT 问卷只需要数分钟，患者可在候诊时或就诊前在家中完成。COPD 评估测试问卷及测试方法见表 1-1-3 和表 1-1-4。

表 1-1-3　COPD 评估测试（CAT）问卷

请按感觉不适的严重程度由轻到重独立完成本问卷，在填写的过程中不要询问其他人						
我从不咳嗽	1	2	3	4	5	我一直咳嗽
我一点儿痰也没有	1	2	3	4	5	我有很多痰
我一点儿也没有胸闷的感觉	1	2	3	4	5	我有很严重的胸闷的感觉
爬坡或爬一层楼时，我并不感到喘不过气来	1	2	3	4	5	爬坡或爬一层楼时，我感觉严重喘不过气来
我在家里的任何劳动都不受 COPD 的影响	1	2	3	4	5	我在家里的任何活动都很受 COPD 的影响
每当我想外出时就外出	1	2	3	4	5	因为有 COPD，所以我从来不外出
我睡眠非常好	1	2	3	4	5	因为有 COPD，所以我的睡眠非常不好
我精力旺盛	1	2	3	4	5	我一点儿精力都没有

表 1-1-4　COPD 的严重程度与防治措施

CAT 评分	疾病状态	主要表现	防治措施
评分≤10 分	轻微	患者大部分时间很正常	戒烟，每年接种流感疫苗，减少暴露于急性加重危险因素的机会
10 分＜评分≤ 20 分	中等	COPD 成为患者最严重的健康问题之一。患者大多数时间都会咳嗽、咳痰，经常出现气促，夜间有憋醒；只能慢慢做轻家务劳动或只能静养休息，每年有 1 ～ 2 次急性加重	可以考虑重新评估目前的维持治疗方案，确保采用最佳治疗方法
20 分＜评分≤ 30 分	严重	患者不能从事大部分活动，做每件事情都很费力，绝大多数夜晚肺部症状会干扰睡眠；自觉无法控制肺部问题，并感到害怕	可以考虑转至专科门诊，增加药物治疗。确保采用最佳治疗方法，以减少急性加重发作次数，并积极治疗急性加重疾病
评分＞30 分	非常严重	患者不能从事任何活动，生活困难，感觉自己好像变成了残废人	

4. 建立健康档案

个人健康档案的建立应该符合卫生行政主管部门的规范要求，应包括个人信息、个人健康信息、疾病家族史（如有可能包含个人或家族的疾病基因组和疾病易感信息）、个人疾病相关信息（就诊、检查、诊断等）、生活方式（膳食、运动、饮酒、吸烟等）等内容，具体见表 1-1-5。

表 1-1-5　个人健康档案

性别	1. 男　2. 女			出生日期	
身份证号				工作单位	
本人电话		联系人姓名		联系人电话	
常住类型	1. 户籍　2. 非户籍		民族	1. 汉族　2. 少数民族	
血型	1. A 型　2. B 型　3. O 型　4. AB 型　5. 不详 RH 阴性：1. 否　2. 是　3. 不详				
文化程度	1. 未接受过教育　2. 小学　3. 初中　4. 高中 / 技校 / 中专　5. 大专及以上　6. 不详				
职业	1. 国家机关、党群组织、企业、事业单位负责人　2. 专业技术人员　3. 办事人员和有关人员　4. 商业、服务业人员　5. 农、林、牧、渔、水利业生产人员　6. 生产、运输设备操作人员及有关人员　7. 军人　8. 其他从业人员				

续表

<table>
<tr><td colspan="2">婚姻状况</td><td colspan="4">1. 未婚 2. 已婚 3. 丧偶 4. 离婚 5. 未说明的婚姻状况</td></tr>
<tr><td colspan="2">医疗费用支付方式</td><td colspan="4">1. 城镇职工基本医疗保险 2. 城镇居民基本医疗保险 3. 新型农村合作医疗 4. 贫困救助 5. 商业医疗保险 6. 全公费 7. 全自费 8. 其他</td></tr>
<tr><td colspan="2">药物过敏史</td><td colspan="4">1. 无 有：2. 青霉素 3. 磺胺 4. 链霉素 5. 其他</td></tr>
<tr><td rowspan="4">既往史</td><td>疾病</td><td colspan="4">1. 无 2. 慢性阻塞性肺疾病 3. 糖尿病 4. 冠心病 5. 恶性肿瘤 6. 脑卒中 7. 重性精神疾病 8. 结核病 9. 肝炎 10. 其他法定传染病 11. 其他
确诊时间：</td></tr>
<tr><td>手术</td><td colspan="4">1. 无 2. 有：名称 1 时间 / 名称 2 时间</td></tr>
<tr><td>外伤</td><td colspan="4">1. 无 2. 有：名称 1 时间 / 名称 2 时间</td></tr>
<tr><td>输血</td><td colspan="4">1. 无 2. 有：原因 1 时间 / 原因 2 时间</td></tr>
<tr><td colspan="2" rowspan="3">家族史</td><td>父亲</td><td></td><td>母亲</td><td></td></tr>
<tr><td>兄弟姐妹</td><td></td><td>子女</td><td></td></tr>
<tr><td colspan="4">1. 无 2. 慢性阻塞性肺疾病 3. 糖尿病 4. 冠心病 5. 恶性肿瘤 6. 脑卒中 7. 重性精神疾病 8. 结核病 9. 肝炎 10. 先天畸形 11. 其他</td></tr>
<tr><td colspan="2">遗传病史</td><td colspan="4">1. 无 2. 有：疾病名称</td></tr>
<tr><td colspan="2">残疾情况</td><td colspan="4">1. 无残疾 2. 视力残疾 3. 听力残疾 4. 言语残疾 5. 肢体残疾 6. 智力残疾 7. 精神残疾 8. 其他残疾</td></tr>
</table>

5. 健康干预

（1）COPD 的综合干预

1）疾病知识指导。

2）饮食指导。

3）心理照护。

4）家庭氧疗。

（2）有针对性地制订健康管理计划

针对不同的照护对象及暴露的危险因素，照护者所制订的日常管理计划须具有特异性。在评估与随访中，照护者也应重点关注这些危险因素的作用，以评价目前的方案是否可行、有效，以及根据评估结果及时调整健康管理方案。

6. 跟踪随访

跟踪随访的目的是了解照护对象的基本状况，有无咳嗽、咳痰、呼吸困难的情况，了解照护对象的日常生活状况、用药情况，有无药物不良反应、有无新发并发症等。两周内主动随访控制效果不良的照护对象，定期进行次随访管理。

照护者对照护对象要进行有针对性的健康教育，与照护对象一起制定生活方式和改进目标，并在下一次随访时评估进展，告知照护对象出现哪些异常时应立即就诊。照护者需落实随访，做好个人信息随访纪录（见表 1-1-6），并督促照护对象遵医嘱进行体检。

表 1-1-6　COPD 患者随访记录表

姓名				性别	
家庭住址				联系方式	
随访日期		年　月　日	年　月　日	年　月　日	年　月　日
随访方式		1. 门诊　2. 家庭 3. 电话	1. 门诊　2. 家庭 3. 电话	1. 门诊　2. 家庭 3. 电话	1. 门诊　2. 家庭 3. 电话
症状	1. 咳嗽 2. 咳痰 3. 呼吸困难				
		其他：	其他：	其他：	其他：
体征	口唇发绀				
	哮鸣音 / 湿啰音				
	下肢水肿				
	其他				
生活方式指导	日吸烟量（支）				
	运动	次 / 周 分钟 / 次	次 / 周 分钟 / 次	次 / 周 分钟 / 次	次 / 周 分钟 / 次
	呼吸锻炼				
	心理调整	1. 良好　2. 一般 3. 差	1. 良好　2. 一般 3. 差	1. 良好　2. 一般 3. 差	1. 良好　2. 一般 3. 差
	遵医行为	1. 良好　2. 一般 3. 差	1. 良好　2. 一般 3. 差	1. 良好　2. 一般 3. 差	1. 良好　2. 一般 3. 差
辅助检查					
用药依从性		1. 规律　2. 间断 3. 不用药	1. 规律　2. 间断 3. 不用药	1. 规律　2. 间断 3. 不用药	1. 规律　2. 间断 3. 不用药
药物不良反应		1. 无　2. 有	1. 无　2. 有	1. 无　2. 有	1. 无　2. 有
此次随访分类		1. 控制满意 2. 控制不满意 3. 不良反应 4. 并发症	1. 控制满意 2. 控制不满意 3. 不良反应 4. 并发症	1. 控制满意 2. 控制不满意 3. 不良反应 4. 并发症	1. 控制满意 2. 控制不满意 3. 不良反应 4. 并发症

续表

用药情况	药物名称 1								
	用法	每日 次	每次 mg	每日 次	每次 mg	每日 次	每次 mg	每日 次	每次 mg
	药物名称 2								
	用法	每日 次	每次 mg	每日 次	每次 mg	每日 次	每次 mg	每日 次	每次 mg
	药物名称 3								
	用法	每日 次	每次 mg	每日 次	每次 mg	每日 次	每次 mg	每日 次	每次 mg
	其他药物								
	用法	每日 次	每次 mg	每日 次	每次 mg	每日 次	每次 mg	每日 次	每次 mg
转诊	原因								
	机构及科别								
下次随访日期									
随访医生签名									

实训演练

王爷爷，72 岁，反复咳嗽、咳痰 10 年，1 年前逐渐出现活动后气短，曾行肺功能检查显示“阻塞性通气功能障碍”，呼吸困难逐渐加重。2 天前，王爷爷受凉后再次出现咳嗽，咳黄白色黏痰，呼吸困难加重，本次发病以来精神、食欲、睡眠欠佳，大小便正常，体重无变化。他否认有高血压、心脏病和糖尿病病史，吸烟 25 年，2 支 / 日，已戒 3 年，偶饮酒，无遗传病家族史。

作为照护者，请正确评估王爷爷的疾病状况，制订详细的照护方案，并对王爷爷实施照护以及进行日常管理。

任务二
支气管哮喘照护

任务描述

小明，16 岁，患支气管哮喘 5 年，入秋后因受凉出现咽痛、咳嗽、发热症状，以干咳为主，最高体温 37.8 ℃，口服感冒药后发热症状明显改善，但咳嗽症状改善不明显。1 天前他出现喘息，凌晨明显，自觉呼吸时有喘鸣音，常于夜间憋醒，接触冷空气或烟味后症状可加重。小明既往患过敏性鼻炎 5 年。由于该病没有特效的治疗方法，小明常心情低落。

作为照护者，请正确评估小明的疾病状况，制订详细的照护方案，并对小明实施照护以及进行日常管理。

任务分析

由于小明患有支气管哮喘，因此照护者首先需要让小明及家属了解诱发支气管哮喘发作的各种因素，同时识别支气管哮喘发作的先兆表现和病情加重的征象，实现有效的哮喘管理。在日常生活中，照护者应指导小明学会利用峰流速仪监测最大呼气峰流速（PEFR），并做好哮喘日记记录，为疾病预防和治疗提供参考资料，以实现疾病自我管理；同时，指导小明及家属掌握正确的药物吸入技术。

相关知识

一、哮喘的概念、病因、临床表现及治疗

1. 概念

支气管哮喘简称哮喘，是指由多种细胞（如嗜酸性粒细胞、肥大细胞、支气

管T淋巴细胞、中性粒细胞、气道上皮细胞等）和细胞组分参与的气道慢性炎症性疾病。其主要特征有气道慢性炎症，气道对多种刺激因素呈现的高反应性，广泛多变的可逆性气流受限，以及随病程延长而产生的一系列气道结构的改变（即气道重塑）。

哮喘是世界上最常见的慢性疾病之一，且患者人数呈逐年上升趋势。一般认为，发达国家的哮喘患病率高于发展中国家，城市高于农村。哮喘患者的死亡多与哮喘长期控制不佳、最后一次发作时治疗不及时有关。

2. 病因

（1）遗传因素

哮喘是一种复杂的具有多基因遗传倾向的疾病，其发病具有家族聚集现象，亲缘关系越近，患病率越高。

（2）过敏原

1）室内外过敏原：尘螨是最常见、危害最大的室内过敏原，是哮喘在世界范围内的重要发病原因。尘螨存在于皮毛、唾液、尿液与粪便等分泌物中。真菌也是存在于室内空气中的过敏原之一，特别是在阴暗、潮湿以及通风不良的地方。常见的室外过敏原有花粉与草粉，其他如动物毛屑、二氧化硫、氨气等各种特异和非特异性吸入物。

2）职业性过敏原：常见的过敏原有谷物粉、面粉、木材、饲料、茶、咖啡豆、家蚕、鸽子、蘑菇、抗生素（如青霉素、头孢霉素）、松香、活性染料、过硫酸盐、乙二胺等。

3）药物及食物：阿司匹林、普萘洛尔（心得安）和一些非皮质激素类抗炎药是药物所致哮喘的主要过敏原。此外，鱼、虾、蟹、蛋类、牛奶等食物也可诱发哮喘。

（3）促发因素

哮喘常见的促发因素有空气污染、吸烟、呼吸道感染（如细菌、病毒、原虫、寄生虫等感染）、妊娠以及剧烈运动、气候转变等；多种非特异性刺激，如吸入冷空气、蒸馏水雾滴等；精神因素。

室外过敏原和遗传因素均属于不可改变的危险因素。室内过敏原、职业性过敏原、药物及食物等变应性因素和吸烟、运动、肥胖等非变应性因素属于可改变的危险因素。

3. 临床表现及并发症

（1）临床表现

1）症状：典型表现为发作性伴有哮鸣音的呼气性呼吸困难。症状可在数分钟内发作，持续数小时至数天，应用平喘药后或自行缓解。夜间及凌晨发作和加重是哮喘的重要临床特征。临床上还存在没有喘息症状的不典型哮喘，表现为发作性咳嗽、胸闷或其他症状。以咳嗽为唯一症状的不典型哮喘称为咳嗽变异性哮喘。以胸闷为唯一症状的不典型哮喘称为胸闷变异性哮喘。有些患者尤其是青少年的哮喘症状表现为运动时出现胸闷、咳嗽和呼吸困难，称为运动性哮喘。

2）体征：发作时典型的体征为双肺可闻及广泛的哮鸣音，呼气音延长。但非常严重的哮喘发作时，哮鸣音反而减弱，甚至完全消失，表现为“沉默肺”，这是病情危重的表现。非发作期体检可无异常，故未闻及哮鸣音不能排除哮喘。

（2）并发症

严重发作时可并发气胸、纵隔气肿、肺不张，长期反复发作或感染可并发COPD、支气管扩张和肺源性心脏病。

4. 治疗

（1）哮喘防治的基本临床策略

1）长期抗炎治疗是哮喘的基础治疗，首选吸入激素。

2）应急缓解症状的首选药物是吸入 β_2 受体激动剂。β_2 受体激动剂主要通过激动呼吸道的 β_2 受体，激活腺苷酸环化酶，使细胞内的环磷酸腺苷（cAMP）含量增加，游离钙减少，从而松弛支气管平滑肌。β_2 受体激动剂是控制哮喘急性发作的首选药物。

3）规律吸入激素后病情控制不理想者，宜吸入长效 β_2 受体激动剂或缓释茶碱或白三烯调节剂（联合用药），也可考虑增加吸入激素量。

4）重症哮喘患者经过上述治疗仍长期反复发作时，可考虑做强化治疗：即按照严重哮喘发作处理，给予大剂量激素等治疗，待症状完全控制、肺功能恢复至最佳水平和PEF波动率正常2～4天后，逐渐减少激素用量。部分患者经过强化治疗，病情控制理想。

（2）哮喘的综合治疗措施

1）消除病因和诱发因素。

2）防治合并存在的疾病，如过敏性鼻炎、反流性食管炎等。

3）免疫调节治疗。

4）经常检查吸入药物使用是否正确和对医嘱的依从性。

二、哮喘的用药指导

治疗哮喘的药物分为控制药物和缓解药物。控制药物是指需要长期使用的药物，主要用于治疗气道慢性炎症，使哮喘维持临床控制，也称抗炎药。缓解药物是指按需使用的药物，能迅速解除支气管痉挛，从而缓解哮喘症状，也称解痉平喘药。

1. 糖皮质激素

糖皮质激素控制气道炎症最有效，给药途径包括吸入、口服和静脉应用等。

（1）吸入给药

哮喘常用的吸入药物有倍氯米松、布地奈德、氟替卡松、莫米松等，通常需规律吸入 1 ~ 2 周以上方能起效。吸入剂量：轻度持续者每天 200 ~ 500 μg，中度持续者每天 500 ~ 1 000 μg，重度持续者每天大于 1 000 μg（但不宜超过 2 000 μg）。使用干粉吸入装置比普通定量气雾剂更方便，且吸入下呼吸道的药量较多。

（2）口服给药

哮喘常用的口服药物有泼尼松、泼尼松龙等。泼尼松的起始剂量为每天 30 ~ 60 mg，症状缓解后逐渐减量至每天小于 10 mg，然后停用，改用吸入剂。

（3）静脉用药

严重哮喘发作时，经静脉给予琥珀酸氢化可的松（每天 100 ~ 400 mg）或甲泼尼龙（每天 80 ~ 160 mg）。

2. β_2 受体激动剂

β_2 受体激动剂分为短效 β_2 受体激动剂（SABA）和长效 β_2 受体激动剂（LABA）。

（1）SABA

SABA 是控制哮喘急性发作的首选药物，作用时间 4 ~ 6 h，有吸入、口服和静脉用药三种制剂，首选吸入用药。吸入剂包括定量气雾剂（MDI）、干粉剂和雾化液，常用药物有沙丁胺醇和特布他林，可每次吸入 100 ~ 200 μg 沙丁胺醇（舒喘宁）或 250 ~ 500 μg 特布他林（博利康尼、喘康速）。口服制剂：沙丁胺醇每次 2 ~ 4 mg，特布他林每次 1.25 ~ 2.5 mg，每天 3 次。SABA 应按需间歇使用，不宜长期、单一使用。

（2）LABA

LABA 与 ICS（吸入性糖皮质激素）联合是目前最常用的哮喘控制性药物之一，作用时间 10 ~ 12 h。LABA 分为快速起效（数分钟起效）和缓慢起效（20 min 左右起效）两种，常用药物有福莫特罗（快速起效）和沙美特罗（缓慢起效）。目前常用的 ICS 加 LABA 的联合制剂有氟替卡松 + 沙美特罗吸入干粉剂和布地奈德 + 福莫特罗吸入干粉剂。LABA 不能单独用于哮喘治疗。

3. 白三烯（LT）调节剂

LT 调节剂具有抗炎和舒张支气管平滑肌的作用，通常口服给药。常用药物有扎鲁司特（每次 20 mg，每天 2 次）或孟鲁司特（每次 10 mg，每天 1 次）。

4. 茶碱类药

茶碱类药具有舒张支气管和气道抗炎作用，是目前治疗哮喘的有效药物之一。

（1）口服给药

口服药物包括氨茶碱和缓释茶碱，一般剂量为每天 6 ~ 10 mg/kg。口服缓释茶碱尤其适用于夜间哮喘症状的控制。小剂量缓释茶碱与 ICS 联合是目前常用的哮喘控制性药物之一。

（2）静脉给药

静脉给药主要用于重症和危重症哮喘。氨茶碱首剂给予负荷剂量 4 ~ 6 mg/kg，加入葡萄糖溶液中缓慢静脉注射，注射速度不宜超过 0.25 mg/（kg · min），维持剂量为 0.6 ~ 0.8 mg/(kg·h)，每天最大剂量不超过 1.0 g(包括口服和静脉给药)。

5. 抗胆碱能药

抗胆碱能药具有舒张支气管及减少黏液分泌的作用。抗胆碱能药分为速效抗胆碱能药（SAMA，维持 4 ~ 6 h）和长效抗胆碱能药（LAMA，维持 24 h），常用的 SAMA 异丙托溴铵有定量气雾剂和雾化液两种剂型。SAMA 主要用于哮喘急性发作的治疗，多与 β_2 受体激动剂联合应用。常用的 LAMA 噻托溴铵只用干粉吸入剂。LAMA 主要用于哮喘合并 COPD 以及 COPD 患者的长期治疗。

三、哮喘的健康指导

1. 疾病知识指导

照护者应通过健康教育增加照护对象对哮喘的激发因素、发病机制、控制目的和效果的认识，以提高其治疗依从性。稳定期的维持治疗是哮喘患者疾病长期管理的重点内容。照护者要让照护对象懂得哮喘虽不能彻底治愈，但长期规范化治疗可达到良好或完全的临床控制，即可没有或仅有轻度症状，能和正常人一样生活、工作和学习。

2. 生活方式指导

（1）饮食指导

宜摄入清淡、易消化、足够热量的食物，不易食用鱼、虾、蟹、蛋类、牛奶等易过敏食物。忌酒及过咸食物。多吃高蛋白食物，如瘦肉、大豆等。消化不良的患者要少食多餐。多吃含维生素 A、C 及钙质食物，如胡萝卜、韭菜、南瓜、大枣、番茄、青菜等。

（2）休息与活动指导

哮喘发作时宜采用半卧位或坐位，可在床上放一小桌，以便伏桌休息，减少疲劳。非发作期应积极锻炼，如游泳、快走、慢跑等，尽可能改善肺功能，最大限度恢复劳动力，并预防疾病发展为不可逆气道阻塞，预防猝死发生。

3. 病情监测指导

照护者应指导照护对象识别哮喘发作的先兆表现和病情加重的征象，学会哮喘发作时进行简单的自我紧急处理。照护者还应教会照护对象利用峰流速仪监测最大呼气峰流速（PEFR），并做好哮喘日记记录。

峰流速仪的使用方法：取站立位，尽可能深吸一口气，然后用唇齿部分包住口含器，以最快的速度，用一次最有力的呼气吹动游标滑动，游标最终停止的刻度就是此次峰流速值（注意：勿让舌头和牙齿阻塞吹气嘴通气）。峰流速测定是发现早期哮喘发作最简便易行的方法，在没有出现症状之前 PEFR 下降，提示将发生哮喘的急性发作。临床实验观察证实，每天测量 PEFR，并与标准 PEFR 进行比较，不仅能早期发现哮喘发作，还能判断哮喘控制的程度和选择治疗措施。如果 PEFR 经常有规律地保持在 80% ~ 100%，则为安全区，说明哮喘控制理想；如果 PEFR 为 50% ~ 80%，则为警告区，说明哮喘加重，需要及时调整治疗方案；如果 PEFR < 50%，则为危险区，说明哮喘严重，需要立即到医院就诊。

4. 心理照护

哮喘的发生和发展往往受到精神心理因素的影响，培养良好的情绪和战胜疾病的信心是哮喘治疗和照护的重要内容。哮喘患者的心理反应可有抑郁、焦虑、恐惧、性格改变等，照护者应给予心理疏导，使照护对象保持规律生活和乐观情绪，鼓励他们积极参加体育锻炼，最大限度保持劳动力。此外，哮喘患者常有社会适应能力下降、自信心下降、交际减少等表现，照护者应指导照护对象充分利用社会支持系统，同时动员照护对象的家属及朋友参与管理，为照护对象的身心康复提供支持。

四、哮喘的预防措施

1. 戒烟限酒

烟能引发许多疾病，烟中的化学品及吸烟时喷出的烟雾对哮喘患者都有直接的影响，所以哮喘患者应戒烟，并尽量避免被动吸烟。另外，哮喘患者也要少喝酒。

2. 避免接触过敏原

吸入烟、尘和植物油、汽油或油漆等气味以及冷空气，可刺激支气管黏膜下的感觉神经末梢，反射性地引起迷走神经兴奋和咳嗽，在气道高反应的基础上导致支气管平滑肌痉挛，造成哮喘发作。因此，哮喘患者要远离这些过敏原。

3. 预防呼吸道感染

天气较冷时，吸入寒冷和干燥的空气对哮喘患者是很不好的，所以在哮喘发作时应尽量避免外出。如果必须外出，走之前应喝一些温水，多穿几件衣服，最好是穿能防风的衣服，这样可以帮助保暖；必要时可戴围巾或口罩护住嘴和鼻子，避免呼吸道直接暴露在寒冷的空气中。对流感疫苗不过敏者，可接种流感疫苗。

4. 保持室内空气流通及清洁

由于空气中的尘螨和细菌是引起哮喘发作的主要过敏原之一，因此哮喘患者应特别注意室内的清洁和空气流通，减少空气中的尘埃，在打扫卫生时最好离开现场。

5. 适量运动

适当的运动能够有效增强心肺功能，对控制病情大有帮助。哮喘患者只要在选择运动前咨询医生的意见，是可以照常运动的。

6. 其他

哮喘患者的床品和衣服要勤洗勤换、保持干净，哮喘患者的衣服以纯棉织品为宜。随身携带止喘药，学会疾病发作时进行简单的自我紧急处理。要认识哮喘的发作先兆，如打喷嚏、鼻痒等。急性发作期要多饮水，并进食半流质食物，以利于痰液的湿化和排出。

任务实施

一、照护评估

1. 现病史

（1）患病及治疗经过

询问照护对象疾病发作时的症状，如喘息、呼吸困难、胸闷或咳嗽的程度、持续时间，诱发或缓解因素。了解照护对象既往和目前的检查结果、治疗经过和病情严重程度。了解照护对象对所用药物的名称、剂量、用法、疗效、不良反应等知识的掌握情况，尤其是是否掌握药物吸入技术，是否进行长期规律的治疗，是否熟悉哮喘急性发作先兆并掌握正确的处理方法，急性发作时有无按医嘱治疗等。评估疾病对照护对象日常生活和工作的影响程度。

（2）评估与哮喘有关的病因和诱发因素

①是否接触过敏原，室内窗户是否密封，是否使用地毯、化纤饰品，是否有空调等可造成室内空气流通减少的因素存在，有无尘螨、动物皮毛等；②是否主动或被动吸烟、吸入污染空气，是否接触花粉、草粉、油漆、饲料和活性染料等；③是否进食虾、蟹、鱼、牛奶、蛋类等食物；④是否有服用阿司匹林、抗生素等药物史；⑤是否存在受凉、气候变化、剧烈运动、妊娠等诱发因素；⑥是否有哮喘家族史。

2. 身体评估

（1）一般状态

评估生命体征和精神状态，有无嗜睡、意识模糊等意识状态改变，有无痛苦面容。观察呼吸频率和脉率，有无奇脉。

（2）皮肤和黏膜

观察口唇、面颊、耳廓等皮肤有无发绀，唇舌是否干燥，皮肤有无多汗、弹性降低。

（3）胸部体征

观察胸部有无过度充气，有无辅助呼吸肌参与呼吸和三凹征出现。听诊肺部有无哮鸣音、呼气音延长，有无胸腹反常运动。但应注意，非常严重的哮喘发作时可无哮鸣音。

3. 辅助检查

（1）痰液检查

检查痰涂片有无嗜酸性粒细胞增多。

（2）动脉血气分析

分析 PaO_2 是否降低，$PaCO_2$ 是否增高，有无呼吸性酸中毒或呼吸性碱中毒。

（3）肺功能检查

检查有无 FEV1/FVC、FEV1% 预计值、PEF 等下降，有无残气量和肺总量增加，有无残气量 / 肺总量比值增高。

（4）胸部 X 线 /CT 检查

检查有无肺透亮度增加，注意观察有无气胸、纵隔气肿、肺不张等并发症的征象。

（5）特异性过敏原检测

检测有无特异性 IgE 增高。

4. 心理社会状况

哮喘是一种气道慢性炎症性疾病，患者对环境多种激发因子易过敏，发作性症状反复出现，严重时可影响睡眠和体力活动。因此，照护者需要评估照护对象有无烦躁、焦虑、恐惧等心理反应，有无忧郁、悲观情绪，以及对疾病治疗是否失去信心等；评估家属对疾病的了解程度和对照护对象的关心程度、经济情况和社区医疗服务状况等。

二、制订照护方案

1. 指导照护对象了解哮喘的诱发因素，结合具体情况找出诱发因素，并告知照护对象避免诱发因素的方法。

2. 指导照护对象学会在家中自行监测病情变化并进行评定，重点掌握峰流速仪的使用方法，有条件的可记录哮喘日记。

3. 指导照护对象熟悉哮喘发作的先兆表现，掌握定量雾化吸入器的正确用法。

4. 制作健康教育海报，做好饮食、运动等健康宣教。

三、实施照护

1. 进入房间

轻敲房门，经照护对象允许后进入房间。

2. 沟通交流

照护者要帮助照护对象树立信心，如照护者可以说："小明，虽然现在没有特效的治疗办法，但坚持长期规范化治疗可使哮喘症状得到良好控制，减少复发，甚至不再发作。""小明，你操作的步骤非常正确，学得真快，你太棒了！"

3. 讲解峰流速仪的使用方式及坚持测量的重要性

照护者向照护对象讲解峰流速仪的操作要领，并告知照护对象长期监测峰流速值的重要意义。如照护者可以说："长期监测峰流速值这一指标可对症状进行复核，评价你对药物治疗的反应，有助于医生制订更加合理的治疗方案；还可以在症状出现之前发现病情加重的早期征象，从而及早采取有效的治疗措施。"

4. 指导照护对象了解哮喘的诱发因素

照护者应告知照护对象：有明确过敏原者应尽快脱离过敏原，保持室内清洁、空气流通；房间内不宜摆放花草，避免使用皮毛、羽绒或蚕丝织物等；大约 20% 的成年患者可因不适当饮食而诱发或加重哮喘，故应摄入清淡、易消化、足够热量的食物，避免进食硬、冷、油煎食物；某些食物添加剂（如酒石黄和亚硝酸盐）可诱发哮喘，应当引起注意；有烟酒嗜好者应戒烟酒。

5. 指导照护对象正确使用定量雾化吸入器

照护者应告知照护对象：在支气管哮喘治疗过程中，正确使用吸入装置对控制哮喘至关重要。吸入装置的使用方法不当会直接导致哮喘治疗效果差，从而导致哮喘控制不理想。

6. 健康宣教

照护者应注意将健康宣教贯穿在照护过程中。

7. 结束工作

整理用物，洗手，记录，预约下次随访时间。

四、日常管理

1. 设置管理目标

（1）总目标

1）哮喘的管理目标是：①达到并维持症状的控制；②维持正常活动，包括运动能力；③维持肺功能水平尽量接近正常；④预防哮喘急性加重；⑤避免因哮喘药物治疗导致的不良反应；⑥预防哮喘导致的死亡。

2）评估治疗效果，及时纠正或维持治疗方案。

非急性发作期哮喘控制水平的分级见表 1-2-1。

表 1-2-1　非急性发作期哮喘控制水平的分级

<table>
<tr><td colspan="4">A. 目前临床控制评估（最好 4 周以上）</td></tr>
<tr><td>临床症状</td><td>完全控制（满足以下所有条件）</td><td>部分控制（出现以下任何 1 项临床特征）</td><td>未控制</td></tr>
<tr><td>白天症状</td><td>无（或≤ 2 次 / 周）</td><td>＞ 2 次 / 周</td><td rowspan="5">出现≥ 3 项哮喘部分控制表现</td></tr>
<tr><td>活动受限</td><td>无</td><td>有</td></tr>
<tr><td>夜间症状 / 憋醒</td><td>无</td><td>有</td></tr>
<tr><td>需要使用缓解药或急救治疗</td><td>无（或≤ 2 次 / 周）</td><td>＞ 2 次 / 周</td></tr>
<tr><td>肺功能</td><td>正常</td><td>＜正常预计值或个人最佳值的 80%</td></tr>
<tr><td colspan="4">B. 未来风险评估（急性发作风险，病情不稳定，肺功能迅速下降，药物不良反应）</td></tr>
<tr><td colspan="4">与未来不良事件风险增加的相关因素包括：临床控制不佳，过去一年频繁急性发作，曾因严重哮喘而住院治疗，FEV1 低，烟草暴露，高剂量药物治疗</td></tr>
</table>

（2）阶段目标

1）找出容易引发哮喘发作的因素。

2）鼓励照护对象坚持监测峰流速值。

3）指导照护对象正确使用定量雾化吸入器。

4）帮助照护对象培养良好的情绪和战胜疾病的信心。

2. 健康监测

同模块一任务一相关内容。

3. 健康评估

（1）评估是否有合并症

如过敏性鼻炎、鼻窦炎、胃食管反流、肥胖、阻塞性睡眠呼吸暂停综合征、抑郁、焦虑等。

（2）评估哮喘的触发因素

如职业、环境气候变化、药物、运动等。

（3）评估药物使用情况

哮喘患者往往需要使用支气管舒张剂来缓解喘息、气急、胸闷或咳嗽等症状，支气管舒张剂的用量可作为反映哮喘严重程度的指标之一。过量使用这类药物不仅提示哮喘未控制，也和哮喘频繁急性发作以及死亡高风险有关。此外，照护者还要评估照护对象的药物吸入技术、长期用药的依从性以及药物的不良反应。

（4）评估临床控制水平

正确评估哮喘控制水平是制订治疗方案和调整治疗药物以维持哮喘控制水平的基础。根据照护对象的症状、用药情况、肺功能检查结果等复合指标，可以将临床控制水平分为良好控制（或临床完全控制）、部分控制和未控制。

4. 建立健康档案

个人健康档案具体见表 1–1–5。

5. 健康干预

（1）哮喘的综合干预

饮食指导、休息与活动指导、病情监测指导、用药指导、心理照护等。

（2）有针对性地制订健康管理计划

要求同模块一任务一相关内容。

6. 跟踪随访

跟踪随访的目的是了解照护对象有无哮喘发作的情况、峰流速值的自我监测情况、治疗药物的使用情况、危险因素及其控制情况（哮喘控制测试问卷见表 1–2–2）。照护对象达到哮喘控制后，照护者必须持续随访监测，做好个人信息随访纪录（见表 1–2–3），以维持哮喘控制，并遵医嘱确立治疗的最低级别和最小剂量，以便最大限度降低费用，提高治疗依从性。当照护对象的哮喘症状加重时，照护者应嘱其就医后进行升级治疗。

表 1-2-2　哮喘控制测试（ACT）问卷

问题	得分				
	1 分	2 分	3 分	4 分	5 分
在过去 4 周内，在工作、学习或家中，有多少时候哮喘妨碍您进行日常活动？	所有时候	大多数时候	有些时候	很少时候	没有
在过去 4 周内，您有多少次呼吸困难？	每天不止 1 次	一天 1 次	每周 3 次至 6 次	每周 1 次至 2 次	没有
在过去 4 周内，因为哮喘症状（喘息、咳嗽、呼吸困难、胸闷或头疼），您有多少次在夜间醒来或早上比平时醒得早？	每周 4 次或更多	每周 2 次至 3 次	每周 1 次	1 次至 2 次	没有
在过去 4 周内，您有多少次使用急救药物治疗（如沙丁胺醇）？	每天 3 次以上	每天 1 次至 2 次	每周 2 次至 3 次	每周 1 次或更少	没有
您如何评估过去 4 周内您的哮喘控制情况？	没有控制	控制很差	有所控制	控制很好	完全控制

说明：将每个问题得到的分数相加得到 ACT 的总分（满分 25 分）。

25 分：祝贺您！在过去 4 周内，您的哮喘已得到完全控制，您没有哮喘症状，您的生活也不受哮喘所限制。如果有变化，请联系您的医生。

20 ~ 24 分：接近目标。在过去 4 周内，您的哮喘已得到良好控制，但还没有完全控制。您的医生也许可以帮助您得到完全控制。

低于 20 分：未达到目标。在过去 4 周内，您的哮喘可能没有得到控制。您的医生可以帮您制订一个哮喘管理计划，帮助您改善哮喘控制。

表 1-2-3　哮喘患者随访记录表

姓名				性别	
家庭住址				联系方式	
随访日期		年　月　日	年　月　日	年　月　日	年　月　日
随访方式		1. 门诊　2. 家庭　3. 电话	1. 门诊　2. 家庭　3. 电话	1. 门诊　2. 家庭　3. 电话	1. 门诊　2. 家庭　3. 电话
症状	1. 咳嗽 2. 咳痰 3. 呼吸困难				
		其他：	其他：	其他：	其他：

续表

体征	口唇发绀				
	哮鸣音 / 清音				
	下肢水肿				
	其他				
生活方式指导	日吸烟量（支）				
	日饮酒量（两）				
	运动	次 / 周 分钟 / 次	次 / 周 分钟 / 次	次 / 周 分钟 / 次	次 / 周 分钟 / 次
	峰流速值				
	心理调整	1. 良好　2. 一般 3. 差	1. 良好　2. 一般 3. 差	1. 良好　2. 一般 3. 差	1. 良好　2. 一般 3. 差
	遵医行为	1. 良好　2. 一般 3. 差	1. 良好　2. 一般 3. 差	1. 良好　2. 一般 3. 差	1. 良好　2. 一般 3. 差
辅助检查					
用药依从性		1. 规律　2. 间断 3. 不用药	1. 规律　2. 间断 3. 不用药	1. 规律　2. 间断 3. 不用药	1. 规律　2. 间断 3. 不用药
药物不良反应		1. 无　2. 有	1. 无　2. 有	1. 无　2. 有	1. 无　2. 有
此次随访分类		1. 控制满意 2. 控制不满意 3. 不良反应 4. 并发症	1. 控制满意 2. 控制不满意 3. 不良反应 4. 并发症	1. 控制满意 2. 控制不满意 3. 不良反应 4. 并发症	1. 控制满意 2. 控制不满意 3. 不良反应 4. 并发症
用药情况	药物名称 1				
	用法	每日　次 / 每次　mg	每日　次 / 每次　mg	每日　次 / 每次　mg	每日　次 / 每次　mg
	药物名称 2				
	用法	每日　次 / 每次　mg	每日　次 / 每次　mg	每日　次 / 每次　mg	每日　次 / 每次　mg
	药物名称 3				
	用法	每日　次 / 每次　mg	每日　次 / 每次　mg	每日　次 / 每次　mg	每日　次 / 每次　mg
	其他药物				
	用法	每日　次 / 每次　mg	每日　次 / 每次　mg	每日　次 / 每次　mg	每日　次 / 每次　mg

续表

转诊	原因				
	机构及科别				
下次随访日期					
随访医生签名					

实训演练

王爷爷，75 岁，9 年前因装修新居接触油漆后感咽部不适，继而咳嗽、气喘，经治疗后缓解。此后，他只要接触油漆、汽油、煤油等即诱发气喘。王爷爷春秋季易发作哮喘，使用支气管解痉剂后迅速缓解，非发作期心肺功能如常人。他无烟酒嗜好，母亲曾患哮喘。

作为照护者，请正确评估王爷爷的疾病状况，制订详细的照护方案，并对王爷爷实施照护以及进行日常管理。

模块二

消化系统慢性疾病照护

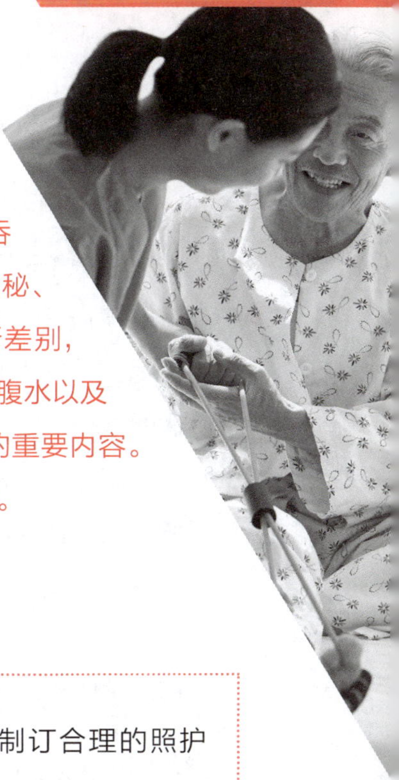

消化系统的慢性疾病有慢性胃炎、肝硬化、乙肝、胆石症等。消化系统慢性疾病的症状包括恶心、呕吐、腹痛、腹泻、吞咽困难、嗳气、反酸、灼热感或烧心感、厌食或食欲不振、便秘、黄疸、呕血与黑便等。其体征因不同的病变性质和部位而有所差别，主要以腹部体征为主。因此，制订饮食计划、缓解疼痛、缓解肝腹水以及相关疾病的用药指导、健康指导是消化系统慢性疾病日常照护的重要内容。本模块以慢性胃炎、肝硬化为例，介绍消化系统慢性疾病的照护。

任务目标

- 能够正确评估慢性胃炎、肝硬化患者的疾病状况，并制订合理的照护方案。
- 能够对慢性胃炎、肝硬化患者进行照护，并对其进行健康指导，提高其对疾病的认知。
- 能够为慢性胃炎、肝硬化患者制订日常管理方案，并采取合理的措施进行健康教育。

任务一 慢性胃炎照护

任务描述

张先生，45 岁，经商，经常不吃早饭，近 2 年来反复上腹部胀痛、反酸、嗳气、食欲不振等。他有吸烟史 20 年，平均每天 5 根，平时嗜酒和嗜辣，经常和朋友吃火锅。张先生 5 天前上述症状加重，去医院就诊。经查：生命体征无异常，消瘦，大便潜血试验（+），胃镜见胃黏膜呈颗粒状，黏膜血管显露，色泽灰暗，皱襞细小，幽门螺杆菌检测为阳性。医生诊断为慢性胃炎，给予奥美拉唑加抗生素克拉霉素和阿莫西林联合用药，疗程 7 ~ 14 天。近 2 日，张先生感觉上腹部胀痛消失，便自行停药。

作为照护者，请正确评估张先生的疾病状况，制订详细的照护方案，并对张先生实施照护以及进行日常管理。

任务分析

由于张先生长期患有慢性胃炎，且用药依从性较差，因此照护者首先需要让张先生了解遵医嘱坚持用药的重要性以及停药可能带来的危害，向张先生宣传相关知识，引起其重视。张先生有 20 年的吸烟史，平时嗜酒和嗜辣，照护者要通过健康指导让张先生了解吸烟、嗜酒和嗜辣对胃黏膜造成的损伤，指导张先生正确戒烟，改变不良的饮食习惯。对于疾病的日常管理，规律、健康饮食非常重要，照护者需要指导张先生学会如何制订饮食计划，并坚持完成饮食计划，以实现疾病自我管理，提高张先生对疾病的管理能力。

相关知识

一、慢性胃炎的概念、病因、临床表现及治疗

1. 概念

慢性胃炎是指各种病因引起的胃黏膜呈非糜烂的炎性改变，如黏膜色泽不均、颗粒状增殖及黏膜皱襞异常等，组织学以显著炎症细胞浸润、上皮增殖异常、胃腺萎缩及瘢痕形成等为特点。幽门螺杆菌（Hp）感染是慢性胃炎最常见的病因。

大多数慢性胃炎患者无任何症状，因此本病在人群中的确切患病率不完全清楚。由幽门螺杆菌引起的慢性胃炎呈世界范围分布，其感染率在发展中国家高于发达国家，我国属于幽门螺杆菌高感染率国家，估计人群中幽门螺杆菌的感染率达40% ~ 70%。幽门螺杆菌感染几乎无例外地引起胃黏膜炎症，且感染后机体一般难以将其清除而变成慢性感染。

2. 病因

（1）幽门螺杆菌感染

幽门螺杆菌感染是慢性胃炎最主要的病因，其发病机制是：①幽门螺杆菌具有鞭毛结构，可在胃内黏液层中自由活动，并依靠其黏附素与胃黏膜上皮细胞紧密接触直接侵袭胃黏膜；②幽门螺杆菌所分泌的尿素酶能分解尿素，产生烟酰胺核苷（NR），中和胃酸，既形成有利于幽门螺杆菌定居和繁殖的中性环境，又损伤上皮细胞膜；③幽门螺杆菌能产生细胞毒素，使上皮细胞空泡变性，造成黏膜损害和炎症；④幽门螺杆菌的菌体胞壁还可作为抗原诱导自身免疫反应，损伤胃上皮细胞。

（2）饮食和环境因素

流行病学资料显示，饮食中高盐和缺乏新鲜蔬菜、水果与慢性胃炎的发生密切相关。长期的幽门螺杆菌感染，部分患者可发展为慢性多灶萎缩性胃炎。但幽门螺杆菌感染本身可能不足以导致慢性非萎缩性胃炎发展为萎缩性胃炎和肠化生，而是会增加胃黏膜对环境因素损害的易感性。

（3）自身免疫

自身免疫性胃炎以富含壁细胞的胃体黏膜萎缩为主。壁细胞损伤后，能作为自身抗原刺激机体的免疫系统，而产生相应的壁细胞抗体和内因子抗体，破坏壁细胞，

使胃酸分泌减少乃至缺失，同时还可影响维生素 B_{12} 吸收，导致恶性贫血。

（4）其他因素

长期饮浓茶、烈酒、咖啡，食用过热、过冷、过于粗糙的食物，可损伤胃黏膜；服用大量非甾体类抗炎药可破坏黏膜屏障；各种原因引起的十二指肠液反流，反流中的胆汁和胰液等会削弱胃黏膜的屏障功能，使其易受胃酸－胃蛋白酶的损害。

对于慢性胃炎而言，年龄、性别、遗传因素等属于不可改变的危险因素，不规律饮食、膳食辛辣、长期抽烟、长期饮酒、长期精神紧张等属于可改变的危险因素。

3. 临床表现及并发症

（1）临床表现

慢性胃炎病程迁延，进展缓慢，缺乏特异性症状，70% ~ 80% 的患者无任何症状。

1）消化不良的表现：部分患者有上腹痛或不适、食欲不振、饱胀、嗳气、反酸、恶心、呕吐等，症状常与进食或食物种类有关。

2）消化道出血：少数患者可有少量上消化道出血。

3）畏食、贫血和体重减轻：自身免疫性胃炎患者可出现明显畏食、贫血和体重减轻，体征多不明显，有时可有上腹轻压痛。

（2）并发症

1）胃溃疡：少数慢性胃炎可伴发胃溃疡，表现为胃部烧灼痛，多发生于餐后半小时至一小时，且疼痛持续数分钟至数小时，症状反复出现，服用抑酸剂可缓解。

2）贫血：因长期小量胃出血，可能导致贫血。此外，自身免疫性胃炎因缺乏内因子，可能引起巨幼细胞性贫血。

4. 治疗

慢性胃炎长期持续存在，但多数患者无症状。少数慢性非萎缩性胃炎可演变为慢性多灶萎缩性胃炎，极少数慢性多灶萎缩性胃炎经长期演变可发展为胃癌。15% ~ 20% 幽门螺杆菌感染引起的慢性胃炎会发生消化性溃疡。慢性胃炎的治疗目的主要有两个方面：一方面，缓解消化不良症状，改善患者的生活品质；另一方面，干预胃癌发生。所以，慢性胃炎应及时发现病因、杜绝诱因、对症治疗，控制胃炎进行性发展。

（1）非药物治疗

慢性胃炎的非药物治疗主要是指生活方式干预，即去除不利于身体和心理健康的行为和习惯。健康的生活方式可以预防或延迟慢性胃炎迁徙，降低并发症风险。非药物治疗适用于各种程度的慢性胃炎患者。非药物治疗的主要措施包括：①清淡、易消化饮食；②戒烟、戒酒；③规律作息；④适当运动；⑤减少精神压力，保持心理平衡。

（2）药物治疗

慢性胃炎患者特别是有临床症状者应遵医嘱按照疗程用药。照护者应根据照护对象的病因、具体情况进行指导，如避免使用对胃黏膜有刺激的药物，必须使用时应同时服用抑制胃酸分泌药或胃黏膜保护药；向照护对象介绍药物的不良反应，如有异常及时复诊，定期门诊复查。

二、慢性胃炎的用药指导

1. 用药种类

（1）幽门螺杆菌相关胃炎

单独应用表 2-1-1 所列药物，均不能有效根除幽门螺杆菌。这些抗生素在酸性环境下不能正常发挥其抗菌作用，需要联合 PPI（质子泵抑制剂）抑制胃酸后才能发挥作用。常用的联合方案有：1 种 PPI + 2 种抗生素，或 1 种铋剂 + 2 种抗生素，疗程 7 ~ 14 天。由于各地抗生素耐药情况不同，抗生素及疗程的选择应视当地耐药情况而定。

表 2-1-1　具有杀灭和抑制幽门螺杆菌作用的药物

类型	具体药物
抗生素	克拉霉素、阿莫西林、甲硝唑、替硝唑、喹诺酮类抗生素、呋喃唑酮、四环素
PPI	埃索美拉唑、奥美拉唑、兰索拉唑、泮托拉唑、雷贝拉唑
铋剂	三钾二枸橼酸铋、果胶铋、次碳酸铋

幽门螺杆菌相关胃炎应根据病因给予对症处理。如因非甾体类抗炎药引起，应停药并给予抗酸药；因胆汁反流引起，可用氢氧化铝凝胶来吸附，或给予硫糖铝及胃动力药，以中和胆盐，防止反流；有胃动力学改变，可服用多潘立酮、西沙必利等。

（2）自身免疫性胃炎

自身免疫性胃炎目前尚无特异治疗，有恶性贫血者可肌内注射 B 族维生素。

（3）胃黏膜异型增生

临床研究提示，口服选择性非特异性环氧合酶抑制剂塞来昔布，对胃黏膜重度炎症、肠化、萎缩及异型增生的逆转有一定益处，也可适量补充复合维生素和含硒食物等。对药物不能逆转的局灶中、重度不典型增生，在确定没有淋巴结转移时，可在胃镜下行黏膜剥离术，并应视病情定期随访。对于药物不能逆转的灶性重度不典型增生伴有局部淋巴结肿大，应考虑手术治疗。

2. 用药原则

（1）遵医嘱按照疗程用药

一般治疗慢性胃炎的药物需要按疗程服用 7 ～ 14 天，要根据医嘱用药，不得擅自停药。

（2）联合用药

幽门螺杆菌相关的胃炎需要联合 PPI 用药。

（3）个体化

根据患者具体情况和耐受性及个人意愿或长期承受能力，选择适合患者的治疗慢性胃炎的药物。

3. 用药注意事项

（1）抗幽门螺杆菌：常用三联、四联疗法。甲硝唑类抗生素对胃肠道刺激大，推荐餐后口服；克拉霉素类抗生素受食物影响较大，要求餐前服用；阿莫西林类抗生素对胃肠道刺激较小、受食物影响较小，餐前、餐后服用均可。

（2）制酸剂：奥美拉唑易受胃肠道食物影响，推荐餐前服用。

（3）胃肠动力药：如吗丁啉、西沙必利，受食物影响较大，要求餐前半小时服用。

（4）慢性胃炎患者应避免服用阿司匹林等刺激性药物，如果服用了大量阿司匹林、去痛片等对胃黏膜有刺激的药物，很容易加重病情。

三、慢性胃炎的健康指导

1. 疾病知识宣传

（1）向照护对象及家属介绍本病的有关病因，指导其避免诱发因素。教育照护对象要规律生活，合理安排工作和休息，注意劳逸结合，积极配合治疗。

（2）教会照护对象及家属正确缓解疼痛的方法，减轻照护对象的疼痛。

（3）指导照护对象调整心态，学会自我调节心理，保持心态乐观，情绪的刺激对于人的胃功能影响非常大，切忌精神过度焦虑、过于紧张。家属应给予照护对象充分的理解和宽容。

（4）向照护对象解释改变生活方式的重要性，使之理解治疗的意义，自觉地付诸实践并长期坚持。

2. 生活方式指导

有规律的生活方式有利于预防慢性胃炎的发展，因此照护者应帮助照护对象制定切实可行的生活程序表，督促其自觉执行。

（1）饮食指导

1）饮食治疗的原则：慢性胃炎患者一定要规律饮食，进餐的时间要规律，进餐的量要明确，切忌暴饮暴食。进食以营养丰富、易消化的细软食物为主，尽可能选择植物蛋白多（如豆类）、维生素多（如番茄、绿色蔬菜、水果）的食物。切记：慢性胃炎患者不能食用辣的、硬的、咸的、太热的食物，也不能过量饮用浓茶、咖啡等，以免加重胃部负担。在吃饭的时候和餐后 2 ~ 3 h 内少喝水，尽量少吃容易胀气的食物。最好分餐进食，避免交叉感染。

2）制订饮食计划：与照护对象共同制订饮食计划，指导照护对象及家属提高烹饪技巧，增加食物的色、香、味，刺激照护对象的食欲。胃酸低者，食物应完全煮熟后食用，以利于消化吸收，并可摄入酸性食物，如山楂、橘子等；高胃酸者，应避免进食酸性、多脂肪的食物。

（2）戒烟戒酒

长期抽烟、饮酒的胃炎患者，再加上生物性因子长期反复作用于胃黏膜，会使胃黏膜发生炎症并持续不愈。照护者应根据照护对象吸烟的具体情况，指导照护对象戒烟，必要时可进行药物干预，同时应指导照护对象戒酒。

（3）运动指导

胃炎在急性发作时需要卧床休息，降低活动频率；等到病情缓解后适当进行锻炼，从而增强机体免疫力。

3. 心理照护

照护者要耐心细致地向照护对象解释慢性胃炎的病因，教会其及家属减轻胃部不适的方法。慢性胃炎有病程长、反复发作的特点，照护对象长期受疾病的折磨，情绪波动大，身心疲惫，多数照护对象潜藏着焦虑、紧张、恐惧、抑郁的心理。因此，照护者对待照护对象应亲切和蔼、耐心周到，避免言行举止生硬而对照护对象产生不良影响。照护者应深入了解照护对象存在的各种思想顾虑，注意照护对象情绪和精神状态，有针对性地进行心理疏导；向照护对象说明精神因素与本病形成的关系，鼓励照护对象心胸开朗、乐观；根据照护对象的性格特点，提出改变不良性格和生活习惯的方法；指导照护对象训练自我控制的能力，使其保持良好的心理状态，提高战胜疾病的信心；鼓励照护对象经常参加户外活动和文娱活动，放松心情，陶冶情操。

4. 疼痛指导

慢性胃炎患者的疼痛主要为上腹部疼痛，与胃黏膜炎性病变有关。

(1) 休息与活动

急性发作时卧床休息，可转移注意力，通过深呼吸等方式减轻焦虑、缓解疼痛；病情缓解时，进行适当锻炼，以增强机体抵抗力。

(2) 热敷

用热水袋热敷胃部，以解除胃痉挛，减轻腹痛。

(3) 用药指导

1）胶体铋剂：胶体次枸橼酸铋为常用制剂，因其在酸性环境中才起作用，故宜在餐前半小时服用。服用胶体次枸橼酸铋能使齿、舌变黑，因此可用吸管直接吸入。部分患者用药后会出现便秘和粪便变黑，停药后可自行消失。少数患者有恶心、一过性血清转氨酶升高等症状，极少数出现急性肾损伤。

2）抗菌药：阿莫西林服用前应询问有无青霉素过敏史，应用过程中注意有无迟发性过敏反应的出现，如皮疹。甲硝唑可引起恶心、呕吐等胃肠道反应，应在餐后半小时服用，并可遵医嘱应用甲氧氯普胺、维生素 B 等拮抗。

5. 自我病情监测指导

慢性胃炎要定期到医院进行检查，避免疾病恶化。定期检查的内容主要是胃镜检查。如有异常及时复诊。

四、慢性胃炎的预防措施

无慢性胃炎者，应做到未病先防，如平时应积极开展养生防病，偶尔发现胃不舒服应引起重视，可去医院检查，及时开展防与治。有慢性胃炎倾向的人应观察病情，尽早诊断，尽快治疗，缓解胃部不适，以免病情反复、病程迁延。一旦患有本病，患者在生活中要保持规律作息，劳逸结合，注意饮食卫生和营养，养成规律的饮食习惯，遵医嘱服用药物，定期进行复查，保持良好的心态。

任务实施

一、照护评估

1. 现病史

（1）病程

了解照护对象确诊为慢性胃炎的时间、伴随症状及程度，是否接受过慢性胃炎治疗及其疗效与不良反应，是否遵医嘱治疗。

（2）目前状况

评估照护对象目前的身体状况，询问腹痛的病程、发作时间、有无发作间歇、发作诱因，腹痛的部位、性质，有无伴随症状，有无疼痛，有无食欲不振、饱胀、嗳气、反酸、恶心、呕吐等非特异性消化不良的表现，有无上消化道出血；评估照护对象慢性胃炎的严重程度。

（3）相关病史

评估照护对象有无胃病家族史和幽门螺杆菌感染者，有无长期服用非甾体类抗炎药、糖皮质激素史。

（4）生活方式

评估照护对象与疾病相关的生活方式，如不规律饮食、辛辣饮食、饮酒、吸烟。

2. 身体状况

（1）营养状况评估

慢性胃炎患者摄入的营养素低于机体需要量，可能会营养失调，这主要与畏食、消化吸收不良等有关。为了检测照护对象的营养状况，照护者需要观察并记录照护对象每天进餐的次数、量和品种，以了解其摄入的营养素能否满足机体需要；定期测量体重，监测有关营养指标的变化，如血红蛋白浓度、血清蛋白浓度等。

（2）疼痛评估

照护者应指导照护对象急性发作时卧床休息，采用 NRS（疼痛数字评分法）进行疼痛评估。如果评估结果大于 4，则可考虑遵医嘱给予药物治疗；如果评估结果小于 4，则可用转移注意力、做深呼吸、热敷等方法缓解疼痛、减轻焦虑。

(3) 评估有无并发症损伤

如果照护对象突然出现胃部烧灼痛，多发生于餐后半小时到一小时，且疼痛持续数分钟到数小时，并反复出现，说明其发生了胃溃疡，照护者要及时联系医生。

(4) 评估是否伴随其他疾病

慢性胃炎多伴随胃出血、胃溃疡、贫血等消化系统疾病。

3. 辅助检查

(1) 胃镜及胃黏膜活组织检查

胃镜及胃黏膜活组织检查是慢性胃炎最可靠的诊断方法。慢性非萎缩性胃炎可见红斑（点状、片状或条状）、黏膜粗糙不平、出血点 / 斑，慢性萎缩性胃炎可见黏膜呈颗粒状、黏膜血管显露、色泽灰暗、皱襞细小。两种胃炎皆可伴有糜烂、胆汁反流。在充分活组织检查基础上，以病理组织学诊断明确病变类型，并可检测幽门螺杆菌。

(2) 幽门螺杆菌检测

可通过侵入性（如快速尿素酶测定、组织学检查等）和非侵入性（如 ^{13}C 或 ^{14}C 尿素呼气试验等）方法检测幽门螺杆菌。

(3) 血清学检查

自身免疫性胃炎患者的抗胃壁细胞抗体和抗内因子抗体可呈阳性，血清促胃液素水平明显升高。多灶萎缩性胃炎患者血清促胃液素水平正常或偏低。

(4) 胃液分析

自身免疫性胃炎患者胃酸缺乏，多灶萎缩性胃炎患者胃酸分泌正常或偏低。

二、制订照护方案

1. 指导照护对象缓解疼痛及评估其营养状况。
2. 指导照护对象戒烟。
3. 指导照护对象坚持用药。
4. 制作健康教育海报，做好饮食、运动等健康宣教。

三、实施照护

1. 进入房间

轻敲房门，经照护对象允许后进入房间。

2. 沟通交流

照护者要帮助照护对象树立信心，如照护者可以说："我来教您一些缓解胃部疼痛的方法，您学会后自己做就可以缓解疼痛。""张先生，您学得真快，您太棒了！"

3. 讲解疼痛评估及缓解疼痛的要领

照护者讲解疼痛评估的操作要领。按 WHO 的疼痛分级标准进行评估，将疼痛分为 4 级：0 级（无疼痛）0 分，无痛；1 级（轻度疼痛）1 ~ 3 分，平卧时无疼痛，翻身咳嗽时有轻度疼痛，但可以忍受，睡眠不受影响；2 级（中度疼痛）4 ~ 6 分，静卧时疼痛，翻身咳嗽时加剧，不能忍受，睡眠受干扰，要求用镇痛药；3 级（重度疼痛）7 ~ 10 分，静卧时疼痛剧烈，不能忍受，睡眠严重受干扰，需要用镇痛药。慢性胃炎患者中度疼痛时就会影响睡眠，需要借助药物进行缓解；轻度疼痛时可用非药物法进行缓解，如热敷。

4. 指导照护对象戒烟

照护者应告知照护对象：经常抽烟、喝酒可破坏胃黏膜保护屏障而发生胃炎，如果不戒掉，会持续加重病情，导致慢性胃炎的迁延。

5. 指导照护对象坚持用药

照护者应告知照护对象：幽门螺杆菌感染是慢性胃炎最主要的病因，药物需要按疗程服用 7 ~ 14 天，不能擅自突然停药，经治疗慢性胃炎或者疼痛症状得到满意控制后可遵医嘱逐渐减少剂量。如果突然停药，可导致幽门螺杆菌依然存在，治疗效果不好，慢性胃炎会反复发作或进行性发展。照护者可以鼓励照护对象："张先生，相信您一定能做到的，我对您有信心！"

6. 健康宣教

照护者应注意将健康宣教贯穿在照护过程中。

7. 结束工作

整理用物，洗手，记录，预约下次随访时间。

四、日常管理

1. 设置管理目标

（1）总目标

1）找到病因，对症治疗，去除诱因，控制慢性胃炎不再发生。

2）评估治疗效果，及时纠正或维持治疗方案，减轻照护对象的痛苦。

3）鼓励照护对象坚持治疗，控制并发症的发生和发展，提高照护对象的生活质量。

（2）阶段目标

1）提高照护对象的用药依从性。

2）鼓励照护对象戒烟。

3）指导照护对象自我缓解疼痛及评估其营养状况。

4）帮助照护对象调节饮食。

2. 健康监测

同模块一任务一相关内容。

3. 健康评估

（1）初诊慢性胃炎的检查评估项目

1）生命体征：血压、呼吸、脉搏、体温。

2）体检：测量身高、体重、腰围。

3）性别、年龄：记录性别、年龄。

4）家族史：询问照护对象有无胃病家族史和幽门螺杆菌感染者。

5）病程：了解患慢性胃炎的时间、伴随症状、药物使用情况。

6）病史及既往史：了解目前和既往胃病和幽门螺杆菌感染病史。

7）生活方式：了解饮食是否规律、膳食是否清淡、酒精摄入量、吸烟情况及体力活动量和体重变化。

8）社会心理因素：了解家庭、工作、个人心理及文化程度。

9）慢性胃炎并发症症状：了解是否有消化道出血、消化性溃疡等。

（2）辅助检查

1）基本要求：最低要求做胃镜及胃黏膜活组织检查。

2）常规要求进行以下检查：①幽门螺杆菌检测；②血清学检查；③胃液分析；④钡餐检查；⑤血常规；⑥尿常规。

（3）慢性胃炎的临床评估

照护者要对照护对象进行临床评估，并写明症状及诊断。

范例：某照护对象，男性，65岁，吸烟30年，上周因上腹部疼痛入院，经辅助检查诊断为慢性胃炎。

4. 建立健康档案

个人健康档案具体见表1-1-5。

5. 健康干预

（1）慢性胃炎的综合干预

1）疾病知识指导。

2）养成良好的饮食习惯。

3）分餐进食，避免交叉感染。

4）用药指导。

5）限制饮酒及戒烟。

6）休息与活动指导。

7）保持良好的心理状态。

（2）有针对性地制订健康管理计划

要求同模块一任务一相关内容。

6. 跟踪随访

跟踪随访的目的是了解照护对象慢性胃炎的变化状况，了解照护对象的用药情况、有无药物不良反应、有无新发并发症或原有并发症有无加重，了解照护对象腹痛缓解情况（如发作频率、腹痛程度）及消化不良症状有无改善。同时，照护者应注意观察照护对象对药物的耐受性、药物有无副作用，必要时遵医嘱做调整。慢性胃炎伴幽门螺杆菌感染者，疗程结束后宜复查胃镜或C尿素呼气试验。若症状加重，建议照护对象去医院就诊。

照护者要落实随访，做好个人信息随访纪录，并督促照护对象遵医嘱进行体检。

实训演练

王奶奶，68 岁，子女在外地工作，入住养老院 5 年。她是四川人，平素爱吃辛辣食物，不爱运动，患慢性胃炎 5 年。近日王奶奶上腹部疼痛、食欲不振，她想让子女来看她，又担心影响子女工作。

作为照护者，请正确评估王奶奶的疾病状况，制订详细的照护方案，并对王奶奶实施照护以及进行日常管理。

任务二
肝硬化照护

任务描述

李爷爷，72 岁，患有肝硬化，入住医养机构护理区。近日他诉说皮肤瘙痒、恶心、腹胀，检查发现其皮肤黄染，有明显腹水，医生给予螺内酯和呋塞米对症治疗。李爷爷有一个儿子，但是儿子担心其疾病会传染给家人，很少前来探望。李爷爷情绪十分低落，也不愿与他人交谈。

作为照护者，请正确评估李爷爷的疾病状况，制订详细的照护方案，并对李爷爷实施照护以及进行日常管理。

任务分析

李爷爷患有肝硬化，有皮肤黄染、瘙痒、恶心、腹胀的症状，照护者在照护过程中需要对其进行皮肤护理、饮食和营养指导。由于机体失代偿，李爷爷已有腹水，服用利尿药，照护者应对其进行利尿剂的用药指导，并关注其腹水情况，指导其测量腹围和监测体重变化，记录 24 h 出入量。李爷爷对于疾病有顾虑，且缺乏有力的家属支持系统，目前存在心理问题。对此，照护者应加强对李爷爷疾病知识的指导，提高其疾病自我管理能力；同时，对其进行心理方面的调适，积极与家属沟通，为李爷爷争取更多的支持。

相关知识

一、肝硬化的概念、病因、临床表现及治疗

1. 概念

肝硬化是一种由不同病因引起的慢性进行性弥漫性肝病，病理特点为广泛的肝

细胞变性坏死、再生结节形成、纤维组织增生，正常肝小叶结构破坏和假小叶形成。肝硬化早期临床症状不明显，后期主要表现为肝功能损害和门静脉高压，可有多系统受累，晚期常出现消化道出血、感染、肝性脑病等严重并发症。

肝硬化是常见疾病，患者以青壮年男性多见，35 ~ 50 岁为发病高峰年龄，出现并发症时死亡率高。

2. 病因

（1）病毒性肝炎

病毒性肝炎在我国最常见，主要为乙型、丙型和丁型肝炎病毒感染，经过慢性肝炎阶段发展为肝硬化，或是急性或亚急性肝炎有大量肝细胞坏死和肝纤维化时直接演变为肝硬化，故从病毒性肝炎发展到肝硬化短至数月，长达数十年。乙型和丙型或丁型肝炎病毒的重叠感染可加速病情进展，甲型和戊型病毒性肝炎不发展为肝硬化。

（2）酒精

慢性酒精中毒引起的肝硬化在我国约占 15%，女性较男性更易发生酒精性肝病。长期大量饮酒，乙醇及其中间代谢产物（乙醛）直接引起中毒性肝损伤，初期肝细胞脂肪变性，进而可发展为酒精性肝炎、肝纤维化，最终导致酒精性肝硬化。酗酒所致的长期营养失调也对肝脏有一定的损害作用。

（3）营养障碍

长期营养摄入不足或不均衡、慢性疾病导致消化吸收不良、肥胖或糖尿病等导致非酒精性脂肪性肝炎，都可发展为肝硬化。

（4）药物或化学毒物

长期服用双醋酚丁、甲基多巴、异烟脱甲氨蝶呤等药物，或长期接触四氯化碳、磷等化学毒物，可引起中毒性肝炎，最终演变为肝硬化。

（5）胆汁淤积

持续存在肝外胆管阻塞或肝内胆汁淤积时，高浓度的胆酸和胆红素的毒性作用可损伤肝细胞，导致胆汁性肝硬化。

（6）遗传性和代谢性疾病

某些遗传性或代谢性疾病会导致某些物质或其代谢产物沉积于肝，造成肝损害，并逐渐发展为肝硬化，如肝豆状核变性、血色病、半乳糖血症、a1- 抗胰蛋白酶缺乏症等。

（7）循环障碍

慢性充血性心力衰竭、缩窄性心包炎、肝静脉阻塞综合征或肝小静脉闭塞病等致肝脏长期淤血，肝细胞缺氧、坏死和纤维组织增生，最终发展为肝硬化。

（8）免疫疾病

自身免疫性慢性肝炎及累及肝脏的免疫性疾病可进展为肝硬化。

（9）寄生虫感染

反复或长期感染血吸虫病者，虫卵及其毒性产物在肝脏汇管区沉积，刺激纤维组织增生，导致肝纤维化和门静脉高压，称为血吸虫病性肝纤维化。华支睾吸虫寄生于肝内、外胆管内，引起胆道梗阻及炎症（肝吸虫病），可进展为肝硬化。

（10）隐源性肝硬化

隐源性肝硬化是指发病原因暂时不能确定的肝硬化。

对于肝硬化而言，年龄、性别、遗传因素属于不可改变的危险因素，营养障碍、膳食高盐、饮酒、药物或化学毒物、长期精神紧张等属于可改变的危险因素。

3. 临床表现

肝硬化的病程发展通常比较缓慢，可隐伏 3 ~ 5 年或更长时间。临床上根据是否出现腹水、上消化道出血或肝性脑病等并发症，将肝硬化分为代偿期肝硬化和失代偿期肝硬化。

（1）代偿期肝硬化

代偿期肝硬化早期无症状或症状轻，以乏力、食欲不振、低热为主要表现，可伴有腹胀、恶心、厌油腻、上腹隐痛及腹泻等。症状多呈间歇性，常因劳累或伴发病而出现，经休息或治疗可缓解。患者营养状况一般或消瘦，肝轻度大，质地偏硬，可有轻度压痛，脾轻至中度大，肝功能多在正常范围或轻度异常。

（2）失代偿期肝硬化

失代偿期肝硬化主要表现为肝功能减退和门静脉高压所致的全身多系统症状和体征。

1）肝功能减退的临床表现

①全身症状和体征：一般状况较差，疲倦、乏力、精神不振；营养状况较差，消瘦，面色灰暗黝黑（肝病面容），皮肤巩膜黄染，皮肤干枯粗糙，水肿，舌炎、口角炎等。部分患者有不规则发热，常与病情活动或感染有关。

②消化系统症状：食欲减退为最常见症状，进食后上腹饱胀，有时伴恶心、呕

吐，进食油腻肉类易引起腹泻。上述症状的出现与胃肠道淤血水肿、消化吸收功能紊乱、肠道菌群失调等因素有关。常见腹胀不适，可能与低钾血症、胃肠积气、肝脾肿大和腹水有关。可有腹痛、肝区隐痛，常与肝大累及包膜有关，脾大、脾周围炎可引起左上腹疼痛。肝细胞有进行性或广泛性坏死时可出现黄疸，这是肝功能严重减退的表现。

③出血和贫血：由于肝合成凝血因子减少、脾功能亢进和毛细血管脆性增加，导致凝血功能障碍，常出现鼻出血、牙龈出血、皮肤紫癜、胃肠出血等，女性常有月经过多。由于营养不良（缺乏铁、叶酸和维生素 B_{12} 等）、肠道吸收障碍、脂肪代谢紊乱、胃肠道失血、脾功能亢进等因素，患者可有不同程度的贫血。

④内分泌失调：雄激素转化为雌激素增加、肝对雌激素的灭活功能减退，致体内雌激素增多。雌激素增多时，通过负反馈抑制腺垂体分泌促性腺激素和促肾上腺皮质激素的功能，致雄激素和肾上腺糖皮质激素分泌减少。雌激素增多及雄激素减少，男性患者常有性功能减退、不育、男性乳房发育、毛发脱落等，女性患者可有月经失调、闭经、不孕等。部分患者出现蜘蛛痣，主要分布在面颈部、上胸、肩背、上肢等上腔静脉引流区域；手掌大小鱼际和指端腹侧部位皮肤发红，称为肝掌；肾上腺皮质功能减退，表现为面部和其他暴露部位皮肤色素沉着。

⑤胰岛素增多：因肝脏对胰岛素灭活减少，致糖尿病患病率增加。肝功能严重减退时，肝糖原储备减少，患者易发生低血糖。

2）门静脉高压的临床表现。肝硬化时，门静脉血流量增多且门静脉阻力升高，导致门静脉压力增高。门静脉正常压力为 13 ~ 24 cm H_2O。门静脉高压症时，压力可增至 30 ~ 50 cm H_2O。门静脉高压症的三大临床表现是脾大、侧支循环的建立和开放及腹水。

①脾大：门静脉高压致脾静脉压力增高，脾淤血而肿胀，一般为轻、中度大，有时可为巨脾。出现脾功能亢进时，脾对血细胞破坏增加，使外周血中白细胞、红细胞和血小板减少。上消化道大出血时，脾脏可暂时缩小，待出血停止并补足血容量后，脾脏再度增大。

②侧支循环的建立和开放：正常情况下，门静脉系与腔静脉系之间的交通支很细小，血流量很少。门静脉压力增高时，来自消化器官和脾脏的回心血液流经肝脏受阻，使门、腔静脉交通支开放并扩张，血流量增加，建立起侧支循环。

③腹水：腹水为肝硬化肝功能失代偿期最显著的临床表现。腹水出现前，常有

腹胀，以餐后明显。大量腹水时腹部隆起，腹壁绷紧发亮，患者行动困难，可发生脐疝、膈抬高，出现呼吸困难、心悸。部分患者伴有胸腔积液，为腹水经膈淋巴管或经瓣性开口进入胸腔所致。

3）肝脏情况：早期肝脏增大，表面尚平滑，质中等硬；晚期肝脏缩小，表面可呈结节状，质地坚硬；一般无压痛，但在肝细胞进行性坏死或并发肝炎和肝周围炎时可有压痛和叩击痛。

4. 并发症

（1）上消化道出血

上消化道出血是由食管下段或胃底静脉曲张破裂出血所致，为肝硬化最常见的并发症。常在恶心、呕吐、咳嗽、负重等使腹内压突然升高，或因粗糙食物机械损伤、胃酸反流腐蚀损伤时，引起突然大量的呕血和黑便，可导致出血性休克或诱发肝性脑病，急性出血死亡率平均为 32%。应注意的是，部分肝硬化患者上消化道出血的原因为并发急性糜烂出血性胃炎、消化性溃疡或门静脉高压性胃病。

（2）感染

患者抵抗力低下、门腔静脉侧支循环开放等因素增加了病原体的入侵繁殖机会，因此易并发感染，如自发性细菌性腹膜炎、SBP 肺炎、胆道感染、尿路感染、革兰阴性杆菌败血症等。自发性细菌性腹膜炎是腹腔内无脏器穿孔的腹膜急性细菌性感染。其主要发病机制是肝硬化时单核吞噬细胞的噬菌作用减弱，肠道内细菌异常繁殖并经由肠壁进入腹膜腔，带菌的淋巴液漏入腹腔以及腹水抗菌能力下降引起感染，致病菌多为革兰阴性杆菌。患者可出现发热、腹痛、腹胀、腹膜刺激征、腹水迅速增长或持续不减，少数病例发生低血压或中毒性休克、难治性腹水或进行性肝衰竭。

（3）肝性脑病

肝性脑病是晚期肝硬化最严重的并发症，也是肝硬化患者最常见的死亡原因。

（4）原发性肝癌

肝硬化患者短期内出现病情迅速恶化、肝脏进行性增大、原因不明的持续性肝区疼痛或发热、腹水增多且为血性等，应考虑并发原发性肝癌。

（5）肝肾综合征

肝肾综合征又称功能性肾衰竭，患者肾脏无明显器质性损害，是肝硬化终末期最常见的严重并发症之一，主要由有效循环血容量减少、肾血管收缩和肾内血液重新分布，导致肾皮质缺血和肾小球滤过率下降，髓质血流量增加、髓核重吸收增加引起。肝肾综合征常在难治性腹水、进食减少、呕吐、腹泻、利尿药应用不当、自发性细菌性腹膜炎及肝衰竭时诱发，表现为少尿或无尿、氮质血症、稀释性低钠血症和低尿钠。

（6）电解质和酸碱平衡紊乱

患者出现腹水和其他并发症后，电解质紊乱趋于明显，常见的症状如：①低钠血症，长期低钠饮食致原发性低钠，长期利尿和大量放腹水等致钠丢失，抗利尿激素增多使水潴留超过钠潴留而致稀释性低钠；②低钾低氯血症与代谢性碱中毒，进食少、呕吐、腹泻、长期应用利尿药或高渗葡萄糖液、继发性醛固酮增多等可引起低钾低氯，而低钾低氯血症可致代谢性碱中毒，诱发肝性脑病。

（7）肝肺综合征

肝肺综合征是指严重肝病伴肺血管扩张和低氧血症，在晚期肝病患者中发生率为 13% ~ 47%。肝硬化时内源性扩血管物质（如一氧化氮、胰高血糖素）增加，使肺内毛细血管扩张、肺间质水肿、肺动静脉分流以及胸腹水压迫，引起通气障碍，造成通气 / 血流比例失调和气体弥散功能下降。其临床表现为顽固性低氧血症和呼吸困难。吸氧只能暂时缓解症状，但不能逆转病程。

门静脉血栓形成与门静脉梗阻时门静脉内血流缓慢等因素有关。如果血栓局限，可无临床症状；如果发生门静脉血栓急性完全性梗阻，则表现为腹胀、剧烈腹痛、呕血、便血、休克，脾脏迅速增大，腹水加速形成，且常诱发肝性脑病。

5. 治疗

（1）治疗目的

肝硬化因组织结构紊乱而致肝功能障碍，目前尚无特效治疗，应重视早期诊断，主要在于早期发现和阻止病程进展，同时加强病因治疗，如乙型肝炎肝硬化者抗病毒治疗、酒精性肝硬化者须戒酒，注意一般治疗，以缓解病情，延长代偿期和保持劳动力。

（2）非药物治疗

肝硬化的非药物治疗主要指生活方式干预。失代偿期主要是对症治疗，改善肝功能和处理并发症。健康生活方式可以预防或延迟肝硬化迁徙，降低并发症风险。对于有腹水症状的患者，非药物治疗需限制钠和水的摄入：限钠可加速腹水消退，部分患者通过限钠可发生自发性利尿；水的摄入一般不需过于严格，如果血钠＜125 mmol/L，需限制水的摄入。患者体液过多时，可改变体位：平卧位有利于增加肝、肾血流量，改善肝细胞营养，提高肾小球滤过率，故应多卧床休息，可抬高下肢以减轻水肿。除此之外，肝硬化的非药物治疗还包括：①高热量、高蛋白质、高维生素、易消化饮食；②戒烟、戒酒；③规律作息；④适当运动；⑤减少精神压力，保持心理平衡。

（3）药物治疗

针对肝硬化的药物治疗有很多种，其中可给予支持治疗，静脉输入高渗葡萄糖液以补充热量，输液中可加入维生素 C、胰岛素、氯化钾等。注意维持水、电解质、酸碱平衡。病情较重者可输入白蛋白、新鲜血浆。肝炎活动期可给予保肝、降酶、退黄等治疗，如使用肝泰乐、维生素 C，必要时静脉输液治疗，如使用促肝细胞生长素、还原型谷胱甘肽、甘草酸类制剂等；也可选择口服降低门脉压力的药物。治疗药物和治疗方案选择应个体化，对症治疗。

二、肝硬化的用药指导

1. 腹水治疗

（1）利尿药

利尿药是目前临床应用最广泛的治疗腹水的药物。常用的保钾利尿药有螺内酯，排钾利尿药有呋塞米。螺内酯和呋塞米联合应用有协同作用，并可减少电解质紊乱。一般开始用螺内酯 60 mg/d 加呋塞米 20 mg/d，逐渐增加至螺内酯 120 mg/d 加呋塞米 40 mg/d，效果不明显时可按比例逐渐加大药量，但螺内酯用量不超过 400 mg/d，呋塞米用量不超过 160 mg/d，腹水消退时逐渐减量。

（2）提高血浆胶体渗透压

定期输注血浆、新鲜血或白蛋白，不仅有助于促进腹水消退，而且有利于改善机体一般状况和肝功能。

2. 肝肾综合征治疗

肝肾综合征治疗的关键是积极预防或消除肝肾综合征的诱发因素，如感染、上消化道出血、电解质紊乱、过度利尿、使用肾毒性药物等。治疗措施包括输注白蛋白以扩充有效血容量，应用血管活性药物（特利加压素），外科治疗（包括 TIPS 及肝移植）。

3. 降低门脉压力的药物

（1）心得安应从小剂量开始服用，递增给药。

（2）硝酸酯类药如消心痛。

（3）钙通道阻滞剂如心痛定，急症给药可舌下含服。

（4）补充 B 族维生素和消化酶（如维康福、达吉等）。

（5）脾功能亢进的治疗可服用升白细胞和血小板的药物（如利血生、鲨肝醇、氨肽素等），必要时可行脾切除术或脾动脉栓塞术治疗。

4. 用药原则

（1）利尿剂

单独应用排钾利尿药时需注意补钾。

（2）联合用药

根据医嘱，针对患者的病情，联合用药效果更好。

（3）个体化

根据患者具体情况和耐受性及个人意愿或长期承受能力，遵医嘱选择适合患者的治疗肝硬化的药物。

5. 用药注意事项

按医师处方用药，加用药物需征得医师同意，以免用药不当而加重肝脏负担和肝功能损害。照护者应向照护对象详细介绍所用药物的名称、剂量、给药时间和方法，教会其观察药物疗效和不良反应。例如，服用利尿药者应记录尿量，如果出现软弱无力、心悸等症状时，提示低钠、低钾血症，应及时就医。

三、肝硬化的健康指导

1. 疾病知识宣传

（1）向照护对象及家属宣传肝硬化的相关知识和危害性，本病的自我照护方法，并发症的预防及早期发现；帮助照护对象分析和消除不利于个人和家庭应对的各种因素，把治疗计划落实到日常生活中；让照护对象了解控制肝硬化及终生治疗的必要性。

（2）教会照护对象缓解肝腹水不适症状及皮肤护理的方法。

（3）指导照护对象调整心态，注意情绪的调节和稳定，在安排好治疗、身体调理的同时，勿过多考虑病情，遇事豁达开朗，树立治病信心，保持愉快心情。家属应给予照护对象充分理解和宽容。

（4）向照护对象解释改变生活方式的重要性，使之理解治疗意义，自觉地付诸实践，并长期坚持。

2. 生活方式指导

有规律的健康生活方式有利于肝硬化稳定，因此照护者应帮助照护对象制定切实可行的生活程序表，督促其自觉执行。

（1）饮食指导

既保证饮食营养，又遵守必要的饮食限制，是改善肝功能、延缓病情进展的基本措施。照护者应向照护对象及家属说明导致营养状况下降的有关因素、饮食治疗的意义与原则，与照护对象共同制订既符合治疗需要又能被其接受的饮食计划。饮食治疗的原则：高热量、高蛋白质、高维生素、易消化饮食，适当摄入脂肪，动物脂肪不宜摄入过多。蛋白质是肝细胞修复和维持血浆清蛋白正常水平的重要物质基础，肝硬化患者应保证其摄入量。蛋白质来源以豆制品、鸡蛋、牛奶、鱼、鸡肉、瘦猪肉为主。血氨升高时应限制或禁食蛋白质，待病情好转后再逐渐增加蛋白质摄入量，并应选择植物蛋白，如豆制品，因其含蛋氨酸、芳香氨基酸和产氨氨基酸较少。饮食还应根据病情变化及时调整。

有腹水者应限制钠盐摄入量 500 ~ 800 mg/d（氯化钠 1.2 ~ 2.0 g/d）、进水量 1 000 mL/d 以内，如果有低钠血症，应限制进水量 500 mL/d 左右。咸肉、酱菜、酱油、罐头食品、含钠味精等高钠食物应尽量少食用，多摄入粮谷类、瓜茄类、水果等含钠较少的食物。照护者还应评估照护对象有无不恰当的饮食习惯而加重水钠潴留，切实控制钠和水的摄入量。限钠饮食常使照护对象感到食物淡而无味，可适量添加柠檬汁、食醋等，改善食品的味道，以增进食欲。

（2）戒烟戒酒

烟草中含有数十种有害物质，如致癌的苯并芘、毒性剧烈的尼古丁及其他化学衍生物，它们都要在肝脏内解毒、排泄。肝硬化患者一定要戒烟。同时肝病患者必须戒酒，酒对肝脏来说是一种毒品，因为乙醇和乙醛都有直接刺激、损害肝细胞的毒性作用。

（3）休息与活动指导

肝硬化代偿期患者可参加轻工作，但要避免过度疲劳；失代偿期患者以卧床休息为主，但过多的躺卧易引起消化不良、情绪不佳，故应视病情适量活动，活动量以不加重疲劳感和其他症状为度。照护者应指导照护对象保证睡眠充足，生活起居有规律。

（4）皮肤护理指导

肝硬化患者因皮肤干燥、水肿、黄疸时出现皮肤瘙痒及长期卧床等因素，易发生皮肤破损和继发感染，故沐浴时应注意避免水温过高，避免使用有刺激性的皂类和沐浴液，沐浴后可使用性质柔和的润肤品。皮肤瘙痒者给予止痒处理，嘱照护对象勿用手抓搔，以免皮肤破损。

3. 心理照护

肝硬化迁延不愈，临床症状多，预后不好，并发症多，患者因长期社交受限而饱受身体和精神的双重折磨，导致其情绪低落、封闭或易激惹。长期高昂的医疗费用常使患者家庭陷入经济危机，患者及家属常出现悲观的情绪。

因此，照护者对肝硬化患者的心理照护须紧紧围绕慢性疾病病程长、见效慢、易反复等特点，了解照护对象的处境，多与照护对象沟通交流，进行疏导和劝解，调整照护对象的情绪；此外，还需与照护对象家属沟通，让其了解肝病患者易生气、易急躁的性格特点，让其多些宽容和理解，使照护对象感到温暖，从而积极配合治疗，安心养病，自觉遵守并愉快接受相关的照护措施。

4. 病情自我监测指导

肝硬化患者出院后需遵医嘱复查肝功能、病毒的血清学指标、肝 B 超和与肝纤维化有关的指标，以指导治疗方案。当出现腹水、体液增多、腹痛等情况时，要及时联系医生。

四、肝硬化的预防措施

预防肝硬化首先要重视病毒性肝炎的防治，注意饮食，合理营养，节制饮酒，加强劳动保健，避免各种慢性化学中毒。疑有肝硬化者应及时进行全面体检及有关辅助检查，争取在代偿期得到合理治疗，防止向失代偿期发展。有肝硬化倾向的人应观察病情，尽早诊断，尽快治疗，以控制肝炎的发展，尽量延缓和避免由于肝硬化引起的并发症。

任务实施

一、照护评估

1. 现病史

（1）病程

了解照护对象确诊为肝硬化的时间，了解患病及治疗经过，询问本病的有关病因，有无长期接触化学毒物、使用损肝药物、嗜酒及其用量和持续时间，有无慢性肠道感染、消化不良、消瘦、黄疸、出血史，有关的检查、用药和其他治疗情况，是否接受过治疗及其疗效与不良反应，是否遵医嘱治疗。

（2）目前状况

评估照护对象饮食及消化情况，如食欲、进食量及食物种类、饮食习惯、爱好，有无食欲减退、恶心、呕吐、腹胀、腹痛，呕吐物和粪便的性质及颜色，日常休息及活动量、活动耐力。

（3）相关病史

评估照护对象有无肝炎、输血史、心力衰竭、胆道疾病、寄生虫感染等病史，评估照护对象直系亲属中有无慢性胃炎、乙肝、肝硬化史及其发病年龄。

（4）生活方式

评估照护对象与疾病相关的生活方式，如饮食不规律、高盐、饮酒、吸烟、体力活动及体重变化等情况。

2. 身体状况

（1）意识状态

注意观察照护对象的精神状态，对人物、时间、地点的定向力。表情淡漠、性格改变或行为异常多为肝性脑病的前驱表现。

（2）营养状况

有无消瘦、皮下脂肪消失、肌肉萎缩，有无水肿。有腹水或水肿时，不能以体重判断照护对象的营养状况。

（3）皮肤和黏膜状况

有无肝病面容、皮肤干枯、脱发，有无黄染、出血点、蜘蛛痣、肝掌、腹壁静脉显露或怒张。

（4）呼吸情况

观察呼吸的频率和节律，有无呼吸浅速、呼吸困难和发绀，有无因呼吸困难、心悸而不能平卧，有无胸腔积液形成。

（5）腹部体征

检查有无腹水征，如腹部膨隆、腹壁紧张度增加、脐疝、腹式呼吸减弱、移动性浊音；有无腹膜刺激征。检查肝脾的大小、质地、表面情况及有无压痛。

（6）尿量及颜色

观察有无尿量减少，尿色有无异常。

3. 辅助检查

（1）血常规检查

检查有无红细胞减少或全血细胞减少。

（2）血生化检查

检查肝功能有无异常，如有无血清胆红素增高，ALT（谷丙转氨酶）、AST（谷草转氨酶）异常，血浆清蛋白降低、球蛋白增高及清蛋白 / 球蛋白比例异常；有无电解质和酸碱平衡紊乱，血氨是否增高，有无氮质血症。

（3）腹水检查

检查腹水的性质是漏出液还是渗出液，是否找到病原菌或恶性肿瘤细胞。

（4）其他检查

胃镜、钡餐造影检查有无食管胃底静脉曲张，B 超、CT、MRI 检查有无门静脉高压征象、腹水，肝活组织检查等。

二、制订照护方案

1. 指导照护对象自己更换体位，并告知其更换体位的重要性。
2. 指导照护对象戒酒。
3. 指导照护对象坚持用药。
4. 制作健康教育海报，做好饮食、休息与活动等健康宣教。

三、实施照护

1. 进入房间

轻敲房门，经照护对象允许后进入房间。

2. 沟通交流

照护者要帮助照护对象树立信心，如照护者可以说：“我来教您如何缓解您的腹水症状，减轻您的痛苦。您学会以后就可以自己来做了。”“李爷爷，您做得非常正确，学得真快，您太棒了！”

3. 腹水的照护

（1）更换体位

照护者讲解更换体位的操作要领：平卧位，可抬高下肢，以减轻水肿。阴囊水肿者可用托带托起阴囊，以利于水肿消退。大量腹水者卧床时可取半卧位，以使膈下降，有利于呼吸运动，减轻呼吸困难和心悸。

（2）避免腹内压骤增

大量腹水时，应避免使腹内压突然剧增的因素，如剧烈咳嗽、打喷嚏等，保持大便通畅，避免用力排便。

（3）限制钠和水的摄入

限制钠和水的摄入，以免加重病情。

4. 指导照护对象戒酒

照护者应告知照护对象：肝病患者必须戒酒。长期大量饮酒，初期肝细胞脂肪变性，进而可发展为酒精性肝炎、肝纤维化，最终导致酒精性肝硬化。酗酒所致的长期营养失调也对肝脏有一定的损害作用。

5. 健康宣教

照护者应注意将健康宣教贯穿在照护过程中。

6. 结束工作

整理用物，洗手，记录，预约下次随访时间。

四、日常管理

1. 设置管理目标

（1）总目标

1）肝腹水情况消失，病情较稳定。

2）评估治疗效果，及时纠正或维持治疗方案，使肝硬化病情稳定，预防并发症。

3）鼓励照护对象坚持肝硬化治疗，延缓肝硬化并发症的发生和发展，提高照护对象的生活质量，延长寿命。

（2）阶段目标

1）提高照护对象的用药依从性。

2）鼓励照护对象戒酒。

3）鼓励照护对象自我缓解肝腹水症状。

4）帮助照护对象调节饮食，使之符合肝硬化饮食要求。

2. 健康监测

同模块一任务一相关内容。

3. 健康评估

（1）初诊肝硬化的检查评估项目

1）生命体征：血压、呼吸、脉搏、体温。

2）体检：测量身高、体重、腰围。

3）年龄、性别：记录年龄、性别。

4）家族史：询问乙肝、丙肝、慢性肝炎等家族史。

5）病程：了解患肝硬化的时间、临床症状、肝硬化用药情况。

6）病史及既往史。

7）生活方式：了解膳食营养及盐、酒精摄入量，吸烟情况，体力活动量，体重变化。

8）社会心理因素：了解家庭、工作、个人心理及文化程度。

（2）辅助检查

1）基本要求：最低要求做血红蛋白尿常规检查和腹水检查。

2）常规要求进行以下检查：①血常规；②尿常规；③粪检查；④肝功能检查；⑤血生化；⑥腹水检查；⑦血红蛋白尿及红细胞比积。

（3）肝硬化评估

照护者要对照护对象进行临床评估，并写明诊断及疾病发展情况，对危险度是否表述不做规定。

范例：某照护对象，女性，65 岁，入住养老机构，有乙肝病史，因腹部疼痛入院，经辅助检查诊断为肝硬化。

4. 建立健康档案

个人健康档案具体见表 1-1-5。

5. 健康干预

（1）肝硬化的综合干预

1）限制钠、水摄入量。

2）补充蛋白质、维生素。

3）休息与活动指导。

4）皮肤护理指导。

5）保持良好的心理状态。

（2）有针对性地制订健康管理计划

要求同模块一任务一相关内容。

6. 跟踪随访

跟踪随访的目的是了解照护对象肝硬化病情变化状况，用药情况、有无药物不良反应，有无新发并发症或原有并发症有无加重以及腹水控制满意程度。照护者两周内要主动随访照护对象，对于肝腹水情况控制满意、无药物不良反应、无新发并发症或原有并发症无加重的照护对象，定期进行次随访管理。

对于所有已确诊的肝硬化照护对象，照护者应根据肝硬化潜在危险的大小将照护对象分类，进行有效管理和定期随访。在随访管理过程中，随着照护对象肝硬化危险因素的增减、靶器官损害的改善和加重、并发疾病的变化等，适时调整治疗管理方案。照护者要落实随访，做好个人信息随访纪录，并要求照护对象遵医嘱进行体检。

实训演练

彭爷爷，70岁，独居，酒精性肝硬化患者，近5个月来已在外院住院3次，来本院时腹部膨大隆起，双下肢严重水肿，检查白蛋白26.5，血小板70，肝功异常未见，饮食差，平素爱喝酒。他自述每日需抽腹水、打利尿针等，但水肿越来越重，无法行走。

作为照护者，请正确评估彭爷爷的疾病状况，制订详细的照护方案，并对彭爷爷实施照护以及进行日常管理。

模块三

心血管系统慢性疾病照护

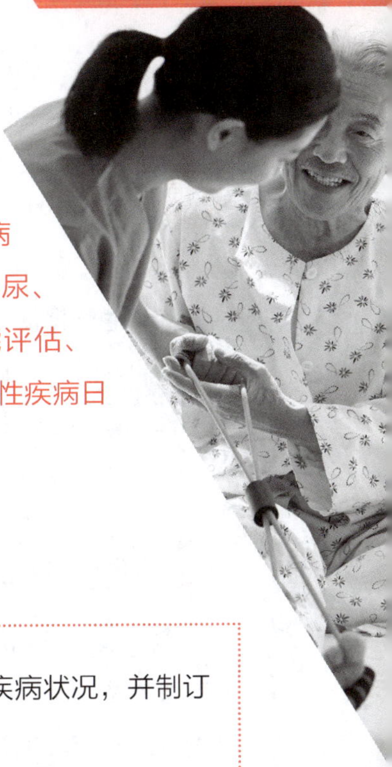

心血管系统慢性疾病主要包括高血压、冠心病、慢性心功能不全、风湿性心脏病、肺源性心脏病等。心血管系统慢性疾病的常见症状有发绀、呼吸困难、咳嗽、咯血、胸痛、心悸、少尿、水肿、头晕、恶心、呕吐等。因此，监测血压、吸氧、心功能评估、心电图操作以及相关疾病的用药指导、健康指导是心血管系统慢性疾病日常照护的重要内容。

任务目标

- 能够正确评估高血压、冠心病、慢性心功能不全患者的疾病状况，并制订合理的照护方案。
- 能够指导高血压患者自我测量血压，指导慢性心功能不全患者正确吸氧，并对其进行健康指导，提高其对疾病的认知。
- 能够指导冠心病患者用药，并对其进行心电图检测、健康指导，提高其对疾病的认知。
- 能够为高血压、冠心病、慢性心功能不全患者制订健康管理计划，并采取合理的措施进行健康干预。

任务一 高血压照护

任务描述

李爷爷，75 岁，患高血压 30 余年，血压最高达 160/100 mmHg，平日无明显症状。他长期服用药物卡托普利，但用药依从性较差，经常忘记吃药。李爷爷自述无其他疾病史，吸烟 40 年，每日 10 支。

作为照护者，请正确评估李爷爷的疾病状况，制订详细的照护方案，并对李爷爷实施照护以及进行日常管理。

任务分析

李爷爷患有高血压，且用药依从性较差，照护者首先需要让李爷爷了解坚持用药的重要性以及血压波动可能带来的危害，向李爷爷宣传相关知识，引起他的重视。李爷爷有 40 年的吸烟史，照护者要通过健康指导让李爷爷了解吸烟对血管内皮造成的损伤，以及烟草可能加重高血压的危害，指导李爷爷正确戒烟。对于疾病的日常管理，血压监测非常重要，照护者需要指导李爷爷学会正确使用血压计，并坚持进行血压的自我监测，以实现疾病自我管理，提高李爷爷的自理能力。

相关知识

一、高血压的概念、病因、临床表现及治疗

1. 概念

高血压是一种慢性病，是指以体循环动脉压增高为主要表现的临床综合征。其发病年龄多在 30 ~ 60 岁，30 岁以后发病率开始逐渐升高，40 岁以后迅速增加，

有近80%的患者是在40岁以后发病的。高血压分为原发性高血压（高血压病）和继发性高血压，人们常说的高血压多指原发性高血压，即病因不明的一类高血压，约占高血压患者的95%。

目前采用1999年世界卫生组织和国际高血压协会（WHO/ISH）组织编写的高血压治疗指南中的分类标准，将18岁以上成年人的血压按不同水平分类，具体见表3-1-1。

表 3-1-1 血压水平的定义及分类（WHO/ISH）

类别		收缩压（mmHg）	舒张压（mmHg）
正常血压		＜120	＜80
正常高值		120～139	80～89
高血压	1级高血压（轻度）	140～159	90～99
	2级高血压（中度）	160～179	100～109
	3级高血压（高度）	≥180	≥110
	单纯收缩期高血压	≥140	＜90

当患者收缩压与舒张压属于不同级别时，应按两者中较高的级别分类；患者既往有高血压史，目前正在服用抗高血压药，血压虽已低于140/90 mmHg，也应诊断为高血压。

高血压是最常见的心血管疾病，属于现代文明病，近年来患病率持续上升且发病者逐渐年轻化。高血压常引起严重的心、脑、肾等器官并发症，是造成成年人死亡和残疾的主要原因。

2. 病因

（1）遗传因素

许多研究表明，高血压有家族遗传倾向，双亲均有高血压的正常血压子女，以后发生高血压的概率高达46%，约60%的高血压患者有高血压家族史。在遗传表型上，不仅血压升高发生率体现遗传性，而且血压升高程度、并发症发生以及其他有关因素（如肥胖）方面也有遗传性。

（2）环境因素

1）饮食：流行病学和临床观察均显示，食盐摄入量与高血压的发生和血压水平呈正相关。但改变钠盐摄入并不能影响所有患者的血压水平，摄盐过多导致血压升高主要见于对盐敏感的人群。另外，有人认为饮食低钾、高蛋白质摄入、饱和脂肪酸或饱和脂肪酸与不饱和脂肪酸的比值较高也可能属于升压因素。饮酒也与血压呈水平线性相关。

2）年龄、性别：随着年龄的增长，高血压患病率升高。年龄增长，动脉血管壁硬化，弹性减弱，导致血压升高。女性绝经期前高血压患病率低于男性，但绝经期后发病率增高，高于男性。

3）精神应激：长期精神刺激、紧张、疲劳、不能得到休息及社会竞争激烈，使人的精神压力增大，大脑皮质的兴奋与抑制过程失调，全身小动脉痉挛，外周血管阻力升高，导致血压升高。脑力劳动者高血压患病率超过体力劳动者，从事精神紧张度高的职业和长期噪声环境中工作的人患高血压较多。

4）吸烟：吸烟可使交感神经末梢释放去甲肾上腺素增加，使血压增高；同时，吸烟所引发的氧化应激可通过损害一氧化氮介导的血管舒张引发血压增高。

5）高脂血症：血液中血脂升高，沉积于动脉内膜上，易引起动脉粥样硬化，从而导致血管壁弹性减弱，血压升高。

6）过于肥胖：体重增加是血压升高的重要危险因素，腹型肥胖者容易发生高血压。经常吃得过饱、食盐量过多、嗜酒、大量吸烟，均可使动脉血压升高。

7）其他因素：50% 的睡眠呼吸暂停综合征患者患有高血压，且血压升高程度与疾病病程和严重程度有关。此外，口服避孕药、麻黄碱、肾上腺皮质激素等也可使血压增高。

对于高血压而言，年龄、性别、遗传因素属于不可改变的危险因素，超重、肥胖、膳食高盐、长期超量饮酒、缺乏体力活动、长期精神紧张等属于可改变的危险因素。

3. 临床表现及并发症

（1）临床表现

高血压病程较缓慢，一般初患高血压者多无明显自觉症状，有些可在精神紧张、情绪波动后出现血压暂时性升高，去除诱因后常恢复正常；平素仅有头晕、四肢无力、神形倦怠、失眠、心悸等现象；随着病情的发展，可见神情烦躁、头晕眼花、头痛耳鸣、心悸、面色苍白，严重时表现为面红目赤、肢体麻木、头部胀痛剧烈、疲乏无力、恶心呕吐、焦虑烦躁、记忆力减退、注意力不集中等。随着病程的进展，血压持久升高会损害心、脑、肾等重要器官，出现相应的并发症。

（2）并发症

1）心：血压长期升高致左心室负荷过重，左心室肥厚、扩大，形成高血压性心脏病。心界向左下扩大，心尖搏动呈抬举性，主动脉瓣区第二心音亢进，心尖部闻及收缩期吹风样杂音，最终导致左心衰竭。合并冠心病者可出现心绞痛、心肌梗死。

2）脑：包括脑出血、脑血栓形成、腔隙性脑梗死、短暂性脑缺血发作等，可出现头痛、头胀、头晕、失语、肢体瘫痪甚至意识障碍等。

3）肾：长期血压升高导致肾功能减退，出现多尿、夜尿增多、蛋白尿、等渗尿，晚期出现氮质血症及尿毒症。

4）眼：根据高血压严重程度可分为四级。Ⅰ级：视网膜动脉痉挛、变细、反光增强。Ⅱ级：视网膜动脉狭窄，动脉交叉压迫。Ⅲ级：在上述血管病变的基础上有眼底出血、棉絮状渗出。Ⅳ级：出血或渗出伴视神经盘水肿。

5）血管：除心、脑、肾血管病变外，严重高血压可使主动脉夹层形成并破裂，这是猝死的原因之一。

（3）高血压急症

高血压急症是指短期内血压急剧增高，伴心、脑、肾重要脏器损害的危急状态。

1）高血压危象：因紧张、疲劳、寒冷、突然停服降压药等诱因引起血压突然升高，以收缩压升高为主，收缩压可达 260 mmHg 以上，患者出现头痛、烦躁、心悸、多汗、恶心、呕吐、面色苍白或潮红、视力模糊等严重症状。靶器官损害者可出现心绞痛、肺水肿、高血压脑病等。

2）高血压脑病：血压升高引起急性脑血液循环障碍，导致脑水肿和颅内压升高，患者可出现剧烈头痛、呕吐、神志改变，重者抽搐、癫痫样发作甚至昏迷。其发病机制可能为血压过高，超过脑血管的自身调节机制，使脑灌注过度，出现脑水肿。恶性或急进性高血压发病急骤，多见于中青年。高血压脑病病情进展迅速，如不及时进行有效的降压治疗，预后很差，患者常死于肾衰竭、脑卒中或心力衰竭。

4. 治疗

（1）治疗目的

对高血压的治疗不是以降低血压为唯一目标，还要考虑心脏、肾与血管保护等问题，最大限度地降低心、脑、血管并发症的发生与死亡总体危险。因此，在治疗高血压的同时，应干预所有其他可逆性心血管危险因素、靶器官损害以及各种并存的临床情况。在患者能耐受的情况下，逐步降压达标：一般高血压患者，应将血压降至 140/90 mmHg 以下；老年（≥ 65 岁）高血压患者，血压应降至 150/90 mmHg 以下，如果能耐受，可进一步降至 140/90 mmHg 以下；一般糖尿病或慢性肾脏病患者，血压目标可再适当降低。

（2）非药物治疗

非药物治疗主要指生活方式干预，即去除不利于身体和心理健康的行为和习惯。健康的生活方式可以预防或延迟高血压的发生，也可以降低血压，提高降压药的疗效，降低心血管风险。非药物治疗适用于各级高血压患者（包括使用降压药治疗的患者），主要措施包括：①控制体重；②减少食物中钠盐的摄入量，并增加钾盐的摄入量；③减少脂肪摄入；④戒烟、限酒；⑤适当运动；⑥减少精神压力，保持心理平衡。

（3）药物治疗

中重度高血压和原发性高血压患者应遵循长期用药的原则。联合用药治疗可以增强药物疗效，减少不良反应。目前比较理想的两种降压药联合治疗方案是利尿剂与 β 受体阻滞剂，利尿剂与血管紧张素转换酶抑制剂（ACEI）或血管紧张素Ⅱ受体拮抗剂（ARB），钙通道阻滞剂与 ACEI 或 ARB，二氢吡啶类钙通道阻滞剂与 β 受体阻滞剂。四种降压药合理的联合治疗方案除有禁忌证外，必须包含利尿剂。

二、高血压的用药指导

1. 降压药的种类

（1）利尿剂

利尿剂中噻嗪类药应用最为普遍，多年来被用作轻度高血压的基础治疗药。噻嗪类药价格低廉，有一定的降压效应，但可引起各种代谢副作用，如失钾、失锌、失镁，血尿酸、血钙、血胆固醇增高，糖耐量降低和低血钠等，随着剂量增大和应用时间延长而不良反应增多。

（2）钙通道阻滞剂

钙通道阻滞剂可作为治疗老年人高血压的一线药物。钙通道阻滞剂可降低周围血管阻力，改善血流动力学变化，抗血小板聚集，抗心律失常，防止动脉粥样硬化斑块的形成，节约心肌对三磷酸腺苷的利用，防止钙超负荷，保护血管内膜，改善心肌供氧，适用于高血压有心脏并发症者。服用此类降压药应注意观察面部有无潮红，有无头痛、眩晕、心悸等不适症状，还要注意观察心率和血压变化。

（3）血管紧张素转换酶抑制剂（ACEI）

血管紧张素转换酶抑制剂有较强的血管扩张作用，可有效降低老年人高血压。血管紧张素Ⅱ受体拮抗剂（ARB）作用同 ACEI。

（4）β 受体阻滞剂

β 受体阻滞剂可降低心排血量，降低卧位与立位高血压，并可治疗心绞痛。

2. 用药原则

（1）小剂量开始

初始治疗时通常应采用较小的有效治疗剂量，并根据需要逐步增加剂量，达到满意血压水平所需药物的种类和剂量后长期服用进行降压治疗。

（2）优先选择长效制剂

优先选择长效制剂的主要目的是有效控制夜间血压与晨峰血压，有效预防心脑血管并发症发生。

（3）联合用药

2 级以上高血压为达到目标血压常需联合治疗。对血压≥160/100 mmHg 或中危及中危以上的患者，起始即可采用小剂量两种降压药联合治疗。

（4）个体化

根据患者具体情况和耐受性及个人意愿或长期承受能力，选择适合患者的降压药。

3. 用药注意事项

（1）利尿降压药长期使用易导致糖耐量降低、血糖升高、高尿酸血症等代谢紊乱及血液中胆固醇与甘油三酯升高，故血脂异常的老年人及痛风患者慎用。

（2）普萘洛尔会引起支气管痉挛、心动过缓等，支气管哮喘患者及心力衰竭、心动过缓、房室传导阻滞等患者慎用。此药可引起停药反跳现象，长期使用注意不可随意停药。

（3）长期应用 ACEI 类药有可能导致血钾升高，故应定期监测血钾和血肌酐水平。

三、高血压的健康指导

1. 疾病知识宣传

（1）向照护对象及家属宣传高血压的相关知识和危害性，包括高血压分级、危险因素、同时存在的临床疾患情况及危害，让其了解控制血压及终生治疗的必要性。

（2）教会照护对象及家属正确测量血压的方法，告知其每天定时监测血压，这些数值是调整药量和选择用药的依据。

（3）指导照护对象调整心态，避免情绪激动，以免诱发血压增高。家属应给予照护对象充分的理解和宽容。

（4）向照护对象解释改变生活方式的重要性，使其理解治疗的意义，能够自觉地付诸实践，并长期坚持。

2. 生活方式指导

有规律的生活方式有利于血压稳定，因此照护者应该帮助照护对象制定切实可行的生活程序表，督促其自觉执行。

（1）饮食指导

高血压患者应选择低脂肪、低胆固醇、低盐、高维生素、高钙、高钾饮食。合理的膳食原则是在限制总热量的前提下保持营养均衡，即碳水化合物占总能量的 60% ~ 70%，蛋白质占总能量的 10% ~ 15%，脂肪占总能量的 20% ~ 25%。多食用蔬菜和水果，补充适量的蛋白质，避免过饱，少食多餐，戒烟酒及刺激性饮料。

具体如下：①减少钠盐摄入。钠盐可显著升增加高血压以及增加高血压的发病风险，而钾盐则可对抗钠盐升高血压的作用。每天钠盐摄入量应低于 6 g，建议使用可定量的盐勺，增加钾盐摄入量，钾富含在动物性食物、水产品和某些新鲜水果中。减少味精、酱油等含钠盐调味品的使用量，减少食用含钠较高的加工食品，如咸菜、火腿等。②限制总热量，尤其要控制油脂类食物的摄入量。③营养均衡，适量补充蛋白质，增加新鲜蔬菜和水果摄入，增加膳食中钙的摄入。

（2）戒烟限酒

饮酒量和血压的关系比较复杂，适度的饮酒可降低高血压和心脑血管疾病的发生，但当饮酒量超过 40 mL/d（或 30 g/d）时，饮酒量和血压呈正相关。大量饮酒者高血压的发病率约为非饮酒者的 5 倍，而且大量饮酒还可减弱降压药的降压效果。具有高血压危险因素的人，应坚决戒酒。烟同样也是高血压明确的发病因素，因此同时也要戒烟。照护者应根据照护对象吸烟的具体情况，指导照护对象戒烟，必要时可采取药物干预。同时，照护者应指导照护对象限酒，不提倡高血压患者饮酒。

（3）控制体重

肥胖通过增加全身血管床面积和心脏负担、引起胰岛素抵抗而引起血压升高，尤其是腹型肥胖，上述效应更加明显。减肥可使血压相应下降。此外，减少体重还可增强降压药的降压效果。最有效的减重措施是控制能量摄入和增加体力活动。衡量超重和肥胖最简便和常用的生理测量指标是体重指数（BMI）和腰围。

（4）运动指导

体力活动过少可引起腹型肥胖、胰岛素抵抗以及植物神经调节功能下降，从而导致高血压发生。不经常参加运动的人发生高血压的危险性高于经常运动的人。运动特别是适当的、有规律的体育锻炼，可增加能量消耗、降低血压、改善糖代谢等。照护者应指导照护对象根据年龄和血压水平及个人兴趣选择适宜的运动方式，合理安排运动量。中老年人应协调好工作和休息的关系，按时作息，保证睡眠，每天睡眠时间不少于 7 h，适当运动，增强体质，不要长期静坐或卧床休息。特别是从事脑力劳动的人，应参加一定的体力劳动，使肌肉、血管舒张，有利于缓解大脑疲劳，防止血压升高。高血压患者可结合自己的年龄、体力，进行慢跑、散步、打太极拳、练气功等运动，这些均有利于血压的平稳和改善。

3. 心理照护

照护者应采取各种措施，帮助照护对象预防和缓解精神压力以及纠正和治疗病态心理，必要时建议照护对象寻求专业心理辅导或治疗。高血压有病程长、见效慢、反复发作的特点，患者长期受疾病的折磨，情绪波动大，身心疲惫，血压恒定性增高，多数患者潜藏着焦虑、紧张、恐惧、抑郁的心理。因此，照护者要做好心理疏导，帮助照护对象调节情绪、变换心境，并经常给予安慰鼓励，使之不断振奋精神，与疾病做斗争，同时要帮助照护对象取得家庭和社会的配合。

4. 病情自我监测指导

家庭血压可获取日常生活状态下患者的血压信息，可帮助排除白大衣性高血压，检出隐蔽性高血压，在增强患者诊治的主动参与性、改善患者的治疗依从性等方面具有优点。照护者应教会照护对象及家属掌握正确的家庭血压监测方法，推荐使用合格的上臂式自动血压计自测血压，指导照护对象掌握测量技术，规范操作，如实记录血压测量结果，随访时提供给医护人员作为治疗参考。照护对象要注意监测血压，一旦发现血压急剧升高、剧烈头痛、呕吐、大汗、视力模糊、面色及神志改变、肢体运动障碍等症状，应立即就医。

四、高血压的预防措施

无高血压者应做到未病先防，如平时应积极开展养生防病；偶尔发现血压升高，即应引起重视，如定期复查、及时开展防与治。一旦患有本病，原则上 1 级高血压应重在防而兼顾治，以防发展；2 级、3 级合并有心、脑、肾器质性损害者，则在中西医治疗的基础上侧重于防，以阻止病情恶化。

1. 注意劳逸结合

长期精神紧张会使交感神经兴奋，肾上腺素分泌增加，小动脉收缩，从而使血压增高。经常散步、户外活动及郊游览胜，可促使气血平和，降低并稳定血压。

2. 饮食调理

（1）限制钠盐摄入

每日钠盐摄入量应限制在 2 ~ 5 g 以下。有高血压家族史的成年人应及早采用少盐膳食，以预防高血压的发生，应从儿童甚至婴儿开始就养成少盐、清淡饮食的习惯。

（2）脂肪

适当控制饱和脂肪酸和胆固醇的摄入，每日胆固醇摄入量应限制在 300 mg 以内。

（3）热量

肥胖者应控制热量摄入，每周使体重减少 1 ~ 1.5 kg，以求逐步降到标准体重，血压可随之下降。

（4）预防便秘

增加粗纤维食物摄入。因为用力排便可使收缩压上升，甚至造成血管破裂。

3. 对疾病做到早发现、早诊断、早治疗

有高血压倾向的人应注意观察病情，尽早诊断，尽快治疗，使血压维持在比较正常的水平，尽量延缓和避免由于高血压引起的大小动脉粥样硬化及心、脑、肾血管损伤。

任务实施

一、照护评估

1. 现病史

（1）病程

了解照护对象确诊为高血压的时间，既往血压情况及血压最高水平，伴随症状及程度，是否接受过降压治疗及其疗效与不良反应，是否遵医嘱治疗。

（2）目前状况

评估照护对象目前的血压水平，有无伴随症状及程度，有无跌倒等受伤的危险，有无心血管危险因素，靶器官损害程度及伴随的临床疾患；评估照护对象的心血管风险程度。

（3）相关病史

评估照护对象有无冠心病、心力衰竭、脑血管病、周围血管病、糖尿病、痛风、血脂异常、支气管痉挛、睡眠呼吸暂停综合征、肾脏疾病等病史；评估照护对象直系亲属中有无高血压、糖尿病、冠心病、脑卒中家族史及其发病年龄。

（4）生活方式

评估照护对象与疾病相关的生活方式，如膳食脂肪、盐、饮酒、吸烟、体力活动以及体重变化等情况。

2. 身体状况

（1）正确测量血压和心率

必要时测量立卧位血压和四肢血压。血压波动性大常见血压昼夜节律异常，表现为夜间血压下降幅度小于 10% 或超过 20%，血压“晨峰”现象增多，使心、脑、肾等靶器官损害的危险性显著增加。老年人的收缩压、舒张压和脉压的波动均明显增大，尤其是收缩压，一天内波动达 4 mmHg，且 80 岁以上高龄老年人血压的昼夜节律常消失，约 1/3 的患者表现为冬季高、夏季低。血压波动性大使老年人易发生直立性低血压和餐后低血压，且恢复时间长。

（2）评估体重指数和腰围

《中国高血压防治指南》明确提出，超重和肥胖是高血压的重要致病因素，以腹部脂肪堆积为主要表现形式的腹型肥胖会增加心血管疾病和代谢性疾病的风险。可通过体重指数和腰围对肥胖做出判断。体重指数（BMI）正常值为 18 ~ 24 kg/m^2；体重指数大于 24 kg/m^2，高血压风险增加 3 ~ 4 倍。因此，高血压患者的体重指数应控制在 18 ~ 24 kg/m^2。高血压女性患者的腰围应控制在 85 cm 以内，男性患者的腰围应控制在 90 cm 以内。

（3）评估有无并发症损伤

高血压患者如果突然出现心前区疼痛、胸闷并放射至左肩或左上肢时，一定要警惕严重的心脏疾病；如果身体出现麻木无力、眩晕或眼前突然发黑，一定要警惕是否为短暂性脑缺血，这种情况很可能发展为脑梗死。高血压一定要关注眼底动脉，因为眼底的血管也会受到高血压的影响，血压较高时可能出现眼底病变、视网膜病变以及视力减退，严重的还有可能导致失明。

（4）评估有无伴随其他疾病

高血压常与多种疾病并存，如老年高血压常与糖尿病、高脂血症、动脉粥样硬化、前列腺增生、肾功能不全等疾病共存并相互影响，使治疗变得更加复杂，致残、致死率增高。

3. 辅助检查

老年高血压患者在心电图、胸部 X 线、眼底检查等方面的表现与一般成年人高血压没有太大区别，辅助检查通过检查结果可进一步了解患者是否存在危险因素、是否伴有靶器官损害。

（1）24 h 动态血压监测

高血压患者血压波动性较大，有些高龄老年人血压昼夜节律消失。

（2）血脂、血糖检测

老年高血压患者常合并高血脂、高血糖。

（3）内分泌检测

老年高血压多为低肾素型，表现为血浆肾素活性、醛固酮水平、β 受体数目及反应性均低。

二、制订照护方案

1. 指导照护对象自我测量血压，并告知其监测血压的重要性。
2. 指导照护对象戒烟。
3. 指导照护对象坚持用药。

4. 制作健康教育海报，做好饮食、运动等健康宣教。

三、实施照护

1. 进入房间

轻敲房门，经照护对象允许后进入房间。

2. 沟通交流

照护者要帮助照护对象树立信心，如照护者可以说："我来为您测量血压，您学会以后就可以进行自我监测了。""李爷爷，您操作的步骤非常正确，学得真快，您太棒了！"

3. 讲解测量血压的要领及监测血压的意义

照护者讲解测量血压的操作要领，如照护者可以说："测量血压时，手臂位置（肱动脉）与血压计、心脏保持同一水平，袖带要平整地缠于上臂中部，下缘距肘窝 2 ~ 3 cm，松紧以能插入一指为宜。"照护者要告知照护对象监测血压的重要性，如照护者可以说："血压测量是了解血压水平、诊断高血压、评估高血压风险及预后、指导降压治疗、评价降压疗效以及监测血压水平的主要手段。血压测量规范化和提高血压测量的准确性，对高血压防治起着重要作用。"

4. 指导照护对象戒烟

照护者要告知照护对象：烟草中含有尼古丁，它可使人的动脉血管收缩，血压升高；可刺激心脏，引起心跳加快，心肌耗氧量增加，加重心脏负担；可引起冠状动脉痉挛，发生心肌梗死，导致猝死；可使血液中脂肪类物质增加，进一步促进动脉粥样硬化及高血压的发展。吸烟还可使血液的流动速度减慢，血小板容易黏附和凝集在血管中形成血栓。对于高血压患者来说，戒烟无疑是非常重要的。

5. 指导照护对象坚持用药

照护者应告知照护对象：间断和无规律的治疗不但造成血压较大幅度的搏动，而且会加重动脉粥样硬化和对心、脑、肾的部分器官损害。因此，高血压患者及家属要学习与高血压相关的健康知识，认识到高血压不能治愈只能控制。正确的做法是，在长期的血压控制达标后，逐渐减少药物剂量和种类，在减药过程中应注意平稳控制血压，减少血压大幅度波动。照护者可以鼓励照护对象："李爷爷，相信您一定能做到的，我对您有信心！"

6. 健康宣教

照护者应注意将健康宣教贯穿在照护过程中。

7. 结束工作

整理用物，洗手，记录，预约下次随访时间。

四、日常管理

1. 设置管理目标

（1）总目标

1）最终目标是血压达标，以期最大限度地降低心血管病发病及死亡危险。

2）评估治疗效果，及时纠正或维持治疗方案，使血压长期稳定地维持目标水平。不同人群的目标血压有所差别，具体见表 3-1-2。

3）鼓励照护对象坚持降压治疗，延缓高血压并发症的发生和发展，提高照护对象的生活质量。

表 3-1-2　高血压降压治疗的目标血压

分类	收缩压（mmHg）和舒张压（mmHg）
一般高血压	<140 和<90
高血压合并一般糖尿病或肾脏病	<130 和<80
高血压合并脑卒中	<140 和<90
老年人（65 ~ 79 岁）	<150 和<90；能耐受，<140 和<90

（2）阶段目标

1）提高照护对象的用药依从性。

2）鼓励照护对象戒烟。

3）鼓励照护对象自我监测血压。

4）帮助照护对象调节饮食，使之符合高血压饮食要求。

2. 健康监测

同模块一任务一相关内容。

3. 健康评估

（1）初诊高血压的检查评估项目

1）血压：规范测量非同日多次血压。

2）体检：测量身高、体重、腰围。

3）年龄、性别：记录年龄、性别。

4）家族史：询问高血压、糖尿病、冠心病、脑卒中家族史。

5）病程：了解患高血压的时间、血压最高水平、降压药使用情况。

6）病史及既往史：了解目前和既往冠心病、心力衰竭、脑血管病、外周血管病、糖尿病、痛风、血脂异常、支气管痉挛、睡眠呼吸暂停综合征、肾脏疾病病史。

7）生活方式：了解膳食脂肪、盐、酒精摄入量，吸烟情况，体力活动量，体重变化。

8）社会心理因素：了解家庭、工作、个人心理及文化程度。

9）继发性高血压症状：了解高血压的发病年龄、临床特点、降压疗效等。

（2）辅助检查

1）基本要求：最低要求检查血红蛋白尿常规、空腹血糖和心电图。

2）常规要求进行以下检查：①空腹血糖；②空腹血脂（总胆固醇，LDL-CHDLC）；③血肌酐；④血钾；⑤血尿酸；⑥心电图；⑦血红蛋白尿及红细胞比积；⑧尿常规。

（3）高血压的临床评估

照护者要对照护对象进行临床评估，并写明诊断及血压级别，对危险度是否表述不做规定。

范例：某照护对象，男性，75 岁，吸烟 50 年，患高血压 20 年，1 个月前血压测量为 160/105 mmHg。医生诊断为高血压 2 级。

4. 建立健康档案

个人健康档案具体见表 1-1-5。

5. 健康干预

（1）高血压的综合干预

1）限制钠盐摄入量。

2）增加新鲜蔬菜、水果的摄入，补充钾、镁离子。

3）限制饮酒及戒酒。

4）减轻体重。

5）适度的体力活动和体育运动。

6）戒烟，减少被动吸烟。

7）保持良好的心理状态。

（2）有针对性地制订健康管理计划

要求同模块一任务一相关内容。

6. 跟踪随访

跟踪随访的目的是了解照护对象血压变化情况，了解照护对象的用药情况、有无药物不良反应、有无新发并发症或原有并发症有无加重以及血压控制满意程度。经治疗后血压达标者，可每 3 个月随访 1 次；血压未达标者，建议每 2 ~ 4 周随访 1 次。第一次出现血压控制不满意或有药物不良反应的，照护者可结合其用药依从性，必要时遵医嘱增加现有药物剂量、更换或增加不同类型的降压药；2 周后随访连续 2 次出现血压控制不满意或药物不良反应难以控制以及出现新的并发症或原有并发加重的，照护者应建议照护对象转诊设有高血压专科病房的医院就诊，并在 2 周内主动随访其转诊情况及血压控制满意程度。

对于所有已确诊的高血压照护对象，照护者应根据潜在危险的大小将照护对象分类，进行有效管理和定期随访。在随访管理过程中，随着心血管病危险因素的增减、靶器官损害的改善和加重、并发疾病的变化等，适时调整治疗管理方案。照护者要落实随访（随访内容见表 3-1-3 和表 3-1-4），做好个人信息随访纪录（随访记录表见表 3-1-5），并督促照护对象遵医嘱进行体检。

表 3-1-3　高血压随访内容（一）

项目	血压水平为 1 级，且无其他心血管疾病危险因素照护对象的随访内容	血压水平为 1 级，合并 1 ~ 2 个其他心血管疾病危险因素照护对象的随访内容
检测血压	每 3 个月至少 1 次	每 3 个月至少 1 次
非药物治疗和健康教育	落实干预措施	落实干预措施
药物治疗	6 ~ 12 个月后血压≥150/95 mmHg 时开始使用	3 ~ 6 个月后血压≥150/95 mmHg 时开始使用
了解照护对象自觉症状		
测量体重指数	每 6 个月 1 次	每 3 个月 1 次
检测血脂	每年 1 次	每年 1 次
检测空腹血糖	每年 1 次	每年 1 次
检测血尿常规	每年 1 次	每年 1 次

续表

项目	血压水平为 1 级，且无其他心血管疾病危险因素照护对象的随访内容	血压水平为 1 级，合并 1 ~ 2 个其他心血管疾病危险因素照护对象的随访内容
心电图检查	每年 1 次	每年 1 次
检测肾功能	每年 1 次	每年 1 次
眼底检查	每年 1 次	每年 1 次
超声心动图检查	每年 1 次	每年 1 次
建立健康档案	录入随访内容	录入随访内容

表 3-1-4　高血压随访内容（二）

项目		血压水平为 2 级以上或合并 3 个以上其他心血管疾病危险因素或合并靶器官损害、并存相关疾病照护对象的随访内容	由上级医院转入照护对象的随访内容
检测血压		每 1 个月至少 1 次	每 3 个月 1 次
非药物治疗和健康教育		落实干预措施	落实干预措施
药物治疗		立即开始，作为主要手段，根据情况调整强度与力度	执行上级医院的治疗方案
建立健康档案		录入治疗内容	录入随访内容
危险因素监测	测量 BMI	每 3 个月 1 次	每 3 个月 1 次
	检测血脂	每年 1 次	每年 1 次
	检测空腹血糖	每年 1 次	每年 1 次
发现靶器官损害与并存相关疾病（视病情决定检测频率），及时转诊	了解照护对象自觉症状	对照病历	对照随访记录
	心电图检查	每年 1 次	每年 1 次
	检测血尿常规	每年 1 次	每年 1 次
	检测肾功能	每年 1 次	每年 1 次
	眼底检查	每年 1 次	每年 1 次
	超声心动图检查	每年 1 次	每年 1 次

表 3-1-5　高血压患者随访记录表

姓名			性别	
家庭住址			联系方式	
随访日期	年　月　日	年　月　日	年　月　日	年　月　日
随访方式	1. 门诊　2. 家庭　3. 电话	1. 门诊　2. 家庭　3. 电话	1. 门诊　2. 家庭　3. 电话	1. 门诊　2. 家庭　3. 电话

续表

症状	1. 无症状 2. 头痛头晕 3. 恶心呕吐 4. 眼花耳鸣 5. 呼吸困难 6. 心悸胸闷 7. 鼻出血不止 8. 四肢发麻 9. 下肢水肿	 其他：	 其他：	 其他：	 其他：
体征	血压（mmHg）				
	体重（kg）				
	体重指数（kg/m^2）				
	心率（次 / 分）				
	其他				
生活方式指导	日吸烟量（支）				
	日饮酒量（两）				
	运动	次 / 周 分钟 / 次	次 / 周 分钟 / 次	次 / 周 分钟 / 次	次 / 周 分钟 / 次
	摄盐情况（克 / 天）				
	心理调整	1. 良好　2. 一般　3. 差	1. 良好　2. 一般　3. 差	1. 良好　2. 一般　3. 差	1. 良好　2. 一般　3. 差
	遵医行为	1. 良好　2. 一般　3. 差	1. 良好　2. 一般　3. 差	1. 良好　2. 一般　3. 差	1. 良好　2. 一般　3. 差
辅助检查					
用药依从性		1. 规律　2. 间断　3. 不用药	1. 规律　2. 间断　3. 不用药	1. 规律　2. 间断　3. 不用药	1. 规律　2. 间断　3. 不用药
药物不良反应		1. 无　2. 有	1. 无　2. 有	1. 无　2. 有	1. 无　2. 有

续表

<table>
<tr><td colspan="2">此次随访分类</td><td colspan="2">1. 控制满意
2. 控制不满意
3. 不良反应
4. 并发症</td><td colspan="2">1. 控制满意
2. 控制不满意
3. 不良反应
4. 并发症</td><td colspan="2">1. 控制满意
2. 控制不满意
3. 不良反应
4. 并发症</td><td colspan="2">1. 控制满意
2. 控制不满意
3. 不良反应
4. 并发症</td></tr>
<tr><td rowspan="8">用药情况</td><td>药物名称 1</td><td colspan="2"></td><td colspan="2"></td><td colspan="2"></td><td colspan="2"></td></tr>
<tr><td>用法</td><td>每日
次</td><td>每次
mg</td><td>每日
次</td><td>每次
mg</td><td>每日
次</td><td>每次
mg</td><td>每日
次</td><td>每次
mg</td></tr>
<tr><td>药物名称 2</td><td colspan="2"></td><td colspan="2"></td><td colspan="2"></td><td colspan="2"></td></tr>
<tr><td>用法</td><td>每日
次</td><td>每次
mg</td><td>每日
次</td><td>每次
mg</td><td>每日
次</td><td>每次
mg</td><td>每日
次</td><td>每次
mg</td></tr>
<tr><td>药物名称 3</td><td colspan="2"></td><td colspan="2"></td><td colspan="2"></td><td colspan="2"></td></tr>
<tr><td>用法</td><td>每日
次</td><td>每次
mg</td><td>每日
次</td><td>每次
mg</td><td>每日
次</td><td>每次
mg</td><td>每日
次</td><td>每次
mg</td></tr>
<tr><td>其他药物</td><td colspan="2"></td><td colspan="2"></td><td colspan="2"></td><td colspan="2"></td></tr>
<tr><td>用法</td><td>每日
次</td><td>每次
mg</td><td>每日
次</td><td>每次
mg</td><td>每日
次</td><td>每次
mg</td><td>每日
次</td><td>每次
mg</td></tr>
<tr><td rowspan="2">转诊</td><td>原因</td><td colspan="2"></td><td colspan="2"></td><td colspan="2"></td><td colspan="2"></td></tr>
<tr><td>机构及科别</td><td colspan="2"></td><td colspan="2"></td><td colspan="2"></td><td colspan="2"></td></tr>
<tr><td colspan="2">下次随访日期</td><td colspan="2"></td><td colspan="2"></td><td colspan="2"></td><td colspan="2"></td></tr>
<tr><td colspan="2">随访医生签名</td><td colspan="2"></td><td colspan="2"></td><td colspan="2"></td><td colspan="2"></td></tr>
</table>

实训演练

马爷爷，72 岁，现住于养老院，患糖尿病 20 年、高血压 25 年，平时血压控制不良，波动较大。他性格孤僻，脾气较大，容易与人发生争执，长期服用降压药美托洛尔，但自觉效果不好，常随意停药。马爷爷血糖控制尚可，爱饮酒，每日半斤，自述睡眠较差，入睡困难。

作为照护者，请正确评估马爷爷的疾病状况，制订详细的照护方案，并对马爷爷实施照护以及进行日常管理。

任务二 冠心病照护

任务描述

张奶奶，70 岁，患高脂血症 15 年余，胸闷、胸痛、乏力反复发作 10 年余，活动后症状明显。她 8 年前于当地医院检查后确诊为冠状动脉粥样硬化，3 支血管均出现病变，7 处不同程度的狭窄甚至堵塞。张奶奶常在天气变化或重体力活动后发生心绞痛，舌下含化硝酸甘油后可得到缓解，因此常随身携带硝酸甘油。较为庆幸的是，张奶奶平时身体素质较好，在当地医院进行了心脏搭桥手术，目前情况稳定，居住于养老院。张奶奶平素性格开朗，喜欢吃肥肉及油炸类食物，不太爱活动。

作为照护者，请正确评估张奶奶的疾病状况，制订详细的照护方案，并对张奶奶实施照护以及进行日常管理。

任务分析

张奶奶长期患有冠心病，且伴有心绞痛发作，照护者首先需要让张奶奶了解心绞痛发作可能带来的危害，向张奶奶宣传如何避免或降低心绞痛发作的可能性。张奶奶喜欢吃肥肉及油炸类食物，照护者要通过健康指导让张奶奶了解不健康的饮食习惯可能加重冠心病及高脂血症，并指导张奶奶健康饮食。张奶奶不太爱活动，照护者需要通过健康指导让张奶奶了解适当活动可降低血液黏稠度，增强机体功能，并指导张奶奶选择合适的运动方式，协助其制订运动计划。

相关知识

一、冠心病的概念、病因、临床表现及治疗

1. 概念

冠状动脉粥样硬化性心脏病简称冠心病，是指冠状动脉粥样硬化使血管腔狭窄或阻塞，或因冠状动脉痉挛导致心肌缺血、缺氧或坏死而引起的心脏病。冠心病是老年人最常见的心脏病。

心绞痛是冠心病最常见的类型，而急性心肌梗死老年人的发病率较成年人更高，故本任务重点介绍心绞痛和急性心肌梗死。

2. 病因

（1）年龄、性别

随着年龄增长，动脉损伤和狭窄的风险会逐步增加。据统计，冠心病的发病率40 岁以后增加，每增加 10 岁，患病率递增 1 倍，但近年来发病年龄有年轻化的趋势。通常男性患冠心病风险更高，这与雌激素有抗动脉粥样硬化的作用有关，但绝经后女性的患病风险增加。

（2）遗传因素

研究表明，冠心病存在家族遗传特性。双亲中一人患冠心病，其子女的发病率比正常家族高 2 倍；双亲二人均患冠心病，其子女的发病率比正常家族高 5 倍。

（3）吸烟

吸烟可吸入一氧化碳，导致血中氧含量降低，促进动脉粥样硬化的形成。烟草中的尼古丁还可直接作用于冠状动脉和心肌，导致动脉痉挛和心肌损伤。吸烟还可升高血清胆固醇，促进冠状动脉发生粥样硬化。冠心病的发病率和病死率与每天吸烟的支数成正比，被动吸烟也是冠心病的危险因素之一。

（4）血脂异常

脂质代谢异常是动脉粥样硬化最重要的危险因素。血脂异常主要表现为总胆固醇（TC）、甘油三酯（TG）、低密度脂蛋白（LDL）或极低密度脂蛋白（VLDL）增高，高密度脂蛋白（HDL）降低。血液中高水平的胆固醇和甘油三酯会增加斑块和动脉粥样硬化形成的风险。

（5）高血压

血压增高与冠心病密切相关。高血压患者患本病的概率较血压正常者高 3 ~ 4 倍。没有得到控制的高血压会导致动脉粥样硬化和血管壁变厚，从而缩小血液流经的管腔。高血压可以造成血管内壁的机械性损伤，促进血液中的脂质透过血管壁沉积于血管内膜下，引起动脉粥样硬化。

（6）糖尿病

糖尿病患者存在糖与脂肪代谢紊乱的情况，可导致血液中胆固醇含量增加而成为引起冠状动脉粥样硬化的因素。同时，对冠心病患者更应强调预防糖尿病，因为糖尿病会使冠心病病情加重。

（7）其他因素

缺乏体力活动、压力大、肥胖、酗酒、不健康饮食、劳累等因素均与冠心病发病有关。

冠心病的危险因素中，可改变的因素有高脂血症、高血压、糖尿病、体重超重、缺乏运动、吸烟、精神压力、过量饮酒等，不可改变的因素有家族史、性别、年龄。目前，吸烟、高血压和高胆固醇血症（高脂血症中的一种）作为冠心病的三大危险因素已被公认。

3. 临床表现

（1）心绞痛的临床表现

心绞痛是指冠状动脉供血不足，心肌急剧的暂时缺血与缺氧所引起的以发作性胸痛或胸部不适为主要表现的临床综合征。心绞痛以发作性胸痛为主要临床表现，其典型疼痛特点如下。

1）疼痛部位：疼痛常位于胸骨体上段或中段，也可能波及大部分心前区，可放射至左肩、左上肢前内侧，到达无名指和小指。不典型者疼痛可表现在腹上区、左肩、左臂、咽部、颈部等处。

2）疼痛性质：疼痛常为压榨性、闷胀性或窒息性，也有烧灼感，偶可伴有濒死感，往往迫使患者立即停止活动，重者还出汗。

3）疼痛持续时间：疼痛出现后常逐步加重，在 3 ~ 5 min 内经休息或含服硝酸甘油片后逐渐消失，一般很少超过 15 min。

4）诱因：体力劳动、情绪激动、饱餐、寒冷、吸烟、心动过速、休克等。

5）严重并发症：心绞痛发作时可并发心律失常，表现为快速心房颤动、室速、心室颤动、心动过缓等，均可导致血流动力学障碍，从而影响血压、神志。

老年人由于痛觉减退，其心绞痛程度常比中青年人轻，有时难以区别是真正的心绞痛还是其他原因所致的胸痛。有时老年人虽感疼痛，但疼痛部位很不典型，疼痛发生于牙床时与牙痛相似，发生于上腹部时类似消化不良、胆囊炎、胆石症。心绞痛反复性的左肩或腕部疼痛与颈部紧缩感，可误诊为骨关节炎。

（2）急性心肌梗死的临床表现

急性心肌梗死是指急性心肌缺血性坏死，它是在冠状动脉病变的基础上，发生冠状动脉血供急剧减少或中断，使相应心肌严重而持久地急性缺血，导致心肌细胞死亡。其发病危险因素有高脂血症、高血压、糖尿病、肥胖等。

1）先兆症状：与梗死的部位、大小、侧支循环情况密切相关。患者在发病前数天有乏力、活动时心悸、气急、胸部不适、烦躁、心绞痛等前驱症状，以新发生心绞痛或原有心绞痛加重最为突出。原有心绞痛性质发生改变，心绞痛发作较以往频繁、性质较剧烈、持续时间长，且硝酸甘油疗效差。心电图示 ST 段一过性明显抬高或压低，T 波增高或倒置，或出现严重的心律失常。

2）症状：疼痛为最早出现的最突出的症状，多发生于清晨。疼痛的性质和部位与心绞痛相似，但多无明显诱因，且程度更剧烈，常伴有大汗、恐惧、烦躁不安及濒死感，持续时间可达数小时或数天，休息和含服硝酸甘油等均不缓解。体温可升高至 38 ℃左右，很少超过 39 ℃，持续约 1 周。剧痛时常有频繁恶心、呕吐、上腹胀痛。严重者可有心律失常、心力衰竭、心源性休克等并发症出现，其中心律失常是急性心肌梗死发生猝死的主要原因。由于脏器老化、储备功能减退、对疼痛不敏感等原因，老年人急性心肌梗死症状不典型，照护者应予以重视。

4. 治疗

（1）治疗目的

冠心病的治疗目的包括减轻或缓解症状，恢复心脏功能，防止病变发展并争取逆转，及时治疗并发症并防止其恶化，延长患者生命，提高患者生存质量等。治疗冠心病的方法有非药物治疗、药物治疗、介入性治疗、外科手术治疗等。

（2）非药物治疗

采用健康的生活方式非常重要，这也是治疗冠心病必不可少的部分。世界卫生组织提出了四大健康基石，即戒烟限酒、合理膳食、适量运动、心理健康，为此应做到：不吸烟、不喝酒；少吃盐，多吃植物油，少吃动物脂肪，口味清淡，荤素同食，少吃甜食，避免过饱，多吃蔬菜、水果；参加运动，如散步、慢跑、骑自行车、练气功、登山、打太极拳等；保持情绪轻松愉快，避免精神刺激和过度疲劳等。非药物治疗的主要措施包括：①尽量避免诱发因素；②调节饮食不当，避免过饱；③调整工作量和日常生活，减轻精神负担；④禁烟酒；⑤适当体力活动；⑥不稳定型心绞痛应休息。

（3）药物治疗

药物治疗的目的是缓解症状，减少心绞痛的发作及心肌梗死，延缓冠状动脉粥样硬化病变的发展，并减少冠心病死亡。药物治疗是冠心病、心肌缺血的基础治疗方法，主要是根据病情，在医师的指导下单独或者联合应用药物进行治疗。药物治疗可以缓解症状和稳定病情，某些药物也可以延缓或减轻冠状动脉粥样硬化的发展进程，积极控制引起血管硬化的危险因素，可达到既治疗又预防的作用。规范的药物治疗可有效降低冠心病患者的死亡率和再缺血事件的发生，并改善患者的临床症状。

二、冠心病的用药指导

1. 心绞痛用药

（1）硝酸酯类药

硝酸酯类药是老年心绞痛患者的常用药物，对缓解心绞痛最为有效。硝酸酯类药可扩张静脉，舒张动脉血管，降低心脏的前、后负荷，降低心肌耗氧量，同时使心肌血液重新分配，有利于缺血区心肌的灌注。其代表药物为硝酸甘油、硝酸异山梨醇酯等。首次使用硝酸甘油时宜平卧，因为老年人易出现减压反射，导致血容量降低。用药后注意观察有无头痛、面色潮红、心率反射性加快等不良反应的发生。

（2）β 受体阻滞剂

β 受体阻滞剂可减慢心率，减弱心肌收缩力及速度，降低血压，从而明显减少心肌耗氧量。此药还可增加缺血区血液供应，改善心肌代谢，抑制血小板功能等，故是各型心绞痛、心肌梗死等患者的常用药物。其代表药物为普萘洛尔、美托洛尔、阿替洛尔等。老年人用药剂量较中年人要小。伴有慢性阻塞性肺疾病、心力衰竭或心脏传导病变的老年人对 β 受体阻滞剂很敏感，易出现副作用，故应逐渐减量、停药。

（3）钙拮抗药

钙拮抗药可降低心肌耗氧量，提高心肌效率，减轻心室负荷，对缺血心肌起保护作用，同时可增加缺血区心肌供血，抑制血小板聚集等。钙拮抗药是目前临床上治疗冠心病的重要药物，代表药物为维拉帕米、硝苯地平、氨氯地平、地尔硫卓等。

钙拮抗药可扩张周围血管，降低动脉压，引起老年人低血压，故老年患者应从小剂量开始使用。

（4）调血脂药和抗血小板药

他汀类调血脂药具有降脂、抗炎、稳定动脉粥样硬化斑块和保护心肌的作用。对冠心病伴有高脂血症的老年人，优先使用调血脂药。调血脂药的代表药物有洛伐他汀、辛伐他汀、阿托伐他汀等。抗血小板药可预防心肌梗死，改善预后，代表药物有阿司匹林、氯吡格雷等。在使用抗血小板药期间，应密切观察有无出血倾向，定期监测出凝血时间及血小板计数。

2. 急性心肌梗死用药

（1）溶栓剂

在心肌梗死起病 3 ~ 6 h 内（最多在 12 h 内）溶栓效果最好，可遵医嘱进行溶栓治疗。排除年龄以外导致脑出血的危险因素，对有适应证的老年急性心肌梗死患者应积极、谨慎地开展溶栓治疗。常用药物有非特异性和特异性纤溶酶原激活剂。它们能激活血栓中的纤维蛋白溶酶原，使其转变为纤维蛋白溶酶而溶解冠状动脉内的血栓。溶栓过程中，应密切观察有无头痛、意识改变及肢体活动障碍，注意血压及心率的变化，及时发现脑出血的征象。

（2）常规用药

1）止痛药：可扩张外周静脉和小动脉，降低心脏负荷，同时镇痛，可减轻患者的紧张和烦躁不安。常用药物有吗啡或哌替啶，使用时注意观察神志、血压及呼吸的变化。

2）抗凝制剂阿司匹林：能降低急性心肌梗死的死亡率，但老年人在使用过程中应注意观察胃肠道反应及有无出血。

3）β 受体阻滞剂：应在发病 24 h 内尽早应用，可降低老年急性心肌梗死的死亡率。要从小剂量开始口服，逐渐增量，以静息状态下心率控制在 60 次 / 分为宜。

4）血管紧张素转换酶抑制剂（ACEI）类药：应从小剂量开始，几天内逐渐加至耐受剂量，且用药过程中要严密监测血压、血清钾浓度和肾功能。

3. 用药注意事项

（1）硝酸酯类药持续使用可发生耐药性，故可间隔 8 ~ 12 h 用药，以减少耐药性。

（2）阿司匹林的副作用是刺激胃肠道，胃肠道溃疡患者要慎用。

（3）长期应用 ACEI 类药有可能导致血钾升高，故应定期监测血钾和血肌酐水平。

（4）普萘洛尔会引起支气管痉挛、心动过缓等，支气管哮喘患者及心力衰竭、心动过缓、房室传导阻滞等患者慎用。此药可引起停药反跳现象，长期使用注意不可随意停药。

（5）近期大手术或外伤史为溶栓禁忌证，溶栓前收缩压应不小于 90 mmHg。有皮肤黏膜出血、便血、尿血等出血情况应停止溶栓，并积极处理。

（6）抗心律失常药必须在有效的血药浓度下才能发挥作用，故应按间隔时间用药。

（7）出院后遵医嘱用药，不要擅自增减药量，同时自我监测药物的不良反应，外出时随身携带硝酸甘油以备急需。

（8）硝酸甘油见光易分解，故应放在棕色瓶内存放于干燥处，以免潮解失效。

（9）急性心肌梗死后，患者因用药多、用药久、药品贵等往往用药依从性低。照护者需要采取形式多样的健康教育途径，强调药物治疗的必要性，指导照护对象遵医嘱用药，告知其不遵医嘱行为导致严重后果的病例，让其认识到遵医嘱用药的重要性。

（10）照护者应告知药物的用法、疗效和不良反应，并教会照护对象定时测脉搏、血压，发护嘱卡或个人用药手册，定期电话随访，提高其用药依从性。

三、冠心病的手术治疗

1. 经皮冠状动脉介入治疗（PCI）

经皮冠状动脉介入治疗（PCI）一般包括经皮冠状动脉腔内成形术（PTCA）和支架植入术。经皮冠状动脉腔内成形术（PTCA）应用特制的带气囊导管，经外周动脉（股动脉或桡动脉）送到冠脉狭窄处，充盈气囊可扩张狭窄的管腔，改善血流，并在已扩开的狭窄处放置支架，预防再狭窄。PCI 还可结合血栓抽吸术、旋磨术。心肌梗死急性期首选急诊介入治疗，时间非常重要，越早越好。

2. 冠状动脉旁路移植术（简称冠脉搭桥术，CABG）

冠状动脉旁路移植术通过恢复心肌血流的灌注，缓解胸痛和局部缺血，改善患者的生活质量，并可延长患者的生命。CABG 适用于严重冠状动脉病变的患者，不能接受介入治疗或治疗后复发的患者，以及心肌梗死后心绞痛，或出现室壁瘤、二尖瓣关闭不全、室间隔穿孔等并发症时，在治疗并发症的同时应行 CABG。

四、冠心病的健康指导

1. 疾病知识宣传

（1）向照护对象及家属宣传冠心病的发病诱因、临床类型、发病特点、并发症以及危害性。

（2）教育照护对象保持良好的心态，平时生活要有规律，合理安排工作和休息时间，注意劳逸结合，积极配合治疗。

（3）告知照护对象冠心病的疾病特点，让其树立终身治疗的观念，懂得坚持做好危险因素控制将有利于延缓疾病进展、改善预后。

2. 生活方式指导

（1）饮食指导

冠心病患者需要合理膳食，宜摄入低热量、低脂、低胆固醇、低盐饮食，避免暴饮暴食，注意少量多餐。限制动物内脏、肥肉、动物油、鱼籽、蛋黄、奶油以及油炸食物的摄入。炒菜要用植物油，饮食以清淡为主。多摄入新鲜的蔬菜、水果和粗纤维食物，如蓝莓所含的抗氧化物质能减少对血管有害的自由基，帮助降低血压；橙子中含有的橙皮甙属于植物性化学物质，能改善心脏供血；苹果中含有的果胶能减少对胆固醇的摄入，含有的纤维素能帮助清除胆固醇；芹菜、香菇和木耳等能为身体补充膳食纤维，有利于血脂和血压控制，同时为胃肠道提供动力。

（2）戒烟限酒

尼古丁可使血液中的纤维蛋白原增多，导致血液黏稠，很容易引起血液凝固与血管的异常变化，故吸烟者冠心病的发病率比不吸烟者高 3 倍。戒烟后，血液中的纤维蛋白原大大减少，可减少冠心病的发病率。此外，常饮烈性酒可因酒精中毒导致心脏病和高脂血症。过多的乙醇还可使心脏耗氧量增多，加重冠心病。所以，冠心病患者应禁饮烈性酒，或以少量红葡萄酒或黑啤酒取而代之。红葡萄酒或黑啤酒中含有类黄酮，类黄酮具有抑制血小板聚集与血栓形成的作用。

（3）适量运动

冠心病患者适量运动能改善心血管功能，增强心脏收缩能力，降低心肌耗氧量，从而改善冠状动脉血流，有利于缓解冠心病的症状，减少冠心病的发生率。但是，盲目锻炼不可取，而是应按照心脏康复运动处方来进行锻炼。所谓心脏康复运动处方是指依个人情况确定适合本人的运动项目、运动强度、每次运动的时间以及每周运动的次数。冠心病患者的运动项目应以行走、慢跑、打太极拳、打门球、登山等耐力运动为主，也可适当进行一些小力量的练习，以增强肌力，如用哑铃进行动态练习。

（4）减轻体重

由于过度肥胖容易使血脂上升，血脂过高容易造成血液黏稠度增加，导致动脉粥样硬化。动脉粥样硬化如果发生在冠状动脉，会使血管腔狭窄，就会导致冠心病的发生。因此，控制肥胖、减轻体重对冠心病患者非常重要。

3. 心理照护

冠心病有病程长、见效慢、反复发作的特点，患者长期受疾病的折磨，情绪波动大，身心疲惫，血压恒定性增高，多数患者潜藏着焦虑、紧张、恐惧、抑郁的心理。因此，照护者要帮助照护对象做好心理调节。

（1）保持心态平和

情绪波动容易诱发冠心病的发作，因此控制情绪、保持良好的心态非常重要。照护者要鼓励照护对象面对现实，相信通过与医生合作能够战胜疾病或与疾病和平共处。照护者要引导照护对象学会与他人和谐相处，宽以待人。

（2）学会寻求疏导

一旦发现有不良情绪，可以及时找亲朋好友倾诉，寻求疏导。如果情况比较严重，还可咨询心理医生。

（3）培养兴趣爱好

依据自己的兴趣爱好开展一些业余活动，如下棋、练字、打太极拳、听音乐等。这些活动有利于集中思想、稳定情绪、转移注意力。

4. 病情自我监测指导

照护者应教会照护对象及家属掌握心绞痛发作时的缓解方法：发作时应立即停止活动或舌下含服硝酸甘油。若服用硝酸甘油症状不缓解或心绞痛发作比以往频繁、程度加重、疼痛时间延长，应立即到医院就诊，警惕心肌梗死的发生。

五、冠心病的预防措施

虽然冠心病是中老年人的常见病和多发病，但其动脉粥样硬化的病理基础却始发于少儿期，这期间的几十年为预防工作提供了极为宝贵的机会。冠心病的预防措施分为三级：一级预防，防止冠状动脉粥样硬化的发生，消灭冠心病于萌芽状态；

二级预防，提高全社区冠心病的早期检出率，加强治疗，防止病变发展并争取其逆转；三级预防，及时控制并发症，提高患者的生存质量，延长患者寿命。

1. 加强自我防治意识

要注意观察自己的身体有无异常变化，如睡眠、精神、体重、精力、食欲、血压、血脂、排泄物等。除此之外，如果出现胸闷气短、心悸、胸痛等症状，应及时前往医院进行相关检查，及时排除身体异常。如果确诊患有心血管疾病，应及早治疗，避免久拖错过最佳治疗时间。

2. 杜绝不良生活习惯，养成健康生活方式

不良的作息时间以及长时间心情郁闷都会危害生理健康，导致慢性疾病的发生。为了有效防治冠心病，应从日常生活中的衣、食、住、行做起，保持健康的生活习惯和充足睡眠。要有自己的兴趣爱好，在工作、学习之余积极进行有氧运动，舒展身体，强健体魄，增强自身免疫力。对一天 24 h 进行合理安排，切勿长时间伏案工作过于劳累，使身体健康受损。

3. 保持积极乐观的心态

预防疾病的第一步是保持积极健康的心态。要多走出去亲近大自然，放松紧张情绪，避免抑郁成疾。增加适当的体育锻炼，并做到持之以恒。老年人应避免进行过于激烈的运动，可以根据身体健康状况进行适量锻炼，如打太极拳、散步、跳简单舞蹈等。

任务实施

一、照护评估

1. 现病史

（1）病程

了解照护对象确诊为冠心病的时间，既往心绞痛或心肌梗死发作情况，伴随症状及程度，是否接受过药物治疗、介入治疗及手术治疗等，注意评估引起心绞痛发作的诱因。

（2）目前状况

评估照护对象目前心绞痛的发作情况，有无伴随症状及程度，有无心律失常等情况，有无肥胖或不健康生活方式，如高热量、高动物脂肪、高糖饮食等。

（3）相关病史

评估照护对象的相关疾病危险因素，如高血压、血脂异常、糖尿病等病史；评估照护对象直系亲属中有无冠心病、高血压、糖尿病等家族史及其发病年龄。

（4）生活方式

评估照护对象有无缺乏运动、吸烟、精神压力、过量饮酒等。

2. 身体状况

（1）评估照护对象的疼痛部位、时间、程度。

（2）评估是否有严重并发症。

（3）评估是否有全身症状。

3. 辅助检查

（1）心电图

老年心绞痛患者最常见的心电图异常是非特异性 ST-T 段或间期改变。心电图也是诊断急性心肌梗死最有价值的检查方法，可判断急性心肌梗死的部位、范围和病程演变，估计急性心肌梗死的预后。除特征性、动态心电图的改变外，老年急性心肌梗死患者的心电图可仅有 ST-T 改变，且无病理性 Q 波检出率较高。

（2）心电图负荷试验

心电图负荷试验包括运动负荷、药物负荷以及经食管心房调搏负荷试验。其中最常用的是运动负荷试验，主要为分级活动平板或踏车。阳性结果虽然对冠心病诊断有一定价值，但老年人可因肺功能差或体力不支而影响结果。

（3）冠状动脉造影

冠状动脉造影为有创性检查，目前仍然是诊断冠心病较准确的方法。冠状动脉造影对判断病变部位、病变程度、侧支循环建立情况及治疗方案的选择具有重要价值。此检查不但可以确诊或排除冠心病，而且也是评估患者是否需行冠状动脉血运重建的必要检查手段。

（4）超声心动图

超声心动图在心绞痛发作时可发现室壁运动幅度降低、无运动或反向运动，射血分数降低。

（5）血清心肌坏死标记物

老年急性心肌梗死患者心肌梗死的特异性生物标记物为肌钙蛋白的出现和升高。其他常用的酶学改变为心肌酶，包括肌酸激酶、天门冬酸氨基转移酶及乳酸脱氢酶等。临床常用急性心肌梗死时心肌损伤标志物动态演变来判断病情。

(6) 其他检查

血糖、血脂检查可了解冠心病的危险因素，胸痛明显者需检查心肌损伤标志物，血常规注意有无贫血，胸部 X 线有助于了解其他心肺疾病的情况，血常规、血沉检查可反映组织坏死和炎症反应情况。

4. 心理社会状况

评估老年人有无因心肌缺血所引起的恐惧、抑郁，有无因对病情及预后不了解而产生的焦虑反应；评估老年人的家庭成员能否支持、配合医护方案的实施。

二、制订照护方案

1. 通过健康教育使照护对象了解冠心病的发病机制、危险因素、治疗方法、发病时的紧急处理措施等，提高其配合程度。
2. 指导照护对象健康饮食。
3. 为照护对象制订合理的运动方案。
4. 为照护对象进行心电图检测。
5. 制作健康教育海报，做好饮食、运动等健康宣教。

三、实施照护

1. 进入房间

轻敲房门，经照护对象允许后进入房间。

2. 沟通交流

照护者要帮助照护对象了解疾病的特点，提高其信心。如照护者可以说："我是来帮助您的，您平常一定要注意避免受凉、劳累，保持心情舒畅也非常重要。当您突然出现胸口疼痛的时候，要立即休息，停止所有活动，然后舌下含化硝酸甘油，同时要按呼叫器呼叫我们，我会第一时间过来看您。""张奶奶，您记住了吗？您的记忆力很好，您太棒了！"

3. 指导照护对象健康饮食

照护者应告知照护对象：每日应尽量减少脂肪的摄入量，如食用油每日用量小于 30 g，多吃膳食纤维以降低低密度脂蛋白的水平。饮食要低盐低脂，不吃腌制食物，不吃动物内脏、肥肉、动物油、鱼籽、蛋黄、奶油以及油炸的食物，炒菜要用植物油，饮食以清淡为主，多吃蔬菜、水果，不暴饮暴食，避免情绪波动。

4. 指导照护对象适量运动

照护者应告知照护对象：适量的运动可以增强心肺功能，调节血脂、胆固醇水平，控制体重，预防或逆转动脉粥样硬化进展。推荐每天快走 5 min，快走前后各慢走 5 ~ 10 min，以后每周每天增加 5 min，1 ~ 2 个月后达到每天 30 min，每周 3 ~ 5 天。

5. 为照护对象进行心电图检测

照护者需向照护对象讲述心电图检测的配合要领。做心电图前要求照护对象保持情绪平稳 5 ~ 10 min，然后躺在床上露出手腕、脚腕。操作时照护者在照护对象的胸壁以红色、黄色、绿色、棕色、黑色、紫色分别从左侧的胸骨右缘第 4 肋间一直到右侧的左腋前线依次排列。照护对象操作过程中需平稳呼吸。操作结束后，照护者拔除电极和导联，安慰并鼓励照护对象，然后等待心电图的结果。

6. 健康宣教

照护者应注意将健康宣教贯穿在照护过程中。

7. 结束工作

整理用物，洗手，记录，预约下次随访时间。

四、日常管理

1. 设置管理目标

（1）总目标

1）最终目标是减轻或缓解冠心病的症状，恢复心脏功能。

2）评估治疗效果，及时纠正或维持治疗方案，防止病变发展并争取逆转。

3）积极治疗并发症并防止其恶化，延长照护对象生命，提高照护对象生存质量等。

（2）阶段目标

1）为照护对象普及疾病知识。

2）鼓励照护对象健康饮食，帮助其制订合理的饮食方案。

3）鼓励照护对象规律活动，帮助其制订合理的运动方案。

2. 健康监测

同模块一任务一相关内容。

3. 健康评估

（1）初诊冠心病的检查评估项目

1）心电图：冠心病患者心电图出现典型性改变。

2）体检：测量身高、体重、腰围。

3）年龄、性别：记录年龄、性别。

4）家族史：询问高血压、糖尿病、高脂血症、脑卒中家族史。

5）病史及既往史：了解患冠心病的时间、是否发生冠状动脉狭窄、是否做过介入治疗、用药情况以及其他疾病情况。

6）生活方式：了解膳食脂肪、盐、酒精的摄入量，吸烟情况，体力活动量，体重变化。

7）社会心理因素：了解家庭、工作、个人心理及文化程度。

8）并发症症状：是否有心律失常，如心房颤动、心室颤动、心动过缓等发生。

（2）辅助检查

1）基本要求：最低要求检查心电图、心电图负荷试验。

2）常规要求进行以下检查：①血常规；②冠状动脉照影；③血脂；④超声心动图。

（3）临床评估

照护者要对照护对象进行临床评估，并写明诊断及类型。

范例：某照护对象，男性，68岁，患糖尿病10年、高血压20年、高脂血症8年，半个月前劳累后出现胸骨后心前区疼痛，呈压榨样疼痛，休息半小时后缓解。医生诊断为冠心病心绞痛。

4. 建立健康档案

个人健康档案具体见表1-1-5。

5. 健康干预

（1）冠心病的综合干预

1）限制高热量食物的摄入。

2）增加新鲜蔬菜、瓜果的摄入。

3）戒烟限酒。

4）减轻体重。

5）适量的体力活动和体育运动。

6）保持良好的心理状态。

（2）有针对性地制订健康管理计划

要求同模块一任务一相关内容。

6. 跟踪随访

冠心病患者需积极治疗，在病情相对稳定后仍需根据不同情况定期去医院复查血压、血脂、血糖、心电图水平等，随时观察病情的动态变化。

（1）测量血压

合并高血压的冠心病患者一定要通过服用降压药等措施平稳降压，把血压控制在目标水平。平稳降压可使冠心病意外事件（如急性心肌梗死、猝死等）发生率明显降低。

（2）血脂测定

高脂血症，尤其是总胆固醇和低密度脂蛋白胆固醇升高、高密度脂蛋白胆固醇降低，是冠心病发病的主要危险因素，也是冠心病意外事件增加的重要危险因素。所以，合并高脂血症的冠心病患者要定期检查血脂变化，并通过控制饮食、服用调脂药等措施把血脂控制在适当的水平。

（3）血糖测定

糖尿病与冠心病关系密切。男性糖尿病患者患冠心病的危险是正常人的 2 倍，而女性患者则是正常人的 5 倍。所以，合并糖尿病的冠心病患者一定要同时积极控制糖尿病，把血糖水平降至目标范围之内。

（4）心电图检查

心电图检查是一项简便、有效而无创伤性的检查方法，并且能及时、多次、重复使用。急性心肌梗死发生时在常规心电图上 ST 段显示出具有特征性的形态改变，并随着病程的延续，心电图又具有特征性的演变过程，可作为急性心肌梗死病情变化的参考依据。

（5）动态心电图

动态心电图能有效地补充常规心电图仅能做短时、静态记录的不足，它不仅能获得连续 24 h 的心电图资料，结合患者活动日记还可明确其症状、活动状态及服用药物与心电图变化之间的关系，从而用于捕捉某些间歇发作的心律失常，观察抗心律失常药及抗心肌缺血药的疗效。

（6）随访

冠心病患者出院后，照护者要跟踪随访做预后评估、评定心脏起搏器的功能等。冠心病患者的随访记录表见表 3-2-1。

表 3-2-1　冠心病患者随访记录表

姓名				性别	
家庭住址				联系方式	
随访日期		年　月　日	年　月　日	年　月　日	年　月　日
随访方式		1. 门诊　2. 家庭　3. 电话	1. 门诊　2. 家庭　3. 电话	1. 门诊　2. 家庭　3. 电话	1. 门诊　2. 家庭　3. 电话
症状	1. 无症状 2. 胸痛 3. 胸闷 4. 心悸 5. 肩背部放射痛 6. 上腹痛 7. 心动过速或过缓 8. 其他	 其他：	 其他：	 其他：	 其他：
体征	血压（mmHg）				
	体重（kg）				
	体重指数（kg/m^2）				
	心率（次 / 分）				
	空腹血糖（mmol/L）				
	甘油三酯（mmol/L）				
	胆固醇（mmol/L）				
	心电图检查				
	运动负荷试验				
	冠脉造影				
	其他				

续表

生活方式指导	日吸烟量（支）				
	日饮酒量（两）				
	运动	次 / 周 分钟 / 次	次 / 周 分钟 / 次	次 / 周 分钟 / 次	次 / 周 分钟 / 次
	摄盐情况（克 / 天）				
	心理调整	1. 良好 2. 一般 3. 差	1. 良好 2. 一般 3. 差	1. 良好 2. 一般 3. 差	1. 良好 2. 一般 3. 差
	遵医行为	1. 良好 2. 一般 3. 差	1. 良好 2. 一般 3. 差	1. 良好 2. 一般 3. 差	1. 良好 2. 一般 3. 差
辅助检查					
用药依从性		1. 规律 2. 间断 3. 不用药	1. 规律 2. 间断 3. 不用药	1. 规律 2. 间断 3. 不用药	1. 规律 2. 间断 3. 不用药
药物不良反应		1. 无 2. 有	1. 无 2. 有	1. 无 2. 有	1. 无 2. 有
此次随访分类		1. 控制满意 2. 控制不满意 3. 不良反应 4. 并发症	1. 控制满意 2. 控制不满意 3. 不良反应 4. 并发症	1. 控制满意 2. 控制不满意 3. 不良反应 4. 并发症	1. 控制满意 2. 控制不满意 3. 不良反应 4. 并发症
用药情况	药物名称 1				
	用法	每日 次 每次 mg	每日 次 每次 mg	每日 次 每次 mg	每日 次 每次 mg
	药物名称 2				
	用法	每日 次 每次 mg	每日 次 每次 mg	每日 次 每次 mg	每日 次 每次 mg
	药物名称 3				
	用法	每日 次 每次 mg	每日 次 每次 mg	每日 次 每次 mg	每日 次 每次 mg
	其他药物				
	用法	每日 次 每次 mg	每日 次 每次 mg	每日 次 每次 mg	每日 次 每次 mg
转诊	原因				
	机构				
下次随访日期					
随访医生签名					

实训演练

李奶奶，70 岁，患高血压 20 年、冠心病 15 年。她于 10 年前活动时出现胸闷、心悸，疼痛向左侧肩膀及手臂放射，并常反复发作，疲劳时加剧，舌下含化硝酸甘油后可缓解。李奶奶现独居，因子女在外地不能经常探望，李奶奶常感到孤独，情绪郁结，且经常忘记吃药。

作为照护者，请正确评估李奶奶的疾病状况，制订详细的照护方案，并对李奶奶实施照护以及进行日常管理。

任务三
慢性心功能不全照护

任务描述

陈先生，58 岁，有高血压病史 10 年、胃溃疡病史 4 年、慢性关节炎病史 8 年。陈先生 2 年前出现轻度活动后呼吸困难，夜间阵发性端坐呼吸，间断踝部水肿，此后症状逐渐加重。近 3 个月，陈先生持续端坐入睡，体重增加 8 kg，夜尿（2 ~ 3 次 / 夜），双下肢重度水肿。由于患有高血压，陈先生长期服用普萘洛尔和氢氯噻嗪治疗，但效果欠佳。他目前居住于养老院，医生建议坚持长期低流量吸氧。

作为照护者，请正确评估陈先生的疾病状况，制订详细的照护方案，并对陈先生实施照护以及进行日常管理。

任务分析

陈先生长期患有慢性心功能不全，照护者首先需要让陈先生了解慢性心功能不全的危害，向他讲解如何避免或降低心衰急性发作的可能性。陈先生经常出现活动后及夜间呼吸困难，故应掌握如何正确使用吸氧机，以改善其缺氧症状。陈先生近期体重明显增加，考虑与进行性加重的水肿有关，照护者应及时上报相关信息，同时为陈先生监测体重。

相关知识

一、慢性心功能不全的概念、病因、临床表现及治疗

1. 概念

心功能不全是指心脏功能异常致心输出量减少，不能满足组织代谢需要而导致

血流动力学异常和神经激素系统激活两方面特征的临床综合征。心力衰竭是心功能不全反复发作引起临床症状的结果，主要表现为呼吸困难、无力而致体力活动受限和水肿。各种心血管疾病由于心脏长时间负荷过重、心肌受损及心脏收缩力减弱，都可导致心功能不全。心功能不全按发生过程可分为急性心功能不全（急性心衰）和慢性心功能不全（慢性心衰）两种，以慢性心功能不全居多；按发生部位可分为左心衰竭、右心衰竭和全心衰竭。

2. 病因

各种原因导致的心肌收缩能力下降或心脏负荷过重均可引起慢性心功能不全。成年人慢性心功能不全最常见的病因为冠状动脉粥样硬化性心脏病、高血压性心脏病、心瓣膜病、心肌病、肺源性心脏病（肺心病）等，其他较常见的病因有心肌炎、肾炎和先天性心脏病，较少见的易被忽视的病因有心包疾病、甲状腺功能亢进与减退、贫血、结缔组织疾病等。

慢性心功能不全常见的诱发因素包括：

（1）感染，如呼吸道感染、风湿活动等。

（2）严重心律失常特别是快速性心律失常，如心房颤动、阵发性心动过速等。

（3）心脏负荷加大，如妊娠、分娩、过多过快的输液、过多摄入钠盐等。

（4）药物作用，如洋地黄中毒或不恰当停用洋地黄。

（5）不当活动及情绪，如过度的体力活动、情绪激动。

（6）其他疾病，如肺栓塞、贫血、乳头肌功能不全等。

目前公认的慢性心功能不全的主要危险因素包括高龄、肥胖、高血压、冠心病、糖尿病、吸烟、老年人心瓣膜病等。其中，不可改变的危险因素包括年龄和遗传因素；可改变的危险因素包括食物含热量高、动物脂肪高，体力活动少，肥胖，长期精神紧张，吸烟等。

3. 临床表现

（1）左心衰竭

1）症状：左心衰竭多见于高血压性心脏病、冠心病、主动脉瓣病变和二尖瓣关闭不全，主要表现为肺循环淤血和心排血量降低。左心衰竭的具体症状如下。

①呼吸困难。呼吸困难是左心衰竭最主要的症状。不同情况下肺充血的程度有差异，呼吸困难的表现会有下列不同形式。

a. 仅在剧烈活动或体力劳动后出现呼吸急促，如登楼、上坡或平地快走等活动时出现气急，称为劳力性呼吸困难。

b. 随着肺充血程度的加重，可逐渐发展到更轻的活动或体力劳动后，甚至休息时，也发生呼吸困难，有的则表现为夜间阵发性呼吸困难，又称心源性哮喘，是左心衰竭早期的典型表现。

c. 病情严重时，平卧会产生极度呼吸困难而必须采取高枕、半卧位或坐位，严重的必须端坐，最严重的即使端坐于床边，两腿下垂，上身向前，双手紧握床边，仍不能缓解严重的呼吸困难。

②咳嗽、咳痰、咯血。咳嗽是左心衰竭的主要症状之一，表现为阵咳、哮鸣性呼吸音或泡沫样痰。严重的可持续发作、阵阵咳嗽，咳粉红色泡沫样痰，甚至发展成为急性肺水肿。

③其他症状。左心衰竭可出现发绀、夜尿增多、声音嘶哑等症状。脑缺氧时，还会出现倦怠、乏力，严重时有嗜睡、烦躁甚至精神错乱等精神症状，严重病例可发生昏迷。

2）体征：肺部出现湿啰音，一般均伴有心脏扩大、肺动脉瓣区第二心音亢进及舒张期奔马律。

（2）右心衰竭

1）症状：出现右心衰竭后，由于右心室排血量减少，肺充血现象常有所减轻，呼吸困难也随之减轻。单纯的右心衰竭多由急性或慢性肺心病引起，主要表现为体循环淤血。

①症状主要由慢性持续淤血引起各脏器功能改变所致，如长期消化道淤血引起食欲不振、恶心、呕吐等。

②肾脏淤血引起尿量减少、夜尿多、蛋白尿和肾功能减退。

③心排出量减少引起缺氧、呼吸困难，常伴有乏力、疲乏、头昏等。

④颈静脉怒张：颈静脉怒张是右心功能不全较早期的表现，肝颈静脉回流征呈阳性。

⑤胸水、腹水：胸水以右侧胸水多见，腹水大多发生在晚期。

2）体征

①心脏增大：以右心室增大为主者可伴有心前区抬举性搏动。

②颈外静脉充盈：颈外静脉充盈为右心衰竭的早期表现。半卧位或坐位时在锁骨上方见到颈外静脉充盈，或颈外静脉充盈最高点距离胸骨角水平 10 cm 以上，都

表示静脉压增高，常在右侧较明显。

③肝肿大和压痛：出现较早，大多发生于皮下水肿之前。肝肿大剑突下较肋缘下明显，质地较软，具有充实、饱满感，边缘有时不清，叩诊剑突下有浊音区，且有压痛。

④下垂性水肿：早期右心衰竭水肿常不明显，多在颈静脉充盈和肝肿大较明显后才出现。

（3）全心衰竭

右心衰竭继发于左心衰竭而形成全心衰竭。此时左右心衰竭的临床表现同时存在，但因右心功能不全右心排出量减少，左心功能不全导致的肺淤血症状反而减轻或不明显。

（4）心功能分级

心功能可根据患者的临床表现分为以下 4 级，详见表 3-3-1。

表 3-3-1　心功能的分级标准

心功能分级	临床表现
Ⅰ级	体力活动不受限制，日常活动不引起心功能不全的表现
Ⅱ级	体力活动轻度受限制，一般活动可引起乏力、心悸、呼吸困难等症状
Ⅲ级	体力活动明显受限制，轻度活动即可引起乏力、心悸、呼吸困难等症状
Ⅳ级	体力活动重度受限制，不能从事任何活动，即使在休息时也可出现心功能不全的各种症状和体征

4. 治疗

（1）治疗目的

慢性心功能不全的治疗目的包括减轻或缓解症状，延缓疾病进展，改善预后，降低病死率与住院率，并尽可能提高生活质量。

（2）病因治疗

对原发性疾病如高血压、冠心病等，在尚未造成心脏结构改变前即应早期进行有效治疗。积极选用适当抗生素控制感染。对于心室率很快的心房颤动，如果不能及时复律，应尽可能控制心室率。贫血、甲状腺功能亢进等也可能是慢性心功能不全加重的原因，应注意检查并予以纠正。

（3）一般治疗

慢性心功能不全患者应注意休息，可取半卧位，双下肢下垂，给予吸氧，保持大便通畅。另外，要注意避免情绪激动，控制体重和钠盐摄入量等。

（4）药物治疗

药物治疗已从利尿、强心、扩血管等短期血流动力学措施转为以神经内分泌抑制剂为主的长期的、修复性的策略，目的是改变衰竭心脏的生物学性质。常用药物主要包括利尿剂、血管紧张素转换酶抑制剂（ACEI）和血管紧张素Ⅱ受体拮抗剂（ARB）、β 受体阻滞剂、血管扩张剂、强心剂等。

二、慢性心功能不全的用药指导

1. 药物种类

（1）利尿剂

利尿剂通过排钠、排水减轻心脏的容量负荷，对缓解淤血症状、减轻水肿十分有效。利尿剂包括排钾利尿药和保钾利尿药两大类，排钾利尿药主要有氢氯噻嗪、呋塞米（速尿），保钾利尿药包括螺内酯、氨苯蝶啶等。利尿剂一般口服给药，重度慢性心功能不全患者可用呋塞米静脉注射或静脉滴注。应用利尿剂时注意电解质变化，以免引起电解质紊乱或痛风。

（2）血管紧张素转化酶抑制剂（ACEI）

ACEI 是目前治疗慢性心功能不全的首选用药。ACEI 能够抑制肾素 – 血管紧张素系统，达到扩张血管、抑制交感神经兴奋性的作用，更重要的是在改善和延缓心室重塑中起关键作用，从而维护心肌功能、延缓心衰进展、降低远期死亡率。ACEI 治疗应从小剂量开始，逐渐加量，至适量后长期维持终生用药，避免突然撤药。ACEI 的代表药物有卡托普利、贝那普利、培哚普利等。

（3）血管紧张素Ⅱ受体拮抗剂（ARB）

当心功能不全患者因 ACEI 引起干咳而不能耐受时，可改用 ARB。ARB 的常用药物有氯沙坦、缬沙坦、坎地沙坦、厄贝沙坦等。

（4）β 受体阻滞剂

病情稳定的患者均可使用 β 受体阻滞剂。β 受体阻滞剂主要通过拮抗代偿机制中交感神经兴奋性增强的效应，抑制心室重塑，长期应用能显著改善预后，从而提高患者的运动耐量，降低死亡率，尤其是猝死率。

（5）血管扩张剂

慢性心功能不全伴有心绞痛或高血压时，可考虑联合应用血管扩张剂，如尼莫地平、尼群地平、硝酸甘油等。

（6）强心剂

强心剂可增强心肌收缩力，改善心肌功能。应根据病情选用合适的强心剂，如地高辛适用于中度心功能不全的维持治疗，西地兰适用于急性心功能不全或慢性心功能不全加重。

2. 用药注意事项

（1）ACEI 可能引起咳嗽、低血压和头晕、肾损害、高钾血症，若患者出现不能耐受的咳嗽或血管神经性水肿时应停止用药。

（2）袢利尿剂和噻嗪类利尿剂最主要的不良反应是低钾血症，从而诱发心律失常或洋地黄中毒。故用药后应监测血钾，观察有无乏力、腹胀、肠鸣音减弱等低钾血症的表现，同时多补充含钾丰富的食物，如鲜橙汁、西红柿汁、香蕉、花菜等，必要时遵医嘱补充钾盐。

（3）β 受体阻滞剂的主要不良反应有负性肌力作用、心动过缓和心脏传导阻滞、低血压等。用药后应监测心率和血压，当心率低于 50 次 / 分时暂停给药。

（4）洋地黄用量个体差异很大，老年人及心肌缺血缺氧、重度心力衰竭、低钾低镁血症、肾功能减退等患者对洋地黄较敏感，使用时应严密观察用药后的反应。

（5）出院后遵医嘱用药，不要擅自增减药量，同时自我监测药物的不良反应。

（6）照护者应告知照护对象药物的用法、疗效和不良反应，并教会照护对象定时监测脉搏、血压、体重（若 3 天内体重增加 2 kg 以上，应考虑已有水钠潴留，需要利尿或加大利尿剂用量；根据心率和血压，遵医嘱调整 β 受体阻滞剂、ACEI 或 ARB 的剂量），发护嘱卡或个人用药手册，定期电话随访，提高用药依从性。

三、慢性心功能不全的手术治疗

1. 左室辅助装置

左室辅助装置适用于严重心脏事件后或准备行心脏移植术患者的短期过渡治疗和急性心功能不全的辅助性治疗。

2. 心脏移植

心脏移植是治疗顽固性心力衰竭的最终方法，但因其供体来源及排异反应而难以全面开展。

3. 心脏再同步化治疗

对于慢性心功能不全伴心室失同步化收缩的患者，通过植入三心腔起搏装置，改善房室、室间和（或）室内收缩同步性，增加心排血量，从而改善心力衰竭症状，提高运动耐量和生活质量，减少住院率，并明显降低死亡率。

四、慢性心功能不全的健康指导

1. 疾病知识宣传

（1）向照护对象及家属介绍慢性心功能不全的相关知识，如发病原因、临床表现、诱因、治疗和照护措施及预后，使照护对象及家属对疾病有正确认识，积极配合治疗，控制疾病发展。

（2）强调控制血压、血糖、血脂的重要性，积极治疗原发病。

（3）告知照护对象慢性心功能不全的疾病特点，让其树立终身治疗的观念，坚持做好危险因素控制，这将有利于延缓疾病进展、改善预后。

2. 生活方式指导

不良的生活方式不仅会导致高血压、高血脂、糖尿病以及冠心病等心血管疾病的发生，而且会加速这些患者心脏功能的恶化。而健康合理的生活方式则有助于保护心脏的功能。日常生活中要避免可导致增加心力衰竭危险的行为，如吸烟、饮酒，注意避免各种诱发因素，如感染（尤其是呼吸道感染）、过度劳累、情绪激动等。

（1）饮食指导

进食易消化、清淡食物，要少量多餐。对营养缺乏的照护对象，应给予高蛋白、高维生素饮食，限制热量、钠盐的摄入，多食富含纤维的食物，以利于通便，戒烟酒，可适当使用醋、胡椒、葱姜、咖喱等调味品，以改善食欲。

（2）休息指导

保持房间安静、温度适宜，减少和避免任何不良刺激，协助生活照护，促进身心休息。休息可使身体各部分需要的血流量减少，心脏负荷减轻，心率减慢，冠状动脉供血增强。心功能Ⅱ级者，应限制体力活动，尤其应停止强度比较大的运动；心功能Ⅲ级者，要严格限制一般体力活动，每天保证充分的休息时间，进食、大小便等一般日常生活要自理，夜间睡眠应给予高枕；心功能Ⅳ级者，应绝对卧床休息，体位以半卧位为宜，对严重心力衰竭患者，应同时使双下肢下垂，以减少静脉血回流。

（3）活动指导

照护者应指导照护对象及家属制订活动目标和计划，维持心脏功能。即使心脏功能恢复，也应尽量从事轻体力工作，避免重体力活动和过度疲劳。可进行有利于提高心脏储备能力的活动，如平地散步、打太极拳、练气功等，避免精神紧张、兴奋，保证足够的睡眠。

3. 心理照护

照护者需教育家属给予照护对象积极的支持，帮助其树立战胜疾病的信心，保持情绪稳定，积极配合治疗。照护者应引导照护对象保持乐观的心态，正确对待疾病，通过谈话、看报、听音乐等方式转移注意力，调节情绪，避免不良刺激与诱因。

4. 病情自我监测指导

照护者应教会照护对象及家属观察判断病情，及时发现病情变化；每周测量体重，如果体重增加，即使无水肿也应警惕心衰；每日检查踝部有无水肿。若出现活动后气短或食欲减退、夜尿增多等，常提示心衰复发；若夜间平卧位出现气短、咳嗽，表明心衰加重，应立即就医。照护者应教会照护对象自测脉搏，当脉搏低于60次/分时，暂停服用β受体阻滞剂和地高辛。此外，照护者还应嘱照护对象定期随诊，遵医嘱根据病情及时调整药物剂量，并及早发现病情变化，防止病情进展。

5. 定期复查

慢性心功能不全患者需定期检测血常规、超声心动图、X线、心电图水平。根据病情需要，还可建议做放射性核素试验、心－肺运动试验、有创性血流动力学检查等。

五、慢性心功能不全的预防措施

1. 病因预防

有心脏疾患的人群，应该积极治疗原发疾病，严格按照医生制订的治疗方案和干预措施进行治疗和康复，不能随意更换药物或擅自增减药物用量，否则不仅达不到疗效，甚至还会加重病情，导致心功能恶化，引发心力衰竭。另外，冠心病等心脏疾患都是慢性疾病，需要长期治疗，切不可稍有好转就停止用药。

2. 诱因预防

心脏病患者发生心力衰竭常常有明显的诱因，避免及去除诱发因素是预防心力衰竭发生的关键。

（1）预防感染

预防感染可降低心力衰竭发生的概率。感染尤其是肺部感染，是心血管病患者发生心力衰竭最常见和最重要的诱发因素。肺部感染后，发热、咳嗽、心跳加快等症状都会加重心脏负担，而且感染后产生的毒素也会直接损伤心肌，极易导致患者在原发心血管疾病的基础上出现心力衰竭的症状。因此，在寒暖交替或流感高发时节，心血管病患者要十分注意，尽量避免感冒，以防引发肺部感染。此外，长期卧床者要做好皮肤护理，防止坠积性肺炎、褥疮等；平时要做好口腔护理，女性患者要预防泌尿系统感染。

（2）劳逸结合

心脏病患者要建立有规律的生活制度，保证充足的睡眠，每天做一些轻体力活动和体育锻炼，平时不要急躁和发怒，消除有害的精神刺激，避免一切过度劳累的体力劳动。

（3）合理饮食

心脏病患者应摄入低热量、易消化、清淡、低盐、不胀气的食物，每日少食多餐，不宜过饱，保证足量的蛋白质及钾的摄入，适当多食粗纤维食物以利于通便，同时禁烟酒及避免摄入刺激性食物。

（4）避免液体输入过多、过快

严格限制液体输入量，量出为入；液体滴速要慢，一般小于 30 滴 / 分。

（5）迅速纠正心律失常

老年患者发生心律失常时，应积极配合医生密切观察药物疗效，恢复正常的窦性心律，将心率控制在正常范围内。

（6）及时纠正电解质紊乱和酸碱平衡

老年患者因食欲不振或进食少，易发生低血钠、低血钾等电解质紊乱，故限制钠盐也不必太严格，以免影响食欲，造成脱水和低钠血症。

（7）病情观察

照护者除了观察照护对象的呼吸、血压、心率外，还要经常询问照护对象的自觉症状，有无心悸、咳嗽、夜间阵发性呼吸困难、劳力性呼吸困难、食欲减退、腹胀、水肿以及尿量减少等症状，并定期进行血、尿及生化检查。

任务实施

一、照护评估

1. 现病史

（1）病程

了解照护对象确诊为慢性心功能不全的时间，评估照护对象的病程经过，如首次发病的时间，呼吸困难的特点和严重程度，有无咳嗽、咳痰或痰中带血，有无乏力、失眠、头晕等。以上症状常是左心衰竭患者的主诉。此外，还应了解照护对象是否有呕吐、恶心、纳差、腹胀、体重增加及身体低垂部位水肿等右心衰竭表现。

（2）目前状况

询问照护对象此次发病的情况，病情是否有加重趋势。询问照护对象食欲、摄盐量、饮水量，睡眠状况，尿量是否减少，有无便秘，日常生活是否能自理，活动受限的程度。

（3）相关病史

了解照护对象有无冠心病、高血压、心肌病等基础心脏疾病病史，有无呼吸道感染、心律失常、过度劳累等诱发因素。

（4）生活方式

评估照护对象与疾病相关的生活方式，如缺乏运动、吸烟、过量饮酒等。

2. 身体状况

（1）一般状态

1）生命体征：如呼吸状况、脉搏快慢、节律、有无血压降低。

2）意识与精神状况。

3）体位：是否采取半卧位或端坐位。

（2）心肺

1）两肺有无湿啰音或哮鸣音，啰音的部位和范围。

2）心脏是否扩大，心率是否加快，心尖搏动的位置和范围，有无心尖部舒张期奔马律等。

（3）其他

1）有无皮肤黏膜异常。

2）有无颈静脉怒张或肝颈静脉反流征呈阳性。

3）肝脏的大小、质地。

4）水肿的部位及程度，有无压疮发生，有无胸腔积液体征、腹水症状。

3. 辅助检查

重点了解胸部 X 线检查、超声心动图、BNP（B 型钠尿肽）等，以判断有无心力衰竭及严重程度。查看血常规、电解质、肝肾功能、血气分析结果。

4. 心理社会状况

了解照护对象是否陷于焦虑、抑郁、孤独、绝望甚至对死亡的恐惧之中，家属是否因长期照顾照护对象而产生沉重的身心负担或忽视照护对象的心理感受。

二、制订照护方案

1. 通过健康教育使照护对象了解慢性心功能不全的发病机制、危险因素、治疗方法、发病时的紧急处理措施等。

2. 协助照护对象吸氧。

3. 指导照护对象规律地监测体重以及 24 h 出入量。

4. 制作健康教育海报，做好饮食、用药等健康宣教。

三、实施照护

1. 进入房间

轻敲房门，经照护对象允许后进入房间。

2. 沟通交流

照护者要帮助照护对象了解疾病的特点，提高其信心。如照护者可以说："我是来帮助您的，吸氧可以改善您呼吸困难的症状，也会让您的活动变得更轻松，您愿意尝试吗？""陈先生，您记住了吗？您做得真棒，您在家里也可以自己完成了！"

3. 协助照护对象吸氧

心力衰竭患者视其衰竭程度可以配合不同的吸氧方法，吸氧时间根据患者身体状况而定。病情趋于稳定的心力衰竭患者可以采取 0.5 ~ 1.5 L/min 的低流量吸氧，每天分早中晚 2 ~ 4 次吸氧，临睡前必须吸氧 0.5 ~ 1 h。可通过指尖和唇色、脉搏和心率来判断氧疗的效果。

4. 指导照护对象规律地监测体重以及 24 h 出入量

准确记录 24 h 出入量，若尿量小于 30 mL/h，应报告医生。此外，每天要在同一时间着同类服装用同一体重计测量体重，时间安排在晨起排尿后、早餐前最适宜。有腹水者还应每天测量腹围。

5. 健康宣教

照护者应注意将健康宣教贯穿在照护过程中。

6. 结束工作

整理用物，洗手，记录，预约下次随访时间。

四、日常管理

1. 设置管理目标

（1）总目标

1）最终目标是减轻或缓解慢性心功能不全的症状。

2）评估治疗效果，及时纠正或维持治疗方案，防止病变发展并争取逆转。

3）积极治疗并发症并防止其恶化，延长照护对象生命，提高照护对象生存质量等。

（2）阶段目标

1）照护对象呼吸困难明显改善，肺部啰音减少或消失，血气分析指标恢复正常。

2）能够执行低盐饮食计划，水肿、腹水减轻或消失，体重恢复到水肿之前的水平。

3）能够根据医嘱自己在家进行氧疗。

2. 健康监测

同模块一任务一相关内容。

3. 健康评估

（1）初诊慢性心功能不全的检查评估项目

1）现病史：评估本次发病的时间、主要症状、诱因、缓解方式。

2）体检：测量体重、腰围。

3）年龄、性别：记录年龄、性别。

4）家族史：询问高血压、冠心病、风湿性心脏病、糖尿病、高脂血症、脑卒中家族史。

5）病史及既往史：了解患慢性心功能不全的时间、是否做过临床相关治疗、用药情况以及其他疾病情况。

6）生活方式：了解膳食脂肪、盐、酒精摄入量，吸烟情况，体力活动量，体重变化。

7）社会心理因素：了解家庭、工作、个人心理及文化程度。

8）并发症症状：是否有心律失常，如心房颤动、心室颤动、心动过缓等发生。

（2）辅助检查

1）基本要求：心力衰竭的诊断是综合病因、病史、症状、体征、实验室及其他检查指标而做出的。其中有明确的器质性心脏病是诊断的基础，特异的症状和体征，如左心衰竭肺循环淤血引起不同程度的呼吸困难，右心衰竭体循环淤血引起颈静脉怒张、肝大、水肿等，是诊断心力衰竭的重要依据。

2）常规要求进行以下检查：①血液检查 BNP；② X 线检查；③超声心动图；④放射性核素检查；⑤心 – 肺运动试验等。

（3）临床评估

照护者要对照护对象进行临床评估，并写明诊断及类型。

范例：某照护对象，男性，78 岁，反复胸闷、气短 20 余年，加重伴呼吸困难 1 周。20 余年前该照护对象劳累后出现胸闷、心悸、气短，活动时症状加重，偶有心绞痛发作，到医院确诊为冠心病、心绞痛，近两年逐渐出现呼吸困难。1 周前他情绪激动后胸闷、心悸、气短加重，伴呼吸困难，难以平卧。此后，他常有夜间阵发性呼吸困难，稍活动即出现胸闷、心悸、气短、呼吸困难症状，伴咳嗽、咳痰，咳粉红色泡沫痰。既往史：高血压病史 20 年，血压最高达 180/100 mmHg。心电图检查：窦性心律，心率 90 次 / 分，广泛导联 ST–T 改变。医生诊断为慢性左心衰竭。

4. 建立健康档案

个人健康档案具体见表 1–1–5。

5. 健康干预

（1）慢性心功能不全的综合干预

1）积极治疗原发疾病，防止心功能恶化。

2）预防感染。

3）远离不健康的生活方式，保护心脏功能。

4）用药指导及病情监测。

5）情绪调节。

（2）有针对性地制订健康管理计划

要求同模块一任务一相关内容。

6. 跟踪随访

慢性心功能不全患者需积极治疗，在病情相对稳定后仍需根据不同情况定期去医院随访、复查，随时观察病情的动态变化。患者一般 1 ~ 2 个月随访 1 次，病情加重（如疲乏加重、水肿再现或加重、静息心率增加 15 ~ 20 次 / 分、活动后气急加重等）时及时就诊。复查的主要内容包括以下几个方面：

（1）测量体重

测量体重对于有水肿及腹水的患者非常重要。照护者要鼓励照护对象坚持监测体重，并记录 24 h 出入量，做好疾病的自我管理。

（2）血液检查 BNP

血液检查 BNP 是心衰诊断、患者管理、临床事件风险评估中的重要指标。未经治疗的患者若 BNP 水平正常，可基本排除心衰诊断，已接受治疗者 BNP 水平高则提示预后差。

（3）X 线检查

心影大小及外形可为病因诊断提供重要依据，心脏扩大的程度和动态改变也可间接反映心功能状态。肺淤血的有无及其程度直接反映左心功能状态。

（4）超声心动图

超声心动图能提供比 X 线检查更准确的心腔大小变化及心瓣膜结构和功能情况，是诊断心衰最主要的仪器检查。

（5）心 – 肺运动试验

心 – 肺运动试验是指在运动状态下测定患者对运动的耐受量，仅适用于慢性稳定性心衰患者。

慢性心功能不全患者的随访记录具体见表 3–3–2。

表 3-3-2　慢性心功能不全患者随访记录表

姓名				性别	
家庭住址				联系方式	
随访日期		年　月　日	年　月　日	年　月　日	年　月　日
随访方式		1. 门诊　2. 家庭　3. 电话	1. 门诊　2. 家庭　3. 电话	1. 门诊　2. 家庭　3. 电话	1. 门诊　2. 家庭　3. 电话
症状	1. 无症状 2. 胸痛 3. 咳嗽 4. 咳痰 5. 颈静脉怒张 6. 水肿 7. 腹水	 其他:	 其他:	 其他:	 其他:
体征	血压（mmHg）				
	体重（kg）				
	体重指数（kg/m^2）				
	心率（次 / 分）				
	空腹血糖（mmol/L）				
	甘油三酯（mmol/L）				
	胆固醇（mmol/L）				
	肝肿大				
	血液检查 BNP				
	X 线检查				
	超声心动图				
	其他				

续表

<table>
<tr><td rowspan="6">生活方式指导</td><td>日吸烟量（支）</td><td colspan="2"></td><td colspan="2"></td><td colspan="2"></td><td colspan="2"></td></tr>
<tr><td>日饮酒量（两）</td><td colspan="2"></td><td colspan="2"></td><td colspan="2"></td><td colspan="2"></td></tr>
<tr><td>运动</td><td colspan="2">次 / 周
分钟 / 次</td><td colspan="2">次 / 周
分钟 / 次</td><td colspan="2">次 / 周
分钟 / 次</td><td colspan="2">次 / 周
分钟 / 次</td></tr>
<tr><td>摄盐情况
（克 / 天）</td><td colspan="2"></td><td colspan="2"></td><td colspan="2"></td><td colspan="2"></td></tr>
<tr><td>心理调整</td><td colspan="2">1. 良好　2. 一般　3. 差</td><td colspan="2">1. 良好　2. 一般　3. 差</td><td colspan="2">1. 良好　2. 一般　3. 差</td><td colspan="2">1. 良好　2. 一般　3. 差</td></tr>
<tr><td>遵医行为</td><td colspan="2">1. 良好　2. 一般　3. 差</td><td colspan="2">1. 良好　2. 一般　3. 差</td><td colspan="2">1. 良好　2. 一般　3. 差</td><td colspan="2">1. 良好　2. 一般　3. 差</td></tr>
<tr><td colspan="2">辅助检查</td><td colspan="2"></td><td colspan="2"></td><td colspan="2"></td><td colspan="2"></td></tr>
<tr><td colspan="2">用药依从性</td><td colspan="2">1. 规律　2. 间断　3. 不用药</td><td colspan="2">1. 规律　2. 间断　3. 不用药</td><td colspan="2">1. 规律　2. 间断　3. 不用药</td><td colspan="2">1. 规律　2. 间断　3. 不用药</td></tr>
<tr><td colspan="2">药物不良反应</td><td colspan="2">1. 无　2. 有</td><td colspan="2">1. 无　2. 有</td><td colspan="2">1. 无　2. 有</td><td colspan="2">1. 无　2. 有</td></tr>
<tr><td colspan="2">此次随访分类</td><td colspan="2">1. 控制满意
2. 控制不满意
3. 不良反应
4. 并发症</td><td colspan="2">1. 控制满意
2. 控制不满意
3. 不良反应
4. 并发症</td><td colspan="2">1. 控制满意
2. 控制不满意
3. 不良反应
4. 并发症</td><td colspan="2">1. 控制满意
2. 控制不满意
3. 不良反应
4. 并发症</td></tr>
<tr><td rowspan="8">用药情况</td><td>药物名称 1</td><td colspan="2"></td><td colspan="2"></td><td colspan="2"></td><td colspan="2"></td></tr>
<tr><td>用法</td><td>每日 次</td><td>每次 mg</td><td>每日 次</td><td>每次 mg</td><td>每日 次</td><td>每次 mg</td><td>每日 次</td><td>每次 mg</td></tr>
<tr><td>药物名称 2</td><td colspan="2"></td><td colspan="2"></td><td colspan="2"></td><td colspan="2"></td></tr>
<tr><td>用法</td><td>每日 次</td><td>每次 mg</td><td>每日 次</td><td>每次 mg</td><td>每日 次</td><td>每次 mg</td><td>每日 次</td><td>每次 mg</td></tr>
<tr><td>药物名称 3</td><td colspan="2"></td><td colspan="2"></td><td colspan="2"></td><td colspan="2"></td></tr>
<tr><td>用法</td><td>每日 次</td><td>每次 mg</td><td>每日 次</td><td>每次 mg</td><td>每日 次</td><td>每次 mg</td><td>每日 次</td><td>每次 mg</td></tr>
<tr><td>其他药物</td><td colspan="2"></td><td colspan="2"></td><td colspan="2"></td><td colspan="2"></td></tr>
<tr><td>用法</td><td>每日 次</td><td>每次 mg</td><td>每日 次</td><td>每次 mg</td><td>每日 次</td><td>每次 mg</td><td>每日 次</td><td>每次 mg</td></tr>
<tr><td rowspan="2">转诊</td><td>原因</td><td colspan="2"></td><td colspan="2"></td><td colspan="2"></td><td colspan="2"></td></tr>
<tr><td>机构</td><td colspan="2"></td><td colspan="2"></td><td colspan="2"></td><td colspan="2"></td></tr>
<tr><td colspan="2">下次随访日期</td><td colspan="2"></td><td colspan="2"></td><td colspan="2"></td><td colspan="2"></td></tr>
<tr><td colspan="2">随访医生签名</td><td colspan="2"></td><td colspan="2"></td><td colspan="2"></td><td colspan="2"></td></tr>
</table>

实训演练

王奶奶，72 岁，与老伴共同居住于养老公寓。她患高血压 20 年，反复胸闷、心悸 2 年。王奶奶性格要强，常因小事与他人发生争执，情绪激动后则出现呼吸困难、胸闷咳嗽，也常有夜间阵发性呼吸困难。王奶奶需端坐呼吸，伴咳嗽、咳粉红色泡沫痰，休息后方可缓解；听诊两肺呼吸音粗，有散在湿啰音，双下肢无水肿。

作为照护者，请正确评估王奶奶的疾病状况，制订详细的照护方案，并对王奶奶实施照护以及进行日常管理。

模块四

内分泌系统及代谢性慢性疾病照护

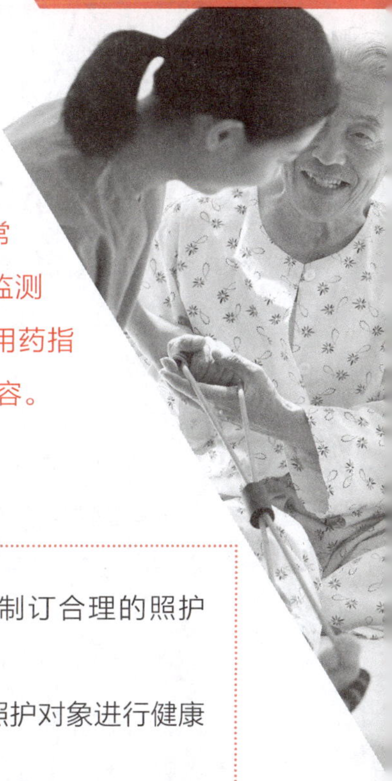

内分泌系统及代谢性慢性疾病主要包括糖尿病、甲状腺疾病、血脂异常、肥胖症、高尿酸血症、痛风、骨质疏松症等，常见症状有色素沉着、身材矮小、消瘦、肥胖、疲乏等。因此，监测血糖、身体评估、辅助检查、口服给药等操作以及相关疾病的用药指导、健康指导是内分泌系统及代谢性慢性疾病日常照护的重要内容。

任务目标

- 能够正确评估糖尿病、血脂异常患者的疾病状况，并制订合理的照护方案。
- 能够指导糖尿病患者自我测量血糖及注射胰岛素，并对照护对象进行健康指导，提高其疾病认知水平。
- 能够指导血脂异常患者坚持控制饮食和改善生活方式，告知其服用药物的重要性及长期调脂治疗的意义。
- 能够为糖尿病、血脂异常患者制订健康管理计划，并采取合理的措施进行健康干预。
- 能够讲解骨质疏松的疾病知识，进行用药指导和健康指导，并掌握骨质疏松的预防措施。
- 能够进行骨质疏松照护评估，并制订合理的照护方案。
- 能够对骨质疏松患者实施照护，指导其如何预防跌倒，并对其进行日常疾病健康指导。

任务一
糖尿病照护

任务描述

王先生，26 岁，平时工作比较忙，爱吃甜食，两周前被诊断为 1 型糖尿病。当糖尿病被诊断出来时，他因糖尿病酮症酸中毒和上呼吸道感染而入院。他在医院住了 1 周后回家，在家中进行血糖测量，并在餐前皮下注射胰岛素（注射方案为 8 IU–12 IU–6 IU）。由于一天多次出现焦虑、心悸、出汗等症状，王先生再次入院，医生给他制订了新的胰岛素注射方案，强调胰岛素的注射必须用笔进行。

作为照护者，请正确评估王先生的疾病状况，制订详细的照护方案，并对王先生实施照护以及进行日常管理。

任务分析

王先生平时工作比较忙，爱吃甜食，并且因糖尿病酮症酸中毒和上呼吸道感染而入院，照护者首先需要让王先生了解控制疾病的重要性以及血糖波动可能带来的危害，向王先生宣教相关知识，引起其重视。王先生喜欢吃甜食，照护者要通过健康指导让王先生了解甜食对血糖的影响，指导其正确限制甜食摄入，保持良好的生活习惯。血糖监测非常重要，照护者需要指导王先生正确使用血糖仪，并坚持进行血糖的自我监测，严格遵医嘱注射胰岛素，以实现疾病的自我管理。

相关知识

一、糖尿病的概念、分型及病因

1. 概念

糖尿病是指由遗传因素和环境因素共同作用而引起的一组以慢性高血糖为特征

的代谢性疾病，因胰岛素分泌和（或）作用缺陷导致碳水化合物、蛋白质、脂肪、水和电解质等代谢紊乱。随着病程延长，可出现眼、肾、神经、心脏、血管等多系统损害，重症或应激时还可发生酮症酸中毒、高渗高血糖综合征等急性代谢紊乱。

2. 分型

我国目前采用 WHO 在 1999 年提出的病因学分型体系，将糖尿病分为以下四大类。

（1）1 型糖尿病（T1DM）

1 型糖尿病胰岛 B 细胞破坏，导致胰岛素绝对缺乏。1 型糖尿病又分为免疫介导性糖尿病和特发性糖尿病（无自身免疫证据）。

（2）2 型糖尿病（T2DM）

2 型糖尿病分为以胰岛素抵抗为主伴胰岛素进行性分泌不足和以胰岛素进行性分泌不足为主伴胰岛素抵抗两类。

（3）其他特殊类型糖尿病

其他特殊类型糖尿病病因学相对明确，如胰腺炎、库欣综合征、糖皮质激素、巨细胞病毒感染等引起的一些高血糖状态。

（4）妊娠糖尿病（GDM）

妊娠糖尿病是指妊娠期间首次发生或发现的糖尿病或糖耐量降低，不包括孕前已诊断为糖尿病的患者。

3. 病因

糖尿病的病因和发病机制极为复杂，至今尚未完全阐明。概括而言，引起糖尿病的病因可归纳为遗传因素和环境因素两大类。胰岛 B 细胞合成和分泌胰岛素，经血液循环到达体内靶细胞，与特异受体结合并引发细胞内物质代谢效应，该过程中任何一个环节发生异常均可导致糖尿病。年龄、性别、遗传因素是糖尿病不可改变的危险因素，不良生活方式、营养过剩、体力活动不足、化学毒物、长期精神紧张等是糖尿病可改变的危险因素。

（1）1 型糖尿病

绝大多数 1 型糖尿病是自身免疫性疾病，遗传和环境因素共同参与其发病过程。1 型糖尿病的发病机制是某些外界因素（如病毒感染、化学毒物、饮食等）作用于有遗传易感性的个体，激活 T 淋巴细胞介导的一系列自身免疫反应，引起胰岛 B 细胞破坏和衰竭，体内胰岛素分泌不足进行性加重，最终导致糖尿病。一般来说，

T1DM 的发生和发展常经历以下几个阶段。

1）遗传易感期：个体具有遗传易感性，临床无任何异常。T1DM 的遗传因素涉及多个基因，其发病常依赖于多个易感基因的共同参与及环境因素的影响。

2）启动自身免疫反应：在遗传易感性的基础上，某些触发事件引起少量胰岛 B 细胞破坏并启动自身免疫反应，此过程呈持续性或间歇性，其间伴随胰岛 B 细胞的再生。常见的触发因素包括病毒感染、化学毒物和饮食因素。

①病毒感染：病毒感染是启动胰岛 B 细胞自身免疫反应的最重要的环境因素之一，它可以直接损伤胰岛 B 细胞而暴露其抗原成分，诱发自身免疫反应。已知与 T1DM 发病有关的病毒包括柯萨奇病毒、腮腺炎病毒、风疹病毒、巨细胞病毒和脑、心肌炎病毒等。

②化学毒物和饮食因素：化学毒物如四氧嘧啶、灭鼠剂等。有研究发现，过早接触牛奶或谷类蛋白，T1DM 的发病概率也会增大，这可能与胃肠道中的微生物有关。

3）出现免疫异常

①体液免疫：约 90% 新发病的 T1DM 患者血清中会出现一组针对胰岛 B 细胞的抗体，如胰岛细胞抗体（ICA）、胰岛素抗体（IAA）、谷氨酸脱羧酶抗体（GADA）等。胰岛细胞自身抗体检测可预测 T1DM 的发病及确定高危人群，并可协助糖尿病分型及指导治疗。

②细胞免疫。一般认为糖尿病发病经历三个阶段：a. 免疫系统被激活；b. 免疫细胞释放各种细胞因子；c. 胰岛 B 细胞受到激活的 T 淋巴细胞影响，或在各种细胞因子单独或协同作用下，导致胰岛炎，胰岛 B 细胞可坏死或凋亡。

4）进行性胰岛 B 细胞功能丧失：随着病情的发展，通常先有胰岛素分泌第一相降低。之后随着胰岛 B 细胞数量减少，胰岛分泌功能下降，血糖逐渐升高，但仍能维持糖耐量正常。

5）临床糖尿病：随着病程进展，胰岛 B 细胞持续损伤达到一定程度（只残存 10% ~ 20% 的胰岛 B 细胞），胰岛素分泌不足，失去对刺激物的反应，出现糖耐量降低或临床糖尿病表现明显，需依赖外源性胰岛素维持生命。

（2）2 型糖尿病

2 型糖尿病也是由遗传因素及环境因素共同作用形成的，目前对其病因和发病机制认识不足，认为可能是一种特异性疾病。常见的环境因素包括年龄增长、不良生活方式、营养过剩、体力活动不足、化学毒物、子宫内环境等。

2 型糖尿病的自然病程包括以下几个阶段。

1）胰岛素抵抗和胰岛 B 细胞功能缺陷：外周组织的胰岛素抵抗和胰岛 B 细胞功能缺陷导致的不同程度的胰岛素缺乏是 2 型糖尿病发病的两个主要环节，并与动脉粥样硬化性心血管疾病、高血压、血脂异常、腹型肥胖等有关，是代谢综合征（MS）的重要表现之一。胰岛素抵抗是指胰岛素作用的靶器官（主要是肝脏、肌肉和脂肪组织）对胰岛素作用的敏感性降低，是 T2DM 的特性，也是多数 T2DM 发病的始发因素，发病机制至今尚未阐明。胰岛 B 细胞功能缺陷包括胰岛素分泌量的缺陷和胰岛素分泌模式异常等，发病机制不明确，可能主要由基因决定。T2DM 患者早期存在胰岛素抵抗，但胰岛 B 细胞可代偿性增加胰岛素分泌，因此血糖可维持正常。

2）糖耐量降低和空腹血糖调节受损：当病情进一步发展，胰岛 B 细胞功能缺陷加重，对胰岛素抵抗（IR）无法代偿时，则血糖不能恢复至正常水平，患者进展为糖耐量降低（IGT）和空腹血糖调节受损（IFG）。前者是葡萄糖不耐受导致血糖升高的一种类型；后者是指空腹血糖浓度高于正常值，但低于糖尿病的诊断值。IGT 和 IFG 均代表正常葡萄糖稳态和糖尿病高血糖之间的中间代谢状态，是糖尿病的危险因素，也是发生心血管疾病的危险标志，但患者可通过生活方式干预使血糖得到控制。

3）临床糖尿病：胰岛 B 细胞分泌胰岛素功能进行性下降，血糖增高达到糖尿病诊断标准，可无任何症状或逐渐出现代谢紊乱或糖尿病症状。胰岛 A 细胞功能异常和胰高血糖素样肽 -1（GLP-1）分泌缺陷可能在 2 型糖尿病发病中也起重要作用。GLP-1 由肠道 L 细胞分泌，主要作用包括刺激胰岛 B 细胞合成和分泌胰岛素，抑制胰高血糖素分泌，促进胰岛 B 细胞增殖和减少凋亡，延缓胃内容物排空，通过中枢抑制食欲来减少进食量，显著降低体重和改善甘油三酯、血压，改善血管内皮功能和保护心脏功能等。正常情况下，进餐后血糖升高刺激胰岛素第一时相分泌和 GLP-1 分泌，抑制胰岛 A 细胞分泌胰高血糖素，从而使肝糖输出减少，防止出现餐后高血糖。2 型糖尿病患者由于胰岛 B 细胞数量明显减少，胰岛 A 细胞显著增加，而胰岛 A 细胞对葡萄糖敏感性下降，从而导致胰高血糖素水平升高，肝糖输出增加。同时，2 型糖尿病患者糖负荷后 GLP-1 分泌和作用明显减弱。

二、糖尿病的临床表现、并发症及治疗

1. 临床表现

1 型糖尿病发病年龄通常小于 30 岁，起病迅速，有中度至重度的临床症状，体

重明显减轻或体形消瘦，常有自发酮症，空腹或餐后血清C肽浓度明显降低或缺失，自身免疫抗体一般呈阳性。多数患者起病初期都需要进行胰岛素治疗。某些成年患者早期临床症状不明显，甚至可能不需要胰岛素治疗，称为成年人隐匿性自身免疫性糖尿病。

2型糖尿病可发生在任何年龄，多见于40岁以上成年人和老年人，但近年来发病趋向低龄化，尤其在发展中国家儿童发病率上升。2型糖尿病多数起病隐匿，症状相对较轻，半数以上患者可长期无任何症状，常在体检时发现高血糖，随着病程进展出现各种急、慢性并发症，通常还有肥胖、血脂异常、高血压等代谢综合征表现及家族史。

糖尿病的典型临床表现包括：

（1）多尿、多饮、多食和体重减轻

由于血糖升高引起渗透性利尿，导致尿量增多；多尿导致失水，患者口渴而多饮；由于机体不能利用葡萄糖，且蛋白质和脂肪消耗增加，引起消瘦、疲乏、体重减轻；为补充糖分，维持机体活动，患者常易饥多食。故糖尿病的临床表现常被描述为“三多一少”（多尿、多饮、多食和体重减轻），常见于1型糖尿病患者。

（2）皮肤瘙痒

由于高血糖及末梢神经病变导致皮肤干燥和感觉异常，患者常有皮肤瘙痒。女性患者可因尿糖刺激局部皮肤，出现外阴瘙痒。

（3）其他症状

除上述症状外，糖尿病患者还可出现四肢酸痛、麻木，腰痛，性欲减退、阳痿不育、月经失调，便秘，视力模糊等症状。

2.并发症

（1）糖尿病酮症酸中毒（DKA）

糖尿病酮症酸中毒是指由胰岛素不足和升糖激素不适当升高引起的糖、脂肪和蛋白质严重代谢紊乱综合征，临床以高血糖、高血酮和代谢性酸中毒为主要表现。糖尿病代谢紊乱加重时，脂肪动员和分解加速，脂肪酸在肝脏经β氧化产生大量乙酰乙酸、β－羟丁酸和丙酮，三者统称为酮体。当血清酮体积聚超过肝外组织的氧化能力时，出现血酮体升高，称为酮血症。尿酮体排出增多，称为酮尿。以上临床上统称为酮症。而乙酰乙酸和β－羟丁酸均为较强的有机酸，大量消耗体内储备碱，若代谢紊乱进一步加剧，血酮体继续升高，超过机体的处理能力时，便发生代谢性

酸中毒，称为糖尿病酮症酸中毒；出现意识障碍时则称为糖尿病酮症酸中毒昏迷，为内科急症之一。

（2）感染

糖尿病患者代谢紊乱，导致机体各种防御功能缺陷，对入侵微生物的反应能力减弱，因而极易感染，且常症状较严重。同时，血糖过高和血糖控制不佳有利于致病菌的繁殖，尤其是呼吸道、泌尿道、皮肤和女性外阴部。糖尿病并发的感染常导致难以控制的高血糖，而高血糖进一步加重感染，形成恶性循环。糖尿病患者感染中泌尿系统感染最常见，如肾盂肾炎和膀胱炎，尤其多见于女性患者，常反复发作，可转变为慢性肾盂肾炎，严重者可发生肾及肾周脓肿、肾乳头坏死。真菌性阴道炎也常见于糖尿病女性患者。糖尿病患者还是肺炎球菌感染的高风险人群，合并肺结核的发生率也显著增高。糖尿病患者中疖、痈等皮肤化脓性感染多见，可导致败血症或脓毒血症；足癣、体癣等皮肤真菌感染也较常见；牙周炎的发生率也增加，易导致牙齿松动。

（3）糖尿病大血管病变

糖尿病大血管病变是糖尿病最严重和突出的并发症，糖尿病患者的患病率比非糖尿病患者高，发病年龄较小，病情进展快。糖尿病大血管病变主要表现为动脉粥样硬化，侵犯主动脉、冠状动脉、脑动脉、下肢动脉等，引起冠心病、缺血性脑血管病、高血压、下肢血管病变等。糖尿病下肢血管病变主要是指下肢动脉病变，表现为下肢动脉的狭窄或闭塞，通常是下肢动脉粥样硬化病变，糖尿病患者较非糖尿病患者发病危险性增加 2 倍。糖尿病大血管病变患者大多数无症状，足部动脉搏动明显减弱或消失，后期部分患者可出现缺血性静息痛，仅有 10% ~ 20% 患者有间歇性跛行表现。该病变除了导致下肢缺血性溃疡和截肢外，还对冠状动脉和脑血管疾病有提示价值。

（4）糖尿病肾病

糖尿病患者中有 40% ~ 60% 发生糖尿病肾病。糖尿病肾病是 1 型糖尿病的主要死因，在 2 型糖尿病中的严重性仅次于心、脑、血管疾病，常见于糖尿病病史超过 10 年者。

（5）糖尿病视网膜病变

糖尿病视网膜病变是糖尿病高度特异性的微血管并发症，多见于糖尿病病史超过 10 年者，是糖尿病患者失明的主要原因之一。糖尿病还可引起黄斑病、白内障、青光眼、屈光改变、缺血性视神经病变等。

(6)糖尿病神经病变

糖尿病神经病变可累及神经系统任何部分，其中以周围神经病变最常见。糖尿病神经病变病因复杂，可能涉及大血管和微血管病变、免疫机制及生长因子不足等。糖尿病周围神经病变最常见的类型是远端对称性多发性神经病变，呈手套或袜套式对称分布，下肢较上肢严重。患者常先出现肢端感觉异常（如麻木、烧灼感、针刺感或踩棉花感），有时伴痛觉过敏；随后有肢体疼痛，呈隐痛、刺痛，夜间及寒冷季节加重；后期感觉丧失，累及运动神经，可有手足小肌群萎缩，出现感觉性共济失调及神经性关节病。糖尿病自主神经病变也较常见，可累及心血管、消化、呼吸、泌尿生殖等系统，临床表现为直立性低血压、晕厥、无痛性心肌梗死、心脏骤停或猝死，吞咽困难、呃逆、上腹饱胀、胃排空延迟（胃轻瘫）、腹泻或便秘等胃肠功能紊乱，以及尿潴留、尿失禁、阳痿、月经紊乱等，还可出现体温调节和出汗异常，对低血糖不能正常感知等。

(7)糖尿病足（DF）

DF 是指与下肢远端神经异常和不同程度的周围血管病变相关的足部感染、溃疡和（或）深层组织破坏。DF 是糖尿病最严重和治疗费用最高的慢性并发症之一，重者可导致截肢。糖尿病患者下肢截肢的相对风险是非糖尿病患者的 40 倍。DF 的基本发病因素是神经病变、血管病变和感染，常见诱因有搔抓趾间或足部皮肤而致皮肤溃破、水疱破裂、烫伤、碰撞伤、修脚损伤及新鞋磨破伤等。轻者主要临床表现为足部畸形、皮肤干燥和发凉、酸麻、疼痛等，重者可出现足部溃疡与坏疽。

临床通常采用 Wagner 分级法对 DF 的严重程度进行分级：0 级为有发生足溃疡的危险因素，目前无溃疡；1 级为表面溃疡，临床上无感染；2 级为较深的溃疡，常有软组织炎，无脓肿或骨的感染；3 级为深度感染，伴有骨组织病变或脓肿；4 级为局限性坏疽；5 级为全足坏疽。

(8)低血糖症

对于非糖尿病患者来说，低血糖的诊断标准为血糖水平低于 2.8 mmol/L，而糖尿病患者只要血糖水平低于 3.9 mmol/L 就属于低血糖范畴。出现低血糖的原因主要是不适当的高胰岛素血症或胰岛素反应性释放过多。糖尿病患者常伴有自主神经功能障碍，影响机体对低血糖的反馈调节能力，增加发生严重低血糖的风险，尤其是老年糖尿病患者；同时，低血糖也可能诱发或加重患者自主神经功能障碍，形成恶性循环。

1）诱因：①使用外源性胰岛素或胰岛素促泌剂；②未按时进食或进食过少；③运动量增加；④酒精摄入，尤其是空腹饮酒；⑤胰岛素瘤等疾病；⑥胃肠外营养治疗等。

2）临床表现：呈发作性，发作时间、频率随病因不同而异，与血糖水平以及血糖下降速度有关。具体可分为两类，①交感神经兴奋：多有肌肉颤抖、心悸、出汗、饥饿感、软弱无力、紧张、焦虑、流涎、面色苍白、心率加快、四肢冰冷等。老年糖尿病患者由于常有自主神经功能紊乱而掩盖交感神经兴奋表现，导致症状不明显，老年糖尿病患者应特别注意观察夜间低血糖症状的发生。②中枢神经症状：初期为精神不集中、思维和言语迟钝、头晕、嗜睡、视物不清、步态不稳，后可有幻觉、躁动、易怒、性格改变、认知障碍，严重时发生抽搐、昏迷。有些患者屡发低血糖后，可表现为无先兆症状的低血糖昏迷。持续 6 h 以上的严重低血糖常导致永久性脑损伤。

3. 治疗

（1）治疗目的

糖尿病治疗强调早期、长期、综合、全面达标及治疗方法个体化的原则。治疗目标是通过纠正患者不良的生活方式和代谢紊乱，防止急性并发症的发生和降低慢性并发症的风险，提高患者的生活质量，降低病死率。近年来，糖尿病的控制已经从传统意义上的治疗转变为以患者为中心的团队式管理，团队主要成员包括医师、糖尿病教育者、营养师、运动康复师、心理治疗师、患者及家属等，并建立定期随访和评估系统。

（2）非药物治疗

非药物治疗目前已经成为治疗糖尿病的主要措施，特别是针对 2 型糖尿病。非药物治疗主要包括糖尿病教育、饮食治疗、运动锻炼、自我监测和心理疏导 5 个方面，以及降糖、降压、调脂和改变不良生活习惯 4 项措施。

（3）药物治疗

糖尿病的治疗，除少数患者为胰岛素依赖型而必须注射胰岛素外，大多数患者只需在控制饮食的基础上口服一些降糖药即可使病情得到控制。现阶段，糖尿病需要终生治疗，为保持良好疗效，必须合理使用降糖药。

1 型糖尿病患者必须用胰岛素长期替代治疗，由于胰岛素在胃中被破坏，故只能注射，注射时应掌握正确的注射时间、注射方法和剂量及注射部位。口服降糖药品种较多，主要用于 2 型糖尿病。2 型糖尿病的肥胖患者首选双胍类药，伴高脂血症者可选用达美康，肾功能不好者可选用糖适平（仅 5%从肾脏排泄），餐后高血糖者可选用 α－糖苷酶抑制剂。降糖药和治疗方案的选择应个体化。

三、糖尿病的用药指导

1. 口服降糖药

口服降糖药主要包括促胰岛素分泌剂（磺脲类药、非磺脲类药和二肽基肽酶 -4 抑制剂）、增加胰岛素敏感性药物（双胍类药和噻唑烷二酮类药）和 α－糖苷酶抑制剂。

（1）促胰岛素分泌剂

1）磺脲类药：作用于胰岛 B 细胞表面的受体，促进胰岛素释放。其降血糖作用有赖于尚存在 30% 以上功能的胰岛 B 细胞。常用药物有格列本脲（优降糖）、格列吡嗪（美吡达）、格列吡嗪控释片（瑞易宁）、格列齐特（达美康）、格列喹酮（糖适平）、格列美脲（亚莫利）等。治疗应从小剂量开始，根据血糖逐渐增加剂量。磺脲类药作为单药治疗，主要用于新诊断的 2 型糖尿病通过饮食和运动控制血糖不理想者，以及肥胖 2 型糖尿病应用双脲类药治疗后血糖控制不满意或因胃肠道反应不能耐受者。1 型糖尿病处于某些应激状态或有严重并发症、晚期的 2 型糖尿病、儿童糖尿病、孕妇及哺乳期妇女等不宜选择此类药。不宜同时使用 2 种磺脲类药，也不宜将其与其他胰岛素促泌剂合用。磺脲类药最主要的不良反应是低血糖，常发生于老年患者、肝肾功能不全或营养不良者，作用时间长的药物（如格列本脲和格列美脲）较易发生，且持续时间长、停药后可反复发生，还可导致体重增加、皮疹、胃肠道反应，偶见肝功能损害、胆汁淤滞性黄疸等。

2）非磺脲类药：主要是格列奈类药，常用药物有瑞格列奈（诺和龙）和那格列奈。其作用机制是直接刺激胰岛 B 细胞分泌胰岛素，可改善胰岛素第一时相分泌，降糖作用快而短，主要用于控制餐后高血糖。非磺脲类药较适合于 2 型糖尿病早期餐后高血糖阶段或以餐后高血糖为主的老年患者。其禁忌证同磺脲类药，可单独使用或与其他降糖药联合应用（胰岛素促泌剂除外）。常见的不良反应是低血糖和体重增加，但低血糖的风险和程度较磺脲类药轻，可在肾功能不全的患者中使用。

3）二肽基肽酶 -4 抑制剂：常用药物有西格列汀、沙格列汀、维格列汀和阿格列汀。禁用于 1 型糖尿病或 DKA 患者以及对药物任一成分过敏者，孕妇、儿童和有胰腺炎病史的患者慎用。在肾功能不全的患者中使用时，应注意按照药物说明书减量。常见的不良反应为可能出现头痛、肝酶升高、上呼吸道感染等，多可耐受，长期安全性未知。

（2）增加胰岛素敏感性药物

1）双胍类药：此类药通过减少肝脏葡萄糖的输出，延缓葡萄糖从胃肠道吸收入血，改善外周胰岛素抵抗和加速无氧酵解而降低血糖，是 2 型糖尿病患者控制高血糖的一线药物和药物联合中的基本用药，并可能有助于延缓或改善糖尿病心血管并发症。双胍类药单独使用时不导致低血糖，但与胰岛素或胰岛素促泌剂合用时可增加低血糖发生的风险。常用药物有二甲双胍和格华止，通常每天剂量为 500 ~ 2 500 mg，分 2 ~ 3 次口服。常见的不良反应有腹部不适、口中金属味、恶心、畏食、腹泻等。禁用于肝、肾功能不全，严重感染，缺氧，高热，外伤或接受大手术的患者；1 型糖尿病也不宜单独使用；80 岁以上患者慎用；酗酒者、有慢性胃肠疾病和营养不良的患者不宜使用。准备做静脉注射碘造影剂检查的患者，使用造影剂前后应暂停服用至少 48 h。

2）噻唑烷二酮类药：主要作用是增强靶组织对胰岛素的敏感性，减轻胰岛素抵抗。噻唑烷二酮类药可单独使用或与其他降糖药合用治疗 2 型糖尿病，尤其是肥胖、胰岛素抵抗明显者，目前临床不作为 2 型糖尿病的一线用药。禁用于有心力衰竭、肝病、严重骨质疏松和骨折病史患者，1 型糖尿病患者、孕妇和儿童慎用。常见药物有罗格列酮（文迪雅）和吡格列酮两种。主要不良反应为水肿、体重增加等。

（3）α－糖苷酶抑制剂

食物中淀粉和蔗糖的吸收需要小肠黏膜上皮细胞表面的 α－糖苷酶。α－糖苷酶抑制剂通过抑制这类酶，从而延缓碳水化合物的吸收，降低餐后高血糖。α－糖苷酶抑制剂适用于以碳水化合物为主要食物成分和餐后血糖升高的患者，可作为 2 型糖尿病的一线药物，尤其适用于空腹血糖正常（或偏高）而餐后血糖明显升高者；可单独使用或与磺脲类药、双胍类药合用。1 型糖尿病患者若使用的胰岛素剂量较大而餐后血糖控制不佳，也可联合使用，肝肾功能不全者慎用，不宜用于胃肠功能紊乱者、孕妇和儿童。服用时从小剂量开始，逐渐加量，这样可减少胃肠道不良反应。单独服用不发生低血糖，并可减少餐前反应性低血糖的风险。常用药物有阿卡波糖（拜糖平）和伏格列波糖（倍欣）。阿卡波糖每次 25 ~ 50 mg，3 次 / 天；伏格列波糖每次 0.2 mg，3 次 / 天。服用后常有腹胀、排气增多等症状。

2. 胰岛素治疗

（1）适应证

1）1 型糖尿病。

2）各种严重的糖尿病伴急、慢性并发症或处于应激状态，如急性感染、创伤、手术前后、妊娠和分娩。

3）2 型糖尿病经饮食、运动、口服降糖药治疗后血糖控制不满意者，胰岛 B 细胞功能明显减退者，新诊断并伴有明显高血糖者，无明显诱因出现体重显著下降者。

4）新发病且与 1 型糖尿病鉴别困难的消瘦糖尿病患者。

（2）制剂类型

胰岛素制剂一般为皮下或静脉注射。胰岛素制剂根据来源不同可分为动物胰岛素（猪、牛）、人胰岛素和胰岛素类似物 3 种。人胰岛素（如低精蛋白锌人胰岛素）比动物胰岛素（如普通猪胰岛素）能更少引起免疫反应。胰岛素类似物（如门冬胰岛素、赖脯胰岛素、甘精胰岛素）比人胰岛素更符合生理胰岛素分泌及作用模式。

胰岛素制剂按作用快慢和维持时间长短，可分为超短效（速效）胰岛素类似物、常规（短效）胰岛素、中效胰岛素、长效胰岛素和预混胰岛素 5 类。几类胰岛素制剂的类型及作用时间见表 4-1-1。速效胰岛素类似物和短效胰岛素主要控制餐后高血糖；中效胰岛素主要控制两餐后高血糖，以第二餐为主；长效胰岛素主要提供基础水平胰岛素；预混胰岛素为速效或短效与中效胰岛素的混合制剂。

表 4-1-1　胰岛素制剂的类型及作用时间

作用类别	制剂类型	皮下注射作用时间		
		开始	高峰	持续
速效胰岛素类似物	门冬胰岛素	10 ~ 15 min	1 ~ 2 h	4 ~ 6 h
	赖脯胰岛素	10 ~ 15 min	1 ~ 1.5 h	4 ~ 5 h
	谷赖胰岛素	10 ~ 15 min	1 ~ 2 h	4 ~ 6 h
短效胰岛素	常规人胰岛素（RI）	15 ~ 60 min	2 ~ 4 h	5 ~ 8 h
中效胰岛素	低精蛋白锌人胰岛素（NPH）	2.5 ~ 3 h	5 ~ 7 h	13 ~ 16 h
长效胰岛素	精蛋白锌人胰岛素（PZI）	3 ~ 4 h	8 ~ 10 h	20 h
长效胰岛素类似物	甘精胰岛素	2 ~ 3 h	无峰	30 h
	地特胰岛素	3 ~ 4 h	3 ~ 14 h	24 h

续表

作用类别	制剂类型	皮下注射作用时间		
		开始	高峰	持续
预混胰岛素	30R	30 min	2 ~ 12 h	14 ~ 24 h
	50R	30 min	2 ~ 3 h	10 ~ 24 h
预混胰岛素类似物	预混门冬胰岛素 30	10 ~ 20 min	1 ~ 4 h	14 ~ 24 h
	预混赖脯胰岛素 25	15 min	30 ~ 70 min	16 ~ 24 h
	预混赖脯胰岛素 50 预混门冬胰岛素 50	15 min	30 ~ 70 min	16 ~ 24 h

（3）使用原则和方法

1）使用原则：胰岛素治疗应在综合治疗基础上进行。胰岛素剂量取决于血糖水平、胰岛 B 细胞功能缺陷程度、胰岛素抵抗程度、饮食和运动状况等。一般从小剂量开始，根据血糖水平逐渐调整。应力求模拟生理性胰岛素分泌模式。

2）使用方法。①基础胰岛素治疗：继续原有口服降糖药治疗，不必停用胰岛素促泌剂，联合中效或长效胰岛素睡前注射。②强化治疗：对于糖化血红蛋白（HbALC）> 9.0% 或空腹血糖> 11.1 mmol/L 的新诊断 2 型糖尿病患者，提倡早期使用胰岛素强化治疗，在短时间内把血糖控制在正常范围，这样可以改善高糖毒性，保护胰岛 B 细胞功能，但应注意低血糖反应。但 2 岁以下幼儿、老年患者、已有晚期严重并发症者不宜采用强化治疗。常用的强化治疗方案有 3 种：a. 每天多次注射胰岛素，基础 + 餐时胰岛素 1 ~ 3 次 / 天；b. 预混胰岛素，预混胰岛素 2 次 / 天，预混胰岛素类似物 2 ~ 3 次 / 天，一般为早餐和晚餐前各注射 1 次，应停用胰岛素促泌剂；c. 持续皮下胰岛素输注，也称胰岛素泵，是一种更完善的强化胰岛素治疗方式，以基础量和餐前追加量的形式模拟生理胰岛素的分泌，保持体内胰岛素维持在一个基本水平，保证患者正常的生理需要，主要适用于 1 型糖尿病、计划受孕和已孕的糖尿病妇女或需要胰岛素治疗的妊娠糖尿病患者、需要胰岛素强化治疗的 2 型糖尿病患者等。胰岛素泵治疗较其他强化治疗方案发生低血糖的风险减少，泵中只能使用短效胰岛素或速效胰岛素类似物。

（4）注意事项

1）部分 1 型糖尿病患者在胰岛素治疗后一段时间内病情部分或完全缓解，胰岛素剂量可减少或完全停用，称为“糖尿病蜜月期”，通常持续数周或数月，此期应密切关注血糖。

2）当从动物胰岛素改为人胰岛素或胰岛素类似物时，发生低血糖的危险性会增加，应密切观察。

3）胰岛素制剂类型、注射技术和部位、患者反应差异性、胰岛素抗体形成等均可影响胰岛素的起效时间、作用强度和维持时间。

4）采用强化治疗方案后，可能出现早晨空腹血糖高，其原因可能是“黎明现象”或“Somogyi 反应”。“黎明现象”是指夜间血糖控制良好，仅黎明短时间内出现高血糖，可能由于清晨皮质醇、生长激素等胰岛素拮抗激素增多所致，出现“黎明现象”的患者应增加睡前胰岛素的用量。“Somogyi 反应”是指夜间低血糖未发现，导致体内胰岛素拮抗激素分泌增加，进而出现反跳性高血糖。出现“Somogyi 反应”的患者应减少睡前胰岛素的用量或改变剂型，睡前适量加餐。夜间多次（0 时、3 时、6 时）血糖测定有助于鉴别晨起高血糖的原因。

5）采用强化治疗时低血糖发生率增加，应注意避免诱因，及早识别和处理。

四、糖尿病的健康指导

1. 疾病知识宣传

（1）向照护对象及家属宣传糖尿病的相关知识和危害性，包括糖尿病患者的血糖控制范围、危险因素、同时存在的临床疾患情况及危害，了解控制血糖及终生治疗的必要性。

（2）教会照护对象及家属正确测量血糖及注射胰岛素，告知其每天定时监测血糖，测量数据可作为调整药量和选择用药的依据。

（3）指导照护对象调整心态，学会自我心理调节，正视疾病。家属应给予照护对象充分的理解和宽容。

（4）向照护对象解释改变生活方式的重要性，使之理解其治疗意义，自觉付诸实践，并长期坚持。

2. 生活方式指导

有规律的生活方式有利于血糖稳定，因此照护者应帮助照护对象制定切实可行的生活程序表，督促其自觉执行。

（1）饮食指导

1）制定总热量：首先根据照护对象的性别、年龄、理想体重 [理想体重（kg）= 身高（cm）-105]、工作性质、生活习惯计算每天所需总热量。成年人休息状态下每天每公斤理想体重给予热量 25 ~ 30 kcal，轻体力劳动 30 ~ 35 kcal，中度体力劳动 35 ~ 40 kcal，重体力劳动 40 kcal 以上。儿童、孕妇、乳母、营养不良和消瘦者、伴有消耗性疾病者每天每公斤体重酌情增加 5 kcal，肥胖者酌情减少 5 kcal，使体重逐渐变为理想体重的 ± 5%。

2）食物的组成和主食的分配

①食物的组成：总的原则是高碳水化合物、低脂肪、适量蛋白质和高纤维的膳食。其中：a. 碳水化合物占饮食总热量的 50% ~ 60%；b. 脂肪不超过 30%，且饱和脂肪酸不超过 7%；c. 肾功能正常的糖尿病患者饮食中的蛋白质占 10% ~ 15%，其中优质蛋白要超过 50%。有显性蛋白尿的患者蛋白质摄入量应限制在每天每公斤理想体重 0.8 g，但从肾小球滤过率下降起，推荐蛋白质摄入量为每天每公斤体重 0.6 g。提倡低血糖指数食物。胆固醇摄入量应在每天 300 mg 以下。多食富含膳食纤维的食物，每天饮食中膳食纤维含量以 14 g/1 000 kcal 为宜。

②主食的分配：进食应定时定量，根据照护对象的生活习惯、病情和药物治疗安排。对于病情稳定的糖尿病患者，主食可按每天 3 餐 1/5、2/5、2/5 或各 1/3 分配；对于注射胰岛素或口服降糖药且病情有波动的患者，可每天进食 5 ~ 6 餐，从 3 次正餐中匀出 25 ~ 50 g 主食作为加餐用。

3）其他注意事项

①超重者忌吃油炸、油煎食物，炒菜宜用植物油，少食动物内脏、蟹黄、虾子、鱼子等高胆固醇食物。

②戒烟限酒，女性每天的酒精摄入量不超过 15 g，男性不超过 25 g，每周饮酒不超过 2 次。

③每天食盐摄入量小于 6 g。

④严格限制各种甜食，包括各种食用糖、糖果、甜点、饼干及各种含糖饮料等。可使用非营养性甜味剂，如蛋白糖、木糖醇、甜菊片等。对于血糖控制接近正常范围者，可在两餐间或睡前加食水果，如苹果、橙子、梨等。

⑤可根据营养评估结果适量补充维生素和微量营养素。

⑥每周定期测量体重 1 次，如果体重增加超过 2 kg，进一步减少饮食总热量；消瘦患者如果体重有所恢复，也应适当调整饮食方案，避免体重继续增加。

（2）运动指导

1）运动方式：糖尿病患者的运动以有氧运动为主，如快走、骑自行车、做广播操、练太极拳、打乒乓球等。最佳运动时间是餐后 1 h（以进食开始计时）。如果无禁忌证，每周最好进行 2 次抗阻运动。若有心、脑、血管疾病或严重微血管病变，应按具体情况选择运动方式。

2）运动量：糖尿病患者合适的运动强度为活动时心率达到个体 60% 的最大耗氧量（心率 =170 －年龄）。活动时间为每周至少 150 min，每次 30 ～ 40 min，包括运动前准备活动和运动结束整理时间，可根据具体情况逐渐延长。肥胖患者可适当增加活动次数。用胰岛素或口服降糖药者最好每天定时活动。

3）注意事项

①运动前评估糖尿病的控制情况，根据照护对象具体情况决定运动方式、时间以及运动量。

②运动中注意补充水分。

③在运动过程中若出现胸闷、胸痛、视力模糊等，应立即停止运动，并及时处理。

④运动后应做好运动日记，以便观察疗效和不良反应。

⑤运动前后要加强血糖监测。当空腹血糖大于 16.7 mmol/L，应减少活动，增加休息。空腹时不宜运动，防止发生低血糖。

3. 口服用药的照护

照护者应了解各类降糖、降压、降脂药的疗效、剂量、用法、不良反应和注意事项，并能够指导照护对象正确服用。

（1）磺脲类药

应早餐前半小时服用磺脲类药，并严密观察药物引起的低血糖反应。此外，还应注意水杨酸类药、磺胺类药、保泰松、利血平、β 受体阻滞剂等可增强磺脲类药的降血糖作用，而噻嗪类利尿药、糖皮质激素等可降低磺脲类药的降血糖作用。

（2）双胍类药

餐中或餐后服用双胍类药或从小剂量开始服用双胍类药，可减轻胃肠道不良反应。

（3）α－糖苷酶抑制剂

α－糖苷酶抑制剂应与第一口淀粉类食物同时嚼服。α－糖苷酶抑制剂如果与胰岛素促泌剂或胰岛素合用可能出现低血糖，处理时应直接给予葡萄糖口服或静脉注射，进食淀粉类食物或蔗糖无效。

（4）噻唑烷二酮类药

服用噻唑烷二酮类药时，应密切观察有无水肿、体重增加、缺血性心血管疾病及骨折的风险等，一旦出现应立即停药。

4. 使用胰岛素的照护

（1）胰岛素的注射途径

胰岛素的注射途径包括静脉注射和皮下注射两种。注射工具有胰岛素专用注射器、胰岛素笔和胰岛素泵 3 种。胰岛素注射装置的合理选择和正确的胰岛素注射技术是保证胰岛素治疗效果的重要环节。

（2）使用胰岛素的注意事项

1）准确用药：熟悉各种胰岛素的名称、剂型及作用特点，准确执行医嘱，按时注射。对于每毫升 40 U 和 100 U 两种规格的胰岛素，使用时应注意注射器与胰岛素浓度的匹配。使用胰岛素笔时要注意笔与笔芯相互匹配，每次注射前确认笔内是否有足够剂量、药液是否变质等。

2）胰岛素的保存：未开封的胰岛素放于冰箱 2 ~ 8 ℃冷藏保存，正在使用的胰岛素在常温下（不超过 25 ~ 30 ℃）可使用 28 ~ 30 天，无须放入冰箱，但应避免过冷、过热、太阳直晒、剧烈晃动等，否则可因蛋白质凝固变性而失效。

3）注射部位的选择与轮换：胰岛素采用皮下注射时，宜选择皮肤疏松部位，如上臂三角肌、臀大肌、大腿前侧、腹部等。腹部吸收胰岛素最快，其次分别为上臂、大腿和臀部。如果参加体育锻炼，不要选择在大腿、上臂等活动的部位注射胰岛素。注射部位要经常轮换，长期注射同一部位可能导致局部皮下脂肪萎缩或增生、局部硬结。尽量每天同一时间在同一部位注射，并进行腹部、上臂、大腿外侧和臀部的“大轮换”，如餐时注射在腹部、晚上注射在上臂等。在同一部位注射时，也需要进行“小轮换”，即每次注射点相距 1 cm 以上，且选择无硬结的部位。如果注射部位产生硬结，可热敷，但要避免烫伤。

4）监测血糖：注射胰岛素的患者一般常规监测血糖 2 ~ 4 次 / 天，如果发现血糖波动过大或持续高血糖，应及时通知医生。

5）防止感染：注射胰岛素时应严格无菌操作，针头一次性使用。使用胰岛素泵时应定期更换导管和注射部位，以避免感染及针头堵塞。

5. 心理照护

人的心理状态和情绪与血糖水平密切相关。紧张的生活和工作节奏，长期焦虑、烦恼等不良情绪，以及生活无规律，容易引发糖尿病。因此，保持平和稳定的心理和情绪状态，适当缓解紧张情绪，及时排除负性情绪的影响，对于预防糖尿病的发生和发展具有非常重要的意义。对疾病早期精神紧张的照护对象，照护者可鼓励其多参加户外活动，以转移其对疾病的高度关注；对拒绝治疗者，照护者可通过真诚交流了解其顾虑，逐步引导其正确认识疾病；对自暴自弃者，照护者应多提供积极的信息使其看到希望，增强其战胜疾病的信心。

6. 病情自我监测指导

监控血糖、血脂、血压、体重，将血糖、血脂、血压、体重控制在理想范围内能显著减少糖尿病大血管病变和微血管病变发生的风险。照护者应指导照护对象每3 ~ 6个月复查HbALC，血脂异常者每1 ~ 2个月监测1次，如无异常每6 ~ 12个月监测1次；体重每1 ~ 3个月测1次；每年全面体检1 ~ 2次，以尽早防治慢性并发症。

五、糖尿病的预防措施

开展糖尿病社区预防，关键在于筛查出IGT人群，并进行干预性健康指导。18岁以上成年人中糖尿病的危险因素包括：有糖调节受损史，年龄≥ 40岁，超重或肥胖和（或）腹型肥胖，静坐生活方式，一级亲属中有T2DM家族史，有巨大儿生产史或GDM史，高血压[收缩压≥ 140 mmHg和（或）舒张压≥ 90 mmHg]或正在接受降压治疗，血脂异常或正在接受调脂治疗，动脉粥样硬化性心脑血管疾病患者，有一过性类固醇糖尿病病史者，多囊卵巢综合征，长期接受抗精神病药物和（或）抗抑郁症药物治疗等。30 ~ 40岁以上人群健康体检或因各种疾病、手术住院时应常规排除糖尿病。

1. 保持适当的运动

适当的运动对降低血糖、血脂，有效控制体重，预防糖尿病合并症有较好的作用，应长期坚持锻炼。运动方式应采取有氧运动，不要做短时间需要爆发力的运动，如赛跑、举重等。

2. 学会精神调整

心境要放宽，要以乐观、积极的态度对待生活，平时多参加社交活动，这样有助于改善心情，同时有助于降低糖尿病的发生概率。

3. 调整体重

肥胖容易导致糖尿病发生，肥胖与动脉粥样硬化的发生、进展有密切关系，肥胖型糖尿病对胰岛素不敏感。

4. 其他

可参加一些糖尿病专题讲座，了解糖尿病的基本常识及应对措施，纠正错误认识及不良行为，做好各种预防措施。

任务实施

一、照护评估

1. 现病史

（1）病程

了解照护对象确诊为糖尿病的时间、血糖水平、伴随症状及程度，是否接受过降血糖治疗及其疗效与不良反应，是否遵医嘱治疗。

（2）目前状况

评估照护对象目前的血糖水平，有无伴随症状及程度，有无外伤及感染，有无并发症；评估照护对象发生潜在并发症的风险程度。

（3）相关病史

询问照护对象患病的相关因素，如有无糖尿病家族史、病毒感染史等。对糖尿病原有症状加重，伴有食欲减退、恶心、呕吐、头痛、嗜睡、烦躁者，应警惕酮症酸中毒的发生，注意询问有无相关诱发因素。

（4）生活方式

评估照护对象的生活方式、饮食习惯、食量、体重、身高等。

2. 身体评估

（1）一般状况

生命体征、精神和神志状态。

（2）营养状况

有无消瘦或肥胖。

（3）皮肤和黏膜

有无皮肤湿度和温度的改变；有无足背动脉搏动减弱、足底胼胝形成；有无下肢痛觉、触觉、温觉异常；有无局部皮肤发绀、缺血性溃疡、坏疽，或其他感染灶的表现；有无不易愈合的伤口，以及颜面、下肢的水肿等。

（4）眼部

有无白内障、视力减退、失明等。

（5）神经和肌肉系统

有无肌张力及肌力减弱、腱反射异常、间歇性跛行等。

3. 辅助检查

检查血糖是否正常或维持在较好的水平；有无 HbALC 异常，甘油三酯、胆固醇升高，高密度脂蛋白胆固醇（HDL-C）降低，血肌酊、尿素氮升高，以及出现蛋白尿等；血钾、钠、氯、钙是否正常。

二、制订照护方案

1. 指导照护对象自己测量血糖，并告知其监测血糖的重要性。
2. 告知照护对象限制甜食的摄入。
3. 指导照护对象遵医嘱注射胰岛素。
4. 制作健康教育海报，做好饮食、运动等健康宣教。

三、实施照护

1. 进入房间

轻敲房门，经照护对象允许后进入房间。

2. 沟通交流

照护者要帮助照护对象树立信心，如照护者可以说：“我来为您测血糖，您学会以后可以进行自我监测。”“王先生，您操作的步骤非常正确，学得真快，您太棒了！”

3. 讲解测量血糖、注射胰岛素的要领及监测血糖的意义

照护者讲解测量血糖的操作要领：测试前选择需要测量的手指，消毒，打开血糖仪，安装试纸条，选择手指侧面穿刺。擦去第一滴血，确保第二滴血充满试纸，注意血糖仪上的读数。

照护者讲解注射胰岛素的操作要领：选择注射点，做皮肤消毒，准备好胰岛素笔，旋转 2 个单位进行排气，根据血糖值选择胰岛素的剂量，用笔将针对准垂直注射胰岛素，10 秒后拔针，无须按摩即可取出笔。

照护者告知照护对象监测血糖的意义：血糖测量是了解血糖水平、控制血糖情况、指导胰岛素治疗、评价疾病控制情况的主要手段。血糖测量规范化和提高血糖测量的准确性，对糖尿病防治起到重要作用。同时，要严格遵医嘱注射胰岛素，这是控制血糖、预防并发症的有效措施。

4. 指导照护对象控制饮食

医学营养治疗又称饮食治疗，是所有糖尿病治疗的基础，是预防和控制糖尿病必不可少的措施，也是年长者、肥胖型患者、少症状轻型患者的主要治疗措施。重症和 1 型糖尿病患者更应严格执行饮食计划并长期坚持。饮食治疗的目的是维持理想体重，纠正已发生的代谢紊乱，使血糖、血脂达到或接近正常水平，减缓胰岛 B 细胞功能障碍的进展。照护者应告知照护对象：吃甜食会使血糖快速升高，引起渗透压升高、血管及神经并发症、全身乏力等。

5. 指导照护对象坚持用药

照护者应告知照护对象：根据血糖的值，严格遵医嘱进行胰岛素注射，不得随意更改注射剂量。如果随意注射胰岛素，会造成血糖控制不佳或出现低血糖症状，这些情况都是非常危险的。因此，糖尿病患者及家属要学习与糖尿病相关的健康知识，认识到糖尿病不能治愈只能控制。同时，注射胰岛素的患者一般常规监测血糖 2 ~ 4 次 / 天，如果发现血糖波动过大或持续高血糖，应及时通知医生。照护者可以鼓励照护对象："王先生，相信您一定能做到的，我对您有信心！"

6. 健康宣教

照护者应注意将健康宣教贯穿在照护过程中。

7. 结束工作

整理用物，洗手，记录，预约下次随访时间。

四、日常管理

1. 设置管理目标

（1）总目标

1）最终目标是血糖稳定，以期最大限度地降低糖尿病并发症及死亡危险。

2）评估治疗效果，及时纠正或维持治疗方案，使血糖长期稳定地维持在目标水平。糖尿病患者的血糖控制目标为：空腹血糖在 4.4 ~ 7.8 mmol/L 之间，餐后 2 h 血糖不高于 10 mmol/L。

3）鼓励照护对象坚持降糖治疗，延缓糖尿病并发症的发生和发展，提高照护对象的生活质量。

（2）阶段目标

1）督促照护对象严格遵医嘱用药。

2）指导照护对象限制甜食摄入。

3）指导照护对象自我监测血糖及注射胰岛素。

4）帮助照护对象调节饮食，使之符合糖尿病饮食要求。

2. 健康监测

同模块一任务一相关内容。

3. 健康评估

（1）初诊糖尿病的检查评估项目

1）血糖：规范测量空腹血糖、餐后 2 h 血糖。

2）体检：测量身高、体重、腰围。

3）年龄、性别：记录年龄、性别。

4）家族史：询问糖尿病、高血压、肥胖、肾病家族史。

5）病程：了解患糖尿病的时间、血糖最高水平、降糖药使用情况。

6）病史及既往史：了解目前和既往脑血管病、外周血管病、痛风、血脂异常、肾脏疾病病史。

7）生活方式：了解膳食中含糖食物、脂肪、盐、酒精摄入量，吸烟情况，体力活动量，体重变化。

8）社会心理因素：了解家庭、工作、个人心理及文化程度。

（2）辅助检查

1）基本要求：最低要求进行尿糖测定和血糖测定。

2）常规要求进行以下检查：①葡萄糖耐量试验；②糖化血红蛋白；③胰岛 B 细胞功能检查；④肝、肾功能；⑤血红蛋白尿及红细胞比积；⑥尿常规。

（3）糖尿病的临床评估

照护者要对照护对象进行临床评估，写明诊断及糖尿病类型，对危险度是否表述不做规定。

范例：某照护对象，女性，35 岁，怀孕 3 个月，既往血糖正常，1 个月前多次测随机血糖均大于 11.1 mmol/L，诊断为妊娠糖尿病。

4. 建立健康档案

个人健康档案具体见表 1-1-5。

5. 健康干预

（1）糖尿病的综合干预

1）日常生活指导。

2）用药指导。

3）保持良好心态。

（2）有针对性地制订健康管理计划

要求同模块一任务一相关内容。

6. 跟踪随访

跟踪随访的目的是了解照护对象血糖变化状况，了解照护对象的用药情况、有无药物不良反应、有无新发并发症或原有并发症有无加重以及血糖控制满意程度。对于所有已确诊的糖尿病照护对象，照护者应根据潜在危险的大小将照护对象分类，进行有效管理和定期随访（糖尿病患者随访记录表见表 4-1-2）。

表 4-1-2 糖尿病患者随访记录表

姓名				性别	
家庭住址				联系方式	
随访日期		年 月 日	年 月 日	年 月 日	年 月 日
随访方式		1. 门诊 2. 家庭 3. 电话	1. 门诊 2. 家庭 3. 电话	1. 门诊 2. 家庭 3. 电话	1. 门诊 2. 家庭 3. 电话
症状	1. 无症状 2. 多饮 3. 多食 4. 多尿 5. 视力模糊 6. 感染 7. 手脚麻木 8. 下肢浮肿 9. 体重明显下降				
		其他：	其他：	其他：	其他：

续表

体征	血压（mmHg）				
	体重（kg）				
	体重指数（kg/m²）				
	足背动脉搏动	1. 未触及 2. 触及	1. 未触及 2. 触及	1. 未触及 2. 触及	1. 未触及 2. 触及
	其他				
生活方式指导	日吸烟量（支）				
	日饮酒量（两）				
	运动	次 / 周 分钟 / 次	次 / 周 分钟 / 次	次 / 周 分钟 / 次	次 / 周 分钟 / 次
	主食（克 / 天）				
	心理调整	1. 良好　2. 一般　3. 差	1. 良好　2. 一般　3. 差	1. 良好　2. 一般　3. 差	1. 良好　2. 一般　3. 差
	遵医行为	1. 良好　2. 一般　3. 差	1. 良好　2. 一般　3. 差	1. 良好　2. 一般　3. 差	1. 良好　2. 一般　3. 差
辅助检查	空腹血糖值		mmol/L	mmol/L	mmol/L
	其他检查		糖化血红蛋白 % 检查日期： 月　日	糖化血红蛋白 % 检查日期： 月　日	糖化血红蛋白 % 检查日期： 月　日
用药依从性		1. 规律　2. 间断　3. 不用药	1. 规律　2. 间断　3. 不用药	1. 规律　2. 间断　3. 不用药	1. 规律　2. 间断　3. 不用药
药物不良反应		1. 无　2. 有	1. 无　2. 有	1. 无　2. 有	1. 无　2. 有
低血糖反应		1. 无　2. 偶尔　3. 频繁	1. 无　2. 偶尔　3. 频繁	1. 无　2. 偶尔　3. 频繁	1. 无　2. 偶尔　3. 频繁
此次随访分类		1. 控制满意 2. 控制不满意 3. 不良反应 4. 并发症	1. 控制满意 2. 控制不满意 3. 不良反应 4. 并发症	1. 控制满意 2. 控制不满意 3. 不良反应 4. 并发症	1. 控制满意 2. 控制不满意 3. 不良反应 4. 并发症

续表

<table>
<tr><td rowspan="7">用药情况</td><td>药物名称 1</td><td colspan="2"></td><td colspan="2"></td><td colspan="2"></td><td colspan="2"></td></tr>
<tr><td>用法</td><td>每日 次</td><td>每次 mg</td><td>每日 次</td><td>每次 mg</td><td>每日 次</td><td>每次 mg</td><td>每日 次</td><td>每次 mg</td></tr>
<tr><td>药物名称 2</td><td colspan="2"></td><td colspan="2"></td><td colspan="2"></td><td colspan="2"></td></tr>
<tr><td>用法</td><td>每日 次</td><td>每次 mg</td><td>每日 次</td><td>每次 mg</td><td>每日 次</td><td>每次 mg</td><td>每日 次</td><td>每次 mg</td></tr>
<tr><td>药物名称 3</td><td colspan="2"></td><td colspan="2"></td><td colspan="2"></td><td colspan="2"></td></tr>
<tr><td>用法</td><td>每日 次</td><td>每次 mg</td><td>每日 次</td><td>每次 mg</td><td>每日 次</td><td>每次 mg</td><td>每日 次</td><td>每次 mg</td></tr>
<tr><td>胰岛素</td><td colspan="2">种类：
用法和用量：</td><td colspan="2">种类：
用法和用量：</td><td colspan="2">种类：
用法和用量：</td><td colspan="2">种类：
用法和用量：</td></tr>
<tr><td rowspan="2">转诊</td><td>原因</td><td colspan="2"></td><td colspan="2"></td><td colspan="2"></td><td colspan="2"></td></tr>
<tr><td>机构及科别</td><td colspan="2"></td><td colspan="2"></td><td colspan="2"></td><td colspan="2"></td></tr>
<tr><td colspan="2">下次随访日期</td><td colspan="2"></td><td colspan="2"></td><td colspan="2"></td><td colspan="2"></td></tr>
<tr><td colspan="2">随访医生签名</td><td colspan="2"></td><td colspan="2"></td><td colspan="2"></td><td colspan="2"></td></tr>
</table>

实训演练

李奶奶，65 岁，患 2 型糖尿病 5 年，平素爱吃甜食，不爱运动，喜欢打麻将。她长期服用降糖药二甲双胍，用药后自觉胃肠道不舒服，故自觉血糖控制住时就擅自停药。今日，李奶奶的血糖有升高趋势。

作为照护者，请正确评估李奶奶的疾病状况，制订详细的照护方案，并对李奶奶实施照护以及进行日常管理。

任务二
血脂异常照护

任务描述

张爷爷，73 岁，有血脂异常病史 5 年，间断服用辛伐他汀、非诺贝特、血脂康等药物，血脂控制不佳，无高血压病史。张爷爷的父亲罹患冠心病、糖尿病、血脂异常，后因心脏疾病去世，他担心自己也会出现这种情况。张爷爷已经吸烟 20 余年，未戒烟，偶尔饮酒，平常喜欢吃油炸的食物。

作为照护者，请正确评估张爷爷的疾病状况，制订详细的照护方案，并对张爷爷实施照护以及进行日常管理。

任务分析

张爷爷患有血脂异常，且用药依从性较差，照护者首先需要让张爷爷了解坚持用药的重要性以及血脂增高可能带来的危害，向张爷爷宣传相关知识，引起其重视。张爷爷有 20 余年的吸烟史，照护者要通过健康指导让张爷爷了解吸烟对血管内皮造成的损伤，指导张爷爷正确戒烟。对于疾病的日常管理，照护者应指导张爷爷改变不良生活方式，如少吃油炸食物等，坚持饮食控制和适当运动，控制体重，以实现疾病自我管理。

相关知识

一、血脂异常的概念、病因、临床表现及治疗

1. 概念

血脂异常通常是指血浆中胆固醇（TC）和（或）甘油三酯（TG）升高，也包

括高密度脂蛋白降低。脂质不溶或微溶于水，必须与蛋白质结合成脂蛋白形式才能在血液循环中转运，因此，血脂异常实为脂蛋白异常血症。

2. 病因

脂蛋白代谢过程极为复杂，各种原因引起的脂质来源、脂蛋白合成、代谢过程关键酶异常或降解过程受体通路障碍等均可导致血脂异常。血脂异常除少数是由于全身性疾病（糖尿病、甲状腺功能减退症、肝肾疾病、系统性红斑狼疮等）或药物（噻嗪类利尿药、β 受体阻滞剂、肾上腺皮质激素等）所致的继发性血脂异常外，绝大多数是因遗传基因缺陷或与环境因素（不良的饮食习惯、体力活动不足、肥胖、酗酒等）相互作用引起的原发性血脂异常。

3. 临床表现

多数血脂异常患者无任何症状和体征，做血液生化检查时才发现。血脂异常的临床表现如下：

（1）黄色瘤、早发性角膜环和脂血症眼底改变

黄色瘤是一种异常的局限性皮肤隆起，颜色可为黄色、橘黄色或棕红色，多呈结节、斑块或丘疹状，质地一般柔软，最常见的是眼睑周围扁平黄色瘤。早发性角膜环见于 40 岁以下患者，多伴有血脂异常。严重的高甘油三酯血症可产生脂血症眼底改变。

（2）动脉粥样硬化

脂质在血管内皮沉积引起动脉粥样硬化、早发性和进展迅速的心脑血管和周围血管病变。某些家族性血脂异常可于青春期前发生冠心病，甚至心肌梗死。血脂异常作为代谢综合征的一部分，常与肥胖症、高血压、冠心病、糖耐量异常或糖尿病等疾病同时存在或先后发生。严重的高胆固醇血症有时可出现游走性多关节炎，严重的高甘油三酯血症可引起急性胰腺炎。

4. 治疗

（1）治疗目的和原则

血脂异常的治疗目的是通过调整血脂谱使其恢复正常，以降低冠心病的患病率及其他心血管事件的发生率。原发性血脂异常的治疗措施主要有调整生活方式与饮食结构、药物治疗、血浆净化治疗、手术治疗和基因治疗等。具体的治疗方案应根据患者的血脂谱变化和冠心病的危险因素而定。一般危险因素越多，对调脂的要求越高。已有冠心病的血脂异常患者应采取积极有效的措施，将血脂调至

较为安全的水平。继发性血脂异常主要是积极治疗原发病，并配合饮食控制和药物治疗。

（2）一般治疗

1）减肥：肥胖（尤其是腹型肥胖）常伴有血脂异常，大部分患者经减肥后血脂紊乱可被纠正。

2）运动和体育锻炼：运动和体育锻炼可增强心肺功能，改善胰岛素抵抗，减轻体重，降低血浆 TG 和 TC 水平，升高 HDL-C 水平。运动的强度与时间依病情而定。

3）戒烟：吸烟升高 TC 和 TG 水平，降低 HDL-C 水平。戒烟有助于血脂异常的恢复，可明显降低冠心病的危险程度。

4）辅助性预防药物：对有血脂异常或冠心病者，宜预防性服用阿司匹林和维生素 E 等。这些有助于降低血浆 TC，增强机体的抗氧化能力，延缓或预防血脂异常的致动脉粥样硬化作用。

（3）饮食治疗

血浆脂质主要来源于食物。饮食治疗除可使血浆 TC 水平降低外，还有助于减肥，并使调脂药发挥更好的效果。Ⅲ型高脂蛋白血症患者通过饮食治疗，常可使血脂水平转为正常。

饮食治疗时，热卡的摄入量应以标准体重来计算，饮食中的碳水化合物应以谷类为主，并适当控制纯糖类食物的摄入。饮食结构可直接影响血脂水平。血浆 TC 受饮食中胆固醇摄入量的影响，饱和脂肪酸增加 TC 的合成。合理的单（多）不饱和脂肪酸摄入可降低血浆 TC 和 LDL-C，升高 HDL-C。食用油应以植物油为主，每人每日用量以 25 ~ 30 g 为宜。家族性高 TC 血症患者应严格限制 TC 和脂肪酸的摄入量。

富含可溶性纤维的食物可增加肠道中 TC 的排泄，减少其吸收，并增加 LDL-C 的清除，减少脂蛋白的合成，降低血浆 TC。蔬菜、水果、豆类、燕麦麸、玉米皮、海藻类等含有较丰富的可溶性纤维。

（4）药物治疗

无冠心病者经过 3 ~ 6 个月的生活方式调整及饮食控制，或有冠心病者再进行 1 ~ 2 个月的非药物性基础治疗后，其血脂水平仍未达到控制标准的，应选用药物治疗。

药物治疗应遵循以下原则：①原发性血脂异常是一种终身性的代谢紊乱，治疗必须持之以恒；②根据病因选择合适的治疗方案；③健康的生活方式和合理的饮食是最经济、最安全和疗效可靠的调脂方法，同时也是其他调脂措施的基础；④使用调脂药时，应定期检查肝、肾功能，定期监测血脂谱变化，并定期调整药物剂量和种类。

（5）血浆净化疗法

血浆净化疗法主要用于去除血浆中过高的 TG。

（6）手术治疗

少数严重的血脂异常患者（如纯合子型家族性高 TC 血症），在药物治疗效果不理想，或对药物过敏，或用药后出现严重不良反应时，可采用手术治疗（如回肠末端部分切除术、门腔静脉分流术等）。

（7）基因治疗

基因治疗是指用特定的重组 DNA 抑制突变基因的表达，或增加靶细胞抗突变基因的表达，或替换突变基因，以达到纠正血脂异常的目的。原发性血脂异常通过基因疗法有望获得根治。

二、血脂异常的用药指导

药物治疗根据患者血脂异常的分型、药物的作用机制及其他特点选择用药。常用的调脂药物如下：

1. 羟甲基戊二酸单酰辅酶 A 还原酶抑制剂（他汀类药）

他汀类药竞争性抑制胆固醇合成过程的限速酶活性，从而阻断胆固醇的生成，上调细胞表面的 LDL 受体，加速血浆 LDL 的分解代谢。其适应证为高胆固醇血症和以胆固醇升高为主的混合型血脂异常。常用药物有洛伐他汀、辛伐他汀、普伐他汀、氟伐他汀、阿托伐他汀、瑞舒伐他汀等。

2. 苯氧芳酸类（贝特类）药

贝特类药增强脂蛋白脂肪酶（LPL）的脂解活性，促进 VLDL 和 TG 分解以及胆固醇的逆向转运，主要降低血清 TG、VLDL-C。其适应证为高甘油三酯血症和以甘油三酯升高为主的混合型血脂异常。常用药物有非诺贝特、苯扎贝特等。

3. 胆酸螯合剂（树脂类药）

树脂类药属于碱性阴离子交换树脂，通过阻止胆酸或胆固醇从肠道吸收，促进胆固醇降解。其适应证为高胆固醇血症和以胆固醇升高为主的混合型血脂异常。常用药物有考来烯胺（消胆胺）、考来替泊（降胆宁）等。

4. 烟酸类药

烟酸属于 B 族维生素，烟酸类药的作用机制未明，可能与抑制脂肪组织分解、减少肝脏中 VLDL 合成和分泌有关。常用药物有烟酸、阿昔莫司（氧甲吡嗪）。

5. 依折麦布

依折麦布作用于小肠细胞刷状缘，抑制胆固醇和植物胆固醇吸收。其适应证为高胆固醇血症和以胆固醇升高为主的混合型血脂异常。

6. 普罗布考

普罗布考通过渗入脂蛋白颗粒进而影响脂蛋白代谢，最终产生调脂作用。其适应证为高胆固醇血症。

7. n-3 脂肪酸制剂

n-3（3-3）长链多不饱和脂肪酸是海鱼油的主要成分，n-3 脂肪酸制剂的作用机制尚不清楚。其适应证为高甘油三酯血症和以甘油三酯升高为主的混合型血脂异常。

在药物治疗过程中，应监测血脂水平以指导治疗，监测不良反应，定期检查肌酶、肝功能、肾功能、血常规等，密切观察心脑血管疾病的临床征象，以利于早期治疗。

三、血脂异常的健康指导

1. 饮食指导

饮食治疗是血脂异常首选的治疗措施，应长期坚持。饮食原则为限制热量及脂肪摄入，保持均衡营养。超重患者应酌情减少总热量摄入，脂肪热量小于 30%，饱和脂肪酸占总热量的 8% ~ 10%，每天胆固醇摄入量小于 300 mg；如果效果不佳，应进一步使饱和脂肪酸摄入量小于 7%，胆固醇摄入量小于 200 mg。血脂异常患者应减少总脂肪的摄入，每日摄入的脂肪不超过 30 g 或占总热量的 15% 以下，少吃肥肉，进食禽肉应去除皮脂，少食动物油，少吃煎炸食物、汉堡类等快餐，不吃或少吃含胆固醇较高的食物，如动物内脏、蛋黄、骨髓、蟹黄、鱼子、猪蹄、海鲜等。血脂异常患者可选择鱼肉、兔肉、鸡肉、牛奶，同时可选用降脂食物，如酸奶、大蒜、绿茶、山楂、绿豆、洋葱、香菇、木耳等，多吃膳食纤维，如粗杂粮、米糠、麦麸、燕麦、大麦、蔬菜等，尤其提倡多食燕麦，同时限制甜食的摄入。合理的膳食结构能使大多数血脂异常患者的血脂水平有不同程度的下降。

2. 控制体重

肥胖患者治疗时采取以行为饮食治疗为主、药物治疗为辅的综合措施。在取得家庭配合下，照护者指导照护对象制订计划，从饮食处方开始，逐步建立咨询、定期随访和制订行为干预计划。行为干预计划的内容包括食物行为（选购、储存、烹饪）、摄食行为（时间、地点、陪伴、环境、用具、菜单）和自尊，使照护对象在“少吃一些”的同时感觉良好。

饮食治疗采用低热量食谱，即低糖、低脂、高蛋白饮食，并需补充各种维生素和微量元素。①低热量食谱：适用于轻度肥胖者，每天总热量摄入控制在 5 020 ~ 6 276 kJ，每月体重下降 0.5 ~ 1 kg，逐步接近正常体重。②中低热量食谱：适用于中度肥胖者，每天总热量摄入控制在 3 347 ~ 5 020 kJ，每月体重下降 1 ~ 2 kg，每天蛋白质摄入量不低于 1.0 g/kg 体重。③更低热量食谱：适用于中、重度肥胖者，每天总热量摄入控制在 837 ~ 3 347 kJ，平均每周体重可下降 1.5 kg。

在控制热量的同时要注意合理的膳食结构，每天总热量中碳水化合物应占 60% ~ 65%，蛋白质占 15% ~ 20%，脂肪占 15% ~ 25%。食谱中应增加蔬菜、粗粮、新鲜水果，少吃或不吃甜食、肥肉和油煎食品，提倡少食多餐、食物多样、科学调配、粗细搭配、粮豆混杂，改变晚餐丰盛和入睡前吃夜宵的习惯。三餐要分配得当，遵循“早餐吃饱、午餐吃好、晚餐吃少”的原则。另外，要配合运动治疗，体育锻炼应长期坚持，否则体重不易下降或下降后又复升。

3. 适量运动

运动能够改善脂类、碳水化合物代谢，增加能量消耗，明显降低血清总胆固醇。运动的量、方式、持续时间应按个体情况而定。提倡中、低强度的有氧运动方式，如步行、慢跑、爬山、游泳、骑自行车、跳舞、打太极拳等，运动频率为每周 3 次以上，运动时间为每次 30 ~ 60 min，运动强度以微汗、不疲劳为宜，做到循序渐进、持之以恒。运动最好在餐后 1 h 进行。

4. 戒烟限酒

照护者应向照护对象及家属讲解吸烟、饮酒对身体的影响，鼓励照护对象以坚强的意志戒烟，如进食水果及其他零食以转移注意力，还可采用尼古丁替代疗法和吃戒烟糖帮助戒烟；控制饮酒量，提倡少量饮酒，禁饮烈性酒。

5. 心理调节

血脂异常患者要保持良好的心态，尽量避免精神紧张、情绪过分激动、经常熬夜、过度劳累、焦虑或抑郁等不良心理和精神因素对脂质代谢产生不良影响。照护者要教会照护对象遇到紧张、刺激事件或处于不如意的处境时学会自我调节，避免过度的情绪波动。

四、血脂异常的预防措施

由于血脂异常与不健康的行为习惯和生活方式密切相关，因此预防血脂异常的关键在于改变人们的不健康行为习惯。健康教育的对象除患者外，还应包括非血脂异常者、患者家属以及陪护人员、医务工作人员，乃至整个家庭、社区和社会。应由专业的医护人员进行血脂异常的健康教育，讲解什么是血脂异常、血脂异常的病因及危害性、易患人群、饮食要求及目的、运动时的注意事项、吸烟饮酒对血脂的影响、药物治疗等保健知识，提倡均衡饮食，增加体力活动及体育运动，预防肥胖，培养良好的生活习惯。对于45岁以上及有高血压、高血脂家族史的高危人群应定期监测血脂，早发现、早治疗。

1. 合理饮食

饮食提倡清淡，尽量限制高脂肪、高胆固醇类食物摄入，如动物脑髓、蛋黄、鸡肝、黄油等，少吃或不吃甜食和零食，多吃蔬菜和水果，低盐饮食，食油宜用豆油、花生油、菜籽油、麻油等。

2. 戒烟限酒

香烟中的尼古丁能使周围血管收缩和心肌应激性增加，使血压升高，心绞痛发作。不适当饮酒能使心功能减退，对胃肠道、肝脏、神经系统、内分泌系统均有损害。

3. 适当运动

坚持适当运动，如慢跑、练五禽戏、打太极拳、打乒乓球等。平时经常参加体力劳动，注意控制体重的增长。

4. 适量饮茶

茶叶中含有的儿茶酸有增强血管柔韧性、弹性和渗透性的作用，可预防血管硬化。茶叶中的茶碱和咖啡碱能兴奋神经，促进血液循环，减轻疲劳，且具有利尿作用。适量饮茶能清除油腻饮食而达到减肥的目的。

任务实施

一、照护评估

1. 现病史

（1）病程

了解照护对象既往血脂情况、伴随症状及程度，是否接受过药物治疗及其疗效与不良反应，是否遵医嘱治疗。

（2）目前状况

评估照护对象目前有无心血管危险因素及伴随的临床疾患，评估照护对象的心血管风险程度。

（3）相关病史

评估照护对象有无其他病史，评估照护对象直系亲属中有无家族史及其发病年龄。

（4）生活方式

评估照护对象与疾病相关的生活方式，如膳食脂肪、盐、饮酒、吸烟、体力活动以及体重变化等情况。

2. 身体状况

（1）正确测量血脂

测定空腹（禁食 12 ~ 14 h）血浆或血清 TC、TG、HDL-C、LDL-C。抽血前一天的晚餐忌食高脂食物，不饮酒。

（2）评估体重指数及腰围

超重和肥胖是血脂异常的重要致病因素，可通过体重指数和腰围对肥胖做出判断。

（3）评估有无并发症损伤

血脂异常患者易并发动脉粥样硬化症，多见于大、中动脉，以在动脉内膜形成纤维脂质斑块致管壁增厚、管腔狭窄为特征。早期无明显症状，建议做颈动脉超声筛查。

二、制订照护方案

1. 指导照护对象定期监测血脂水平。

2. 指导照护对象正确服用调脂药，观察和处理药物不良反应。

3. 制作健康教育海报，做好饮食、运动等健康宣教。

三、实施照护

1. 进入房间

轻敲房门，经照护对象允许后进入房间。

2. 沟通交流

照护者要帮助照护对象树立信心，如照护者可以说："张爷爷，血脂异常经积极的综合治疗，可减少心脑血管疾病的发生，预后良好。"

3. 指导照护对象正确用药

临床调脂首选他汀类调脂药。起始宜应用中等强度他汀类药，随后可根据个体调脂疗效和耐受情况适当调整剂量；若胆固醇水平不能达标，可与其他调脂药联合使用。注意观察调脂药的不良反应。

他汀类药可在任何时间段每天服用 1 次，但在晚上服用时 LDL-C 降低幅度可稍有增多。他汀类药应用取得预期疗效后应继续长期应用，如能耐受应避免停用。如果应用他汀类药后发生不良反应，可遵医嘱换用另一种他汀类药、减少剂量、隔日服用，或换用非他汀类调脂药等。

4. 健康宣教

照护者应注意将健康宣教贯穿在照护过程中。

5. 结束工作

整理用物，洗手，记录，预约下次随访时间。

四、日常管理

1. 设置管理目标

（1）总目标

1）最终目标是血脂稳定，以期最大限度地降低冠心病和脑卒中等致死、致残性疾病的风险。

2）评估治疗效果，及时纠正或维持治疗方案。

3）鼓励照护对象坚持治疗，监测血脂水平变化是预防动脉粥样硬化性心血管病的重要措施。

（2）阶段目标

1）提高照护对象的用药依从性。

2）鼓励照护对象戒烟。

3）鼓励照护对象科学运动。

4）帮助照护对象调节饮食，使之符合血脂异常的饮食要求。

2. 健康监测

同模块一任务一相关内容。

3. 健康评估

（1）初诊血脂异常的检查评估项目

1）体格检查：观察有无黄色瘤，触诊有无肝、脾肿大。检查关节，结合病史确诊有无游走性多关节炎。

2）体检：测量身高、腰围、臀围，计算体重指数、腰臀比。

3）年龄、性别：记录年龄、性别。

4）家族史：询问血脂异常、糖尿病、肝肾疾病、甲状腺功能减退症家族史。

5）病程：了解患病时间、药物使用情况。

6）病史及既往史：了解目前和既往糖尿病、甲状腺功能减退症、肾病综合征、肾衰竭、肝脏疾病、系统性红斑狼疮、糖原累积症、骨髓瘤疾病病史。

7）生活方式：了解膳食脂肪、盐、酒精摄入量，吸烟情况，体力活动量，体重变化等。

8）社会心理因素：了解家庭、工作、个人心理及文化程度。

（2）辅助检查

临床上检测血脂的项目较多，基本检测项目为总胆固醇、甘油三酯、高密度脂蛋白胆固醇和低密度脂蛋白胆固醇。

1）血浆外观检查：可判断血浆中的乳糜微粒（主要含甘油三酯）含量。

2）脂蛋白电泳方法：可分为乳糜微粒、前 β、β 和 α 四条脂蛋白区带。

3）超速离心方法：可分辨乳糜微粒、极低密度脂蛋白、中间密度脂蛋白、低密度脂蛋白和高密度脂蛋白等组分。

4）血胆固醇和甘油三酯等的测定：应在空腹 9 ~ 12 h 后进行。

（3）血脂异常的临床评估

《中国成年人血脂异常防治指南》中关于血脂水平的分层标准为：合适范围、边缘升高、升高、降低。照护者要对照护对象进行临床评估，写明诊断及血脂水平，对危险度是否表述不做规定。

范例：某照护对象，男性，75 岁，吸烟 50 年，患血脂异常 20 年，2 天前测量值为 TC 5.36，LDL−C 3.56。医生诊断为血脂边缘升高。

4. 建立健康档案

个人健康档案具体见表 1−1−5。

5. 健康干预

（1）血脂异常的综合干预

1）加强健康教育。

2）饮食指导。

3）提倡适量饮茶。

4）控制体重。

5）适量运动。

6）戒烟限酒。

7）用药指导。

8）心理调节。

（2）有针对性地制订健康管理计划

要求同模块一任务一相关内容。

6. 跟踪随访

跟踪随访的目的是了解照护对象血脂变化状况，了解照护对象生活方式改变情况、用药情况、有无药物不良反应以及血脂控制满意程度。对于所有已确诊的血脂异常照护对象，照护者应根据潜在危险的大小将照护对象分类，进行有效管理和定期随访。血脂异常患者的随访内容见表 4−2−1，血脂异常患者的随访记录表见表 4−2−2。

表 4-2-1　血脂异常患者随访内容

项目	饮食与非药物治疗照护对象的随访内容	药物治疗照护对象的随访内容
检测血脂	每 3 ~ 6 个月 1 次	用药后 6 周
非药物治疗和健康教育	落实干预措施	落实干预措施
药物治疗	血脂控制未达到建议目标	总胆固醇≥6.19 mmol/L、低密度脂蛋白胆固醇≥4.14 mmol/L、甘油三酯≥2.27 mmol/L 时开始使用
了解照护对象自觉症状		
测量体重指数	每 6 个月 1 次	每 6 个月 1 次
检测血压	每年 1 次	每年 1 次
检测肝功能	每年 1 次	每年 1 次
检测尿常规	每年 1 次	每年 1 次
检测血糖	每年 1 次	每年 1 次
检测肾功能	每年 1 次	每年 1 次
超声心动图检查	每年 1 次	每年 1 次
建立健康档案	录入随访内容	录入随访内容

表 4-2-2　血脂异常患者随访记录表

姓名				性别	
家庭住址				联系方式	
随访日期		年　月　日	年　月　日	年　月　日	年　月　日
随访方式		1. 门诊　2. 家庭　3. 电话	1. 门诊　2. 家庭　3. 电话	1. 门诊　2. 家庭　3. 电话	1. 门诊　2. 家庭　3. 电话
症状	1. 无症状 2. 头痛头晕 3. 恶心呕吐 4. 眼花耳鸣 5. 呼吸困难 6. 心悸胸闷 7. 鼻出血不止 8. 四肢发麻 9. 下肢水肿	 其他：	 其他：	 其他：	 其他：

续表

体征	血压（mmHg）				
	体重（kg）				
	体重指数（kg/m^2）				
	心率（次 / 分）				
	其他				
生活方式指导	日吸烟量（支）				
	日饮酒量（两）				
	运动	次 / 周 分钟 / 次	次 / 周 分钟 / 次	次 / 周 分钟 / 次	次 / 周 分钟 / 次
	摄入胆固醇情况（克 / 天）				
	心理调整	1. 良好 2. 一般 3. 差	1. 良好 2. 一般 3. 差	1. 良好 2. 一般 3. 差	1. 良好 2. 一般 3. 差
	遵医行为	1. 良好 2. 一般 3. 差	1. 良好 2. 一般 3. 差	1. 良好 2. 一般 3. 差	1. 良好 2. 一般 3. 差
辅助检查					
用药依从性		1. 规律 2. 间断 3. 不用药	1. 规律 2. 间断 3. 不用药	1. 规律 2. 间断 3. 不用药	1. 规律 2. 间断 3. 不用药
药物不良反应		1. 无 2. 有	1. 无 2. 有	1. 无 2. 有	1. 无 2. 有
此次随访分类		1. 控制满意 2. 控制不满意 3. 不良反应 4. 并发症	1. 控制满意 2. 控制不满意 3. 不良反应 4. 并发症	1. 控制满意 2. 控制不满意 3. 不良反应 4. 并发症	1. 控制满意 2. 控制不满意 3. 不良反应 4. 并发症
用药情况	药物名称 1				
	用法	每日 次 / 每次 mg	每日 次 / 每次 mg	每日 次 / 每次 mg	每日 次 / 每次 mg
	药物名称 2				
	用法	每日 次 / 每次 mg	每日 次 / 每次 mg	每日 次 / 每次 mg	每日 次 / 每次 mg
	药物名称 3				
	用法	每日 次 / 每次 mg	每日 次 / 每次 mg	每日 次 / 每次 mg	每日 次 / 每次 mg
	其他药物				
	用法	每日 次 / 每次 mg	每日 次 / 每次 mg	每日 次 / 每次 mg	每日 次 / 每次 mg

续表

转诊	原因				
	机构及科别				
下次随访日期					
随访医生签名					

实训演练

张奶奶，65 岁，身高 160 cm，体重 65 kg，腹围 78 cm，无烟酒嗜好，喜欢吃甜食，平常的运动量比较少，有血脂异常病史，服用辛伐他汀治疗。最近，张奶奶由于家中有事，经常忘记用药。

作为照护者，请正确评估张奶奶的疾病状况，制订详细的照护方案，并对张奶奶实施照护以及进行日常管理。

任务三
骨质疏松症照护

任务描述

张奶奶，75 岁，诊断为骨质疏松症半年，目前口服降钙素、双膦酸盐和钙制剂。近日，她主诉有轻微的头晕和腰背酸痛症状。平素张奶奶独居，居住在二楼，没有电梯，女儿每月探望她一次。在饮食方面，张奶奶得过且过，往往做一顿饭可以分成三顿吃。由于轻微驼背，张奶奶也不太喜欢出门，常关在家里看书、听戏。

作为照护者，请正确评估张奶奶的疾病状况，制订详细的照护方案，并对张奶奶实施照护以及进行日常管理。

任务分析

张奶奶半年前已经被诊断为骨质疏松症，正服用治疗类药物，近日出现了轻微的头晕和腰背酸痛症状，照护者首先需要让张奶奶了解她目前有跌倒的风险，并帮助分析可能的原因，引起其重视。对于骨质疏松症来说，除了药物治疗，日常管理尤为重要，照护者要通过健康指导让张奶奶了解不合理饮食、缺乏运动会加重骨质流失，导致症状加重。照护者需要指导张奶奶学会用药的自我监测，养成良好的生活习惯，以实现疾病的自我管理。

相关知识

一、骨质疏松症的概念、病因、临床表现及治疗

1. 概念

骨质疏松症（OP）是一种以骨量降低和骨组织微结构破坏为特征，导致骨骼脆

性增加和易发生骨折的代谢性疾病。本病各年龄段均可发病，但常见于老年人，尤其是绝经后的女性，主要累及的部位是脊柱和髋骨，其发病率居所有代谢性骨病的首位。

骨质疏松症按病因可分为原发性 OP 和继发性 OP 两类。原发性 OP 又分为两种亚型，即Ⅰ型（绝经后骨质疏松症）和Ⅱ型（老年性骨质疏松症）。继发性 OP 病因明确，常由内分泌代谢性疾病（如性腺功能减退症、甲亢、甲旁亢、库欣综合征、1 型糖尿病）或全身性疾病引起。

《原发性骨质疏松症诊疗指南》（2017 年版）中关于原发性 OP 的诊断标准如下：

（1）髋部或椎体脆性骨折。

（2）DXA 测量中轴骨骨密度或桡骨远端 1/3 骨密度 $T \leqslant -2.5$。

（3）骨密度测量符合低骨量（$-2.5 < T < -1.0$）+ 肱骨近端、骨盆或前臂远端脆性骨折。

2. 病因

原发性 OP 的病因和发病机制仍未阐明。凡可引起骨的净吸收增加和（或）骨形成减少的因素都会导致骨丢失和骨质量下降，脆性增加，直至发生骨折。更年期后，男性的骨密度下降速度一般慢于女性，因为后者除增龄外，还有雌激素缺乏因素的参与。

（1）骨吸收因素

1）性激素缺乏：雌激素减少使破骨细胞功能增强，加速骨的丢失，这是绝经后骨质疏松症的主要病因。而雄激素缺乏在老年性 OP 发病中起着重要作用。

2）活性维生素 D 缺乏和甲状旁腺素（PTH）增高：由于高龄和肾功能减退等原因，导致肠道钙吸收和维生素 D_3 生成减少，PTH 代偿性分泌增多，导致骨转换率加速和骨丢失。

3）细胞因子表达紊乱：骨组织的 IL−1、IL−6、肿瘤坏死因子（TNF）等分泌增加，均有明显促进骨吸收的功能。

（2）骨形成因素

如峰值骨量降低、骨重建功能衰退等。

（3）骨质量下降

骨质量主要与遗传因素有关，骨质量包括骨的几何形态、矿化程度、微损伤累积、骨矿物质与骨基质的理化和生物学特性等。

(4) 不良的生活方式和生活环境

吸烟、体力活动过少、酗酒、高蛋白和高盐饮食、大量饮用咖啡、维生素 D 摄入量不足、光照少、长期服用糖皮质激素等均是骨质疏松症的危险因素。

3. 临床表现及并发症

(1) 临床表现

1) 骨痛和肌无力：OP 患者早期无症状，仅在 X 线摄片或骨密度测量时被发现。较重者常诉腰背疼痛、乏力或全身骨痛。骨痛通常为弥漫性，无固定部位，检查不能发现压痛区（点）。仰卧或坐位时疼痛减轻，直立后伸或久立、久坐时疼痛加剧；日间疼痛轻，夜间和清晨醒来时疼痛加重。乏力常于劳累或活动后加重。负重能力下降或不能负重。

2) 身长缩短：骨质疏松症患者因椎体骨密度减少导致脊椎椎体压缩变形，每个椎体缩短 2 mm，身长平均缩短 3 ~ 6 cm，严重者伴驼背。

3) 骨折：OP 患者常因轻微活动、创伤、弯腰、负重、挤压或摔倒发生骨折。脊柱压缩性骨折多见于绝经后 OP，可引起驼背和身高变矮，多在突发性腰背疼痛后出现。髋部骨折多在股骨颈部，以老年性 OP 多见。骨折是导致老年性 OP 患者活动受限、寿命缩短最常见和最严重的并发症。

(2) 并发症

驼背和胸廓畸形者可出现胸闷、气短、呼吸困难，甚至发绀等表现，肺活量、肺最大换气量和心排血量下降，极易并发上呼吸道和肺部感染。髋部骨折者常因感染、心血管病或慢性衰竭而死亡；幸存者生活自理能力下降或丧失，长期卧床加重骨丢失，使骨折极难愈合。

4. 治疗

骨质疏松症的治疗重点围绕药物治疗及生活方式的调理，可分为一般治疗、对症治疗和特殊治疗。

(1) 一般治疗

1) 合理膳食：补充足够的蛋白质有助于 OP 的治疗。多进食富含异黄酮类食物如大豆等，对保持骨量也有一定作用。老年人还应适当增加含钙丰富食物的摄入，如乳制品、海产品等；增加富含维生素 D、维生素 A、维生素 C 及含铁食物的摄入，以利于钙的吸收；少饮酒、咖啡和浓茶，宜选择低钠、高钾、高钙和高非饱和脂肪酸饮食。

2）补充钙剂和维生素 D：不论何种类型的 OP 均应补充适量钙剂（如碳酸钙、葡萄糖酸钙、枸橼酸钙等），使每天元素钙摄入量达 800 ～ 1 200 mg。同时服用维生素 D 400 ～ 600 IU/d，促进钙吸收。

3）加强运动：多进行户外运动，加强负重锻炼，增强应变能力，减少骨折的发生。运动类型、方式和量根据患者的具体情况而定。避免肢体制动，加强个人防护。

4）纠正不良生活习惯：戒烟等。

5）避免使用致 OP 药物：如抗癫痫药、苯妥英钠、苯巴比妥、加巴喷丁、扑米酮等。

（2）对症治疗

有疼痛者给予适量非甾体类抗炎药，如阿司匹林或吲哚美辛。发生骨折或遇顽固性疼痛时，可应用降钙素制剂，此药有镇痛作用，还能抑制骨吸收，促进钙在骨基质中的沉着。畸形者应局部固定或采用其他矫形措施防止畸形加剧。有骨折时应给予牵引、固定、复位或手术治疗，同时应尽早辅以物理和康复治疗，尽早恢复运动功能。对继发性 OP 应针对病因治疗。

（3）特殊治疗

特殊治疗主要包括性激素补充治疗和服用二膦酸盐来抑制破骨细胞生成和骨吸收，以及通过介入治疗向压缩的椎体内注入混有造影剂的骨水泥（聚甲基丙烯酸甲酯），使其沿骨小梁分布至整个椎体，达到重建脊柱稳定性、增强椎体强度、缓解疼痛的目的。

二、骨质疏松症的用药指导

1. 钙制剂

钙制剂包括碳酸钙、葡萄糖酸钙等。钙制剂宜空腹服用，多饮水，以增加尿量，减少泌尿结石形成的机会。同时服用维生素 D 时，不可与绿叶蔬菜一起服用，以免形成钙螯合物而减少钙的吸收。

2. 钙调节剂

钙调节剂包括降钙素、维生素 D、雌激素和雄激素。

（1）降钙素

降钙素使用过程中要监测有无面部潮红、恶心、腹泻、尿频等不良反应，若出现耳鸣、眩晕、哮喘、便意等表现应停用。如果大剂量短期使用，应注意有无继发性甲状腺功能低下的表现。

（2）维生素 D

在服用维生素 D 的过程中，要监测血清钙和肌酐的变化。

（3）雌激素

对使用雌激素的女性患者，应详细了解家族中有关肿瘤和心血管方面的病史，严密监测子宫内膜的变化，注意阴道出血情况，定期做乳房检查，防止肿瘤和心血管疾病的发生。

（4）雄激素

雄激素用于男性 OP 的治疗。雄激素对肝有损害，并常导致水钠潴留和前列腺增生，在治疗过程中要定期监测体重、肝功能、前列腺等。

3. 二膦酸盐药物

二膦酸盐药物包括依替膦酸二钠、帕米膦酸钠、阿仑膦酸钠、唑来膦酸钠等。此类药总体是安全的，但可引起皮疹或暂时性的低钙血症，且口服引起食管病变较多见，故应晨起空腹服用，同时饮清水 200 ~ 300 mL，至少半小时内不能进食或喝饮料；服药时不能平卧，应采取立位或坐位，以减轻对食管的刺激；不能咀嚼或吮吸药片，以防止发生口咽部溃疡。如果出现咽下困难、吞咽痛或胸骨后疼痛，应警惕可能发生食管炎、食管溃疡、食管糜烂等情况，此时应立即停止用药。静脉注射时要注意血栓性疾病的发生，同时应监测血钙、磷和骨吸收生化标志物。

三、骨质疏松症的健康指导

1. 疾病知识普及

照护者应提供有关的书籍、图片和影像资料，讲解骨质疏松症的发生和发展、危险因素、临床表现、治疗及预后等知识，增强照护对象对骨质疏松症的认识和重视。

2. 运动指导

照护者应指导照护对象每日进行适当运动，如步行、慢跑、游泳、骑自行车等，每日 30 ~ 60 min，每周 3 ~ 5 次，避免剧烈、有危险的运动。运动时选择合适的服装和鞋，运动中防止跌倒，避免过度用力。运动要循序渐进、持之以恒。

3. 饮食指导

照护者可遵医嘱结合照护对象喜好，为其提供每天的饮食计划单，教会照护对象掌握各种营养素的合理搭配，尤其要多摄入含钙及维生素 D 丰富的食物；指导照护对象摄入高钙、高蛋白质、高维生素饮食，动物蛋白摄入量不宜过多；嘱照护对象少饮碳酸饮料，少糖少盐，戒烟酒，避免咖啡因的摄入。

每日膳食构成可参考以下方案：①奶 250 ~ 500 mL/d，含钙 250 ~ 500 mg，增加钙摄入；②每日摄入碳水化合物即主食 300 ~ 400 g，有粗有细；③每日进食高蛋白食物约 150 g，如瘦肉、鱼、虾、豆腐等；④油脂 25 g，控制体重；⑤食盐量小于 6 g，降低患高血压的风险；⑥新鲜蔬菜和水果 500 g；⑦限制饮酒，但每日可饮少量红葡萄酒（50 ~ 100 mL）。

4. 用药指导

照护者应指导照护对象服用可咀嚼的片状钙剂，且应在餐前 1 h 及睡前服用，钙剂应与维生素 D 同时服用；教会照护对象观察各种药物的不良反应，明确不同药物的使用方法及疗程。

5. 康复训练

康复训练应尽早实施。在急性期，应注意卧、坐、立姿势：卧位时应平卧、低枕、背部尽量伸直，坚持睡硬板床；坐位或立位时应伸直腰背，收缩腰肌和臀肌，增加腹压。在慢性期，应选择性地对骨质疏松症好发部位的相关肌群进行运动训练，如通过仰卧位抬腿动作做腹肌训练，采用膝手卧位做背肌训练等；同时可配合有氧运动增强体质，通过翻身、起坐、单腿跪位等动作训练维持和增加功能水平。

6. 预防跌倒指导

照护者应注意加强预防跌倒的宣传教育，如加强家庭的防滑、防绊、防碰撞措施；指导照护对象改变姿势时动作应缓慢，必要时可建议使用手杖或助行器，以增加活动时的稳定性。衣服和鞋大小适中，且有利于活动。如果有头晕等情况，建议原地休息，必要时及时复诊。

四、骨质疏松症的预防措施

随着年龄的增长，人体均有不同程度的骨量丢失，所以在达到峰值骨量前就应该开始预防骨质疏松。骨质疏松症的预防措施可以分为青少年时期、成年时期和老年时期的预防。

1. 青少年时期的预防

青少年时期的预防属于骨质疏松症的一级预防，骨质疏松症的预防要从儿童、青少年时期做起，增加峰值骨量。青少年时期的骨质疏松症预防主要有以下几种方式：

（1）膳食结构合理

牛奶是最理想的钙源，每 100 mL 鲜牛奶中含钙 120 mg，且钙的吸收率为 30%。成年人每日摄入 500 mL、儿童 750 mL、青春期 800 mL 牛奶，可保证每日钙摄入量。摄入鲜牛奶时应注意乳糖酶不足或缺乏等问题。

（2）选择钙含量高的食物

芝麻酱、虾皮、海米、海带、银耳、牛奶、豆制品、奶酪等都是钙含量较高的食物。

（3）摄入维生素 D

人体每日维生素 D 摄入量宜为 400 IU。鱼肝油、沙丁鱼罐头、蛋黄、鲮鱼、鸡肝等食物中维生素 D 含量较高，应多食。阳光照射也是补充维生素 D 的重要方式之一。在柔和的阳光下散步 40 min，可保证机体所需维生素 D。散步时间最好选择上午 10 点前或下午 3 点后，以免阳光过于强烈，损伤皮肤和视力。

（4）适量运动

参加适量运动有助于增加骨量，提高骨量峰值。

（5）改变生活方式

不嗜烟酒，少饮咖啡、浓茶、碳酸饮料，少盐、低糖。

2. 成年时期的预防

成年时期骨质疏松症的预防核心是延缓中年人骨量丢失。女性从 40 ~ 49 岁、男性从 40 ~ 64 岁进入骨量丢失前期，女性骨量年丢失率为 0.4% ~ 0.6%，男性骨量年丢失率为 0.3% ~ 0.5%。女性绝经后 1 ~ 10 年进入骨量快速丢失期，骨量丢失速率明显加快，年丢失率为 1.5% ~ 2.5%，而男性不存在快速骨丢失期。除了食补、坚持体育锻炼和保持良好的生活方式外，还需要额外补充维生素 D 和适量钙剂。

3. 老年时期的预防

老年时期骨质疏松症的预防核心是抑制骨吸收，降低骨转换率，防止意外受伤和骨折等。可通过补充钙剂、维生素 D，在专业医师指导下服用抗骨质疏松药物等方式来治疗骨质疏松症。

任务实施

一、照护评估

1. 现病史

（1）病程

了解照护对象确诊为骨质疏松症的时间、伴随症状及程度，是否接受过骨质疏松症治疗及其疗效与不良反应，是否遵医嘱治疗。

（2）目前状况

询问照护对象近日的一般状况，如休息和睡眠、饮食（种类、量、食欲等）、大小便以及活动情况（活动类型、时长、强度）等；评估照护对象有无跌倒受伤的风险。

（3）相关病史

了解照护对象的绝经史，有无甲状腺疾病、癌症、骨折史及长期服用激素等。

（4）生活方式

体力活动是刺激骨形成的基本方式，故长期卧床及活动量过少，吸烟、酗酒，高蛋白、高盐饮食，大量饮用咖啡，光照减少均是老年人骨质疏松症的诱发因素。

2. 身体状况

评估照护对象疼痛的部位、性质、程度、发作及持续时间、伴随症状、诱发因素、影响因素；评估照护对象身高，有无驼背，以及有无胸闷、气短、呼吸困难甚至发绀等表现。若照护对象伴有轻微头晕，应评估引起头晕相关的因素，如药物、血压、休息或饮食等，必要时测量血压。

3. 辅助检查

（1）生化检查

1）骨钙素：骨更新的敏感指标，轻度升高。

2）尿羟赖氨酸糖苷：骨吸收的敏感指标，可升高。

3）血清镁、尿镁：均有所下降。

（2）X 线检查

皮质变薄，骨小梁减少、变细，骨密度降低，晚期出现骨变形及骨折。

（3）骨密度检查

WHO 采用处于峰值期骨量阶段的年轻成年女性的骨密度作为确定骨质疏松症的诊断标准，骨密度每低于峰值骨量的一个标准差，骨折的风险度就会增加 1 倍，若低于同性别峰值量的 2.5 个标准差以上，即为骨质疏松症。

可通过对比照护对象不同阶段的检查结果，分析其疾病的进展情况。

4. 心理社会状况

除了机体不适，身体外形的改变会进一步加重骨质疏松症患者的心理负担，严重挫伤患者的自尊。患者可能因外形改变而不愿进入公共场合，也会因身体活动不便或担心骨折而拒绝锻炼，从而不利于身体功能的改善。有些患者发生骨折后自理能力受到严重影响，导致抑郁症的发生率增高。

二、制订照护方案

1. 评估照护对象的一般状况、身体情况、心理状态及辅助检查结果等。
2. 指导照护对象掌握疾病及用药知识。
3. 指导照护对象掌握安全知识。
4. 帮助照护对象进行心理调适。
5. 为照护对象普及疾病日常管理知识及并发症的预防方式等。

三、实施照护

1. 进入房间

轻敲房门，经照护对象允许后进入房间。

2. 沟通交流

照护者要与照护对象建立互信友好的关系，这样有利于实施照护。沟通交流的要点是：问好、自我介绍、友好微笑、恰当称呼；自然亲切，合理回答请求，有效互动；行动前总是询问，解释目的并获得许可；选择合适话题，观察敏锐，了解需求。

3. 普及疾病及用药知识

照护者应根据照护对象对骨质疏松症的了解程度，提供必要的疾病知识指导及用药指导。

4. 普及安全知识

骨质疏松性骨折会带来致残、致死风险。长期卧床的髋部骨质疏松性骨折高龄患者 6 ~ 12 个月病死率高达 20% ~ 30%，永久性致残率超过 50%。另外，骨质疏松性骨折后二次骨折的风险很高，约有 23% 的 50 岁以上妇女在 1 年内发生二次骨折。因此，加强对照护对象的安全教育至关重要。

具体的安全措施包括：①房间内灯光明暗适宜、地面干燥，相关设施齐全，如楼梯有扶手、梯级有防滑边缘、病床有床栏；②尽量将常用的私人物品放置在固定位置，保持走道通畅；③离床活动时应选择合适的裤子，并穿防滑鞋；④行动不便者应在他人的陪同下使用助行器或轮椅；⑤睡觉时将床栏拉起，照护者加强巡视；⑥在洗漱及用餐时段，照护者应加强对意外的预防；⑦当照护对象使用利尿剂或镇静药时，严密防范其因频繁如厕及精神恍惚所导致的意外。

5. 病情自我监测指导

照护者应与照护对象共同讨论制订个体化防治方案，找出照护对象必须改变的生活方式和危险因素，制订计划和时间表，每个阶段做一种生活方式的改变。照护者还应鼓励照护对象建立自我症状和体征监测记录，每周记录身体症状改善情况，如休息时（睡眠、起床、翻身、体位改变）和活动时（走路、手提或肩负重物、日常生活活动中）疼痛的部位和程度，每周记录身高、体重，每天记录用药情况、饮食及锻炼情况，规律地随访复查，监测病情变化，预防意外伤害和并发症的发生。

6. 心理照护

照护者应倾听照护对象的诉说，与其共同商讨解决方案，鼓励其加强和家人、朋友的沟通，尝试参与社交活动。如果骨质疏松症患者由于疼痛、害怕骨折、发生骨折后活动受限等出现焦虑等不良心理反应，照护者要协助其及家属适应自己的角色与责任，尽量减少对康复治疗不利的心理因素。

7. 结束工作

照护者要对本次照护做简短的总结，询问照护对象是否还有其他问题，整理用物，洗手，记录，预约下次随访时间，礼貌告别。

四、日常管理

1. 设置管理目标

（1）总目标

提高照护对象对骨质疏松症知识的知晓率，使其能主动自觉地配合医生的干预措施和治疗计划，降低骨折的发生率。

（2）阶段目标

1）知晓骨质疏松症的疾病知识。

2）改变饮食结构。

3）进行适当运动。

4）做好安全防护，以防发生跌倒。

2. 健康监测

同模块一任务一相关内容。

3. 健康评估

（1）根据膳食、运动和生活方式评分标准进行初步评分，评价膳食和生活方式的科学性。

（2）将问诊、临床检查等相关资料输入计算机，以便评价骨质疏松症的危险因素，并筛查高危人群。

4. 建立健康档案

个人健康档案见表 1-1-5。

5. 健康干预

（1）饮食指导。

（2）运动指导。

（3）康复训练指导。

（4）预防跌倒指导。

（5）病情自我监测指导。

6. 跟踪随访

照护者要安排定期随访，促进照护对象坚持治疗。骨质疏松症患者还应定期去医院复查，监测有关项目。

骨质疏松症患者定期监测的项目和频率见表 4-3-1。

表 4-3-1　骨质疏松症患者定期监测的项目和频率

监测项目	监测频率
临床症状改善情况	每 1 ～ 2 个月
血、尿、骨代谢生化	每 2 ～ 3 个月
骨量的变化	每 6 ～ 12 个月
血压和体重（高血压患者）	每周
血糖和血脂	每月
糖化血红蛋白	每 3 个月

实训演练

王女士，60 岁，近几个月出现腰背酸痛、乏力现象，疼痛部位不固定，自觉有些轻微驼背，目前服用钙补充剂。她喜欢喝咖啡，经常熬夜，平日练瑜伽。王女士的骨密度测试显示骨质下降。

作为照护者，请正确评估王女士的疾病状况，制订详细的照护方案，并对王女士实施照护以及进行日常管理。

模块五

神经系统慢性疾病照护

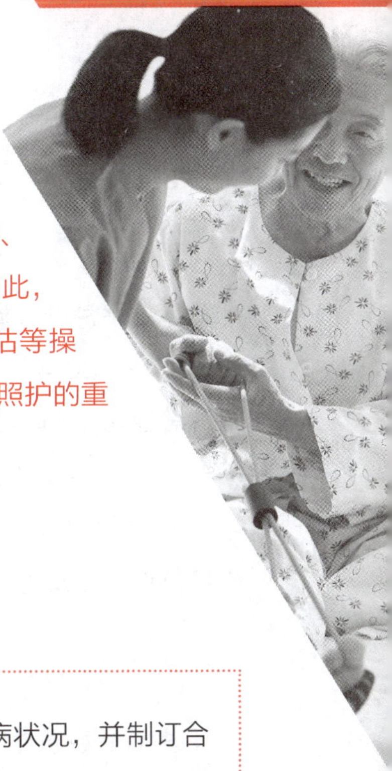

神经系统慢性疾病主要包括脑卒中、帕金森病、多发性硬化等。神经系统慢性疾病的常见症状有头痛、头晕、眼花、耳鸣、视力障碍、运动障碍、感觉障碍、认知障碍、情感障碍等。因此，监测脑电图、氧疗、神经功能评估、肌力评估、关节活动度评估等操作以及相关疾病的用药指导、健康指导是神经系统慢性疾病日常照护的重要内容。

任务目标

- 能够正确评估脑卒中、帕金森病、多发性硬化患者的疾病状况，并制订合理的照护方案。
- 能够提高脑卒中患者的生活质量，指导帕金森患者进行康复训练，指导多发性硬化患者使用助行器，并对以上患者进行健康指导，提高其疾病认知水平。
- 能够为脑卒中、帕金森病、多发性硬化患者制订健康管理计划，并采取合理的措施进行健康干预。

任务一 脑卒中照护

任务描述

李爷爷，71 岁，有高血压病史 20 年，血压最高达 200/110 mmHg，间断口服硝苯地平片进行降压治疗，但血压控制不平稳。他平素性情急躁，有 30 年吸烟史，每日 1 包，30 年饮酒史，每日 3 两白酒。李爷爷一天前生气后出现头晕、轻度头痛、恶心等症状，无呕吐，于家中自测血压 180/100 mmHg，服硝苯地平片后症状无明显好转，晨起发现左侧肢体活动障碍，伴言语欠流利、口角流涎、饮水呛，无意识障碍。

作为照护者，请正确评估李爷爷的疾病状况，制订详细的照护方案，并对李爷爷实施照护以及进行日常管理。

任务分析

李爷爷患急性脑血管病，存在运动障碍、言语障碍、吞咽障碍等，照护者首先需要让李爷爷了解脑血管疾病的临床表现，熟悉治疗方法及预后情况。李爷爷平时性情急躁，喜欢喝酒，有高血压病史和吸烟史，照护者要通过健康指导让李爷爷了解脑血管的发病因素，了解吸烟、喝酒等不良生活习惯对脑血管的影响，指导李爷爷正确监测血压和戒烟戒酒，积极进行功能康复锻炼，提高生活自理能力。

相关知识

一、脑卒中的概念、病因、临床表现及治疗

1. 概念

脑卒中又称脑血管意外，是指突然发生的，由脑血管病变所引起的局限性脑功

能障碍，持续时间超过 24 h 或引起死亡的一组临床综合征。其临床表现为头痛、头晕、意识障碍等脑部症状和引起偏瘫、失语、认知障碍等功能障碍。脑卒中包括缺血性卒中和出血性卒中，前者包括脑血栓形成、脑栓塞和腔隙性脑梗死，后者包括脑出血和蛛网膜下腔出血。脑卒中是神经系统的常见病和多发病，具有发病率高、复发率高、致残率高和死亡率高的特点。

2. 病因

引起脑卒中的原因是多方面的。脑卒中可以由某一种原因引起，也可以由多种原因同时存在所致。脑卒中常见的病因主要有以下几种：

（1）高血压

高血压是最重要的和独立的脑卒中危险因素，收缩压或（和）舒张压增高都会增加脑卒中的发生风险，且与脑卒中的发生风险呈线性正相关。长期高血压可使脑小动脉管壁呈玻璃样变或纤维素样坏死，弹性降低，脆性增高；长期高血压还能形成微动脉瘤，当血压骤升，就会引起小动脉或动脉瘤破裂出血。

（2）心脏病

心脏瓣膜疾病、冠状动脉粥样硬化性心脏病、心肌梗死、非风湿性心房颤动、二尖瓣脱垂、心脏黏膜瘤和各种原因所致的心力衰竭均会增加脑血管病的发病率，它们是肯定的脑卒中危险因素。有效防治这些疾病可降低脑卒中的发生率。

（3）糖尿病

糖尿病是缺血性脑卒中的独立危险因素，但不是出血性脑卒中的危险因素。糖尿病使缺血性脑卒中的患病风险增加 3.6 倍。高血糖可加重脑卒中患者的脑损伤程度。

（4）短暂性脑缺血与脑卒中史

短暂性脑缺血发生越频繁，脑卒中风险越高。有脑卒中史者，其脑血管病的复发率较一般人群高 4 倍。

（5）吸烟和酗酒

吸烟可提高血浆纤维蛋白原的含量，增加血液黏稠度和血管壁损害。酗酒者脑卒中的发生率是一般人群的 4 ～ 5 倍，特别是容易增加出血性脑卒中的危险。尼古丁刺激交感神经，导致血管收缩、血压升高。

（6）高脂血症

高脂血症易引发血液黏稠度增加，使脑动脉粥样硬化速度加快。高胆固醇血症与缺血性脑卒中的发生关系密切。

（7）其他脑卒中危险因素

其他脑卒中危险因素包括饮食不当（如盐、肉类、动物脂肪等摄入量过高）、体力活动减少、体重超重、滥用药物（如口服避孕药），此外还有高龄、性别、种族、脑卒中家族史等。这些危险因素中有些是可以预防的。在康复工作中及时进行脑卒中三级预防知识的宣教，对可控的危险因素早期加以干预，将有效降低脑卒中的发生率、致残率及死亡率。

3. 临床表现

（1）短暂性脑缺血发作

短暂性脑缺血发作（TIA）是指伴有局部症状的短暂的脑循环障碍。其症状发生快，消失也快，发作突然，常在 1 min 内可达到高峰，一般持续时间不超过 15 min，个别可达 24 h。TIA 易反复发作。

颈内动脉系统 TIA 通常持续时间短，发作频率少，较多进展为脑梗死。其表现为对侧单肢无力或轻偏瘫，可伴对侧面部轻瘫，特征性症状包括眼动脉交叉瘫、Horner 征交叉瘫和失语症。椎基底动脉系统 TIA 持续时间长，发作频率高，进展至脑梗死的机会少。其最常见的表现为眩晕、平衡障碍，大多不伴耳鸣，少数伴耳鸣，特征性症状包括跌倒发作和短暂性全面性遗忘症。

（2）脑血栓形成

脑血栓形成多发生于有高血压、动脉粥样硬化的老年人，症状和体征的发展稍慢，常在数分钟至数小时或 1 ~ 2 日达到高峰，不少患者在睡眠中发病，清晨醒来发现偏瘫或失语等。病前可有短暂性脑缺血发作史，起病时可有轻度头痛、头晕、肢体麻木等症状，严重时表现为头痛、恶心、呕吐等，局灶性体征多在发病后 10 余小时或 1 ~ 2 日达到高峰，患者意识清楚或有轻度的意识障碍。发病后一般几天内病情逐渐稳定，3 周后由于脑水肿消退和侧支循环建立，脑部供血改善，病情即减轻。少数患者可因病灶范围扩大、脑水肿加重而使病情逐渐恶化。神经系统体征取决于受累血管，可出现不同程度的偏瘫、失语、感觉障碍等。如果累及颈内动脉，则出现眼交叉性偏瘫；如果为大脑前动脉血栓，则表现为下肢瘫痪比上肢重；如果为大脑中动脉血栓，则出现对侧偏瘫、偏身感觉障碍和同向偏盲；当出现优势半球病变时，表现为失语。如果形成椎基动脉系统血栓，则脑干和小脑受累，出现交叉性瘫痪和感觉障碍，多数出现脑神经麻痹和共济失调。脑脊液检查正常，可有少量红细胞。头部 CT 检查：阻塞血管分布区出现吸收值降低的低密度区，通常发病后 24 ~ 48 h 出现。

（3）脑出血

脑出血好发于 50 ~ 70 岁的高血压患者，大多数患者病情严重、预后差、死亡率高。高血压和动脉粥样硬化是脑出血最常见的原因。

脑出血是指脑实质内的出血，80%左右发生于大脑半球，20%左右发生于脑干。脑出血起病急骤，患者突感头晕、头痛，出现呕吐、言语不清、跌倒等。重者合并胃肠道出血，呕吐物为咖啡色，继而意识逐渐模糊甚至昏迷，大小便失禁，血压升高，出现脑疝死亡。

由于出血部位、范围、机体反应及全身情况不同，出现体征也可不同。内囊部位出血主要表现为对侧中枢性偏瘫、对侧肢体偏瘫、鼻唇沟变浅，伸舌时舌偏向病灶对侧，偏身感觉障碍和同向偏盲的“三偏”症状，同时发病急，昏迷快；外囊部位出血量小，患者意识清楚，表现为中枢性面瘫、舌瘫、对侧偏瘫及感觉障碍；丘脑出血常表现为对侧严重深浅感觉缺失、嗜睡及尿失禁；脑桥出血表现为深度昏迷，中枢性高热，针尖样瞳孔，四肢瘫痪，病死率极高；小脑出血表现为突然起病，有严重眩晕和频繁呕吐、瞳孔缩小、步态不稳定，无明显瘫痪，可有眼球震颤、共济失调，病情发展迅速，可出现昏迷，如不及时救治，死亡率极高。

4. 治疗

（1）病因治疗

对查明原因者，如糖尿病、高血脂、高血压、颈椎病、血液高凝状态等，针对原因进行治疗。

（2）改善微循环

对缺血性脑卒中，可用低分子右旋糖酐、川芎、黏多糖制剂等药物来改善微循环，增加血容量，降低血液黏滞度，防止红细胞及血小板聚集；也可用尼莫地平等扩血管药物。近年来，光量子疗法及低能量氦 – 氖激光血管内照射疗法已普遍应用于脑血管病的治疗。

（3）溶栓、降纤、抗凝治疗

缺血性脑卒中早期（1 ~ 6 h 以内）可用链激酶、尿激酶、组织型纤溶酶原激活剂等进行溶栓治疗；急性期（发病 48 h 内）可用肝素、低分子肝素、藻酸双酯钠进行抗凝治疗，或者用东菱克栓酶、国产降纤酶等进行降纤治疗。

(4)控制血压

1)缺血性脑卒中患者：血压小于 220/110 mmHg 时不需要降压，舒张压在 110 ~ 120 mmHg 时口服硝苯地平（心痛定），舒张压大于 120 mmHg 或收缩压大于 220 mmHg 时，口服或静脉滴注硝酸甘油。

2)脑出血患者：以往认为降血压是预防继续出血的关键，现在认为脑出血常伴有颅内高压，此时必须维持有效脑灌流，过分降压可能减少脑灌流，加重脑水肿，故应着重降颅内压。治疗过程中根据患者年龄、病前有无高血压、病后血压情况、保证脑灌流等多种因素确定最适宜血压水平。一般来说，舒张压大于 120 mmHg 或收缩压大于 200 mmHg 时应做出处理。

(5)控制脑水肿

脑卒中急性期特别是重危患者，如果已昏迷应积极抢救，治疗的重点是控制脑水肿、调整血压。给予 20%甘露醇、地塞米松等静脉滴注，可降低颅内压，防止脑疝发生。这是脑出血急性期处理的一个重要环节。

(6)预防各种并发症的发生，促进神经功能的恢复

对脑卒中后的偏瘫、失语、吞咽困难等不同程度的神经功能障碍，要积极进行康复治疗，如针灸、高压氧治疗、按摩、功能训练等，同时要防止肺部、尿路感染及褥疮等各种并发症的发生。

(7)手术治疗

手术治疗已成功应用于急性脑出血患者。凡证实出血后血肿靠近大脑半球外侧及小脑部位的血肿而生命体征尚好，无严重心、肺、肝、肾功能障碍者，应积极选择手术方案。

二、脑卒中的用药指导

1. 脑梗死的用药指导

老年脑梗死的治疗主要包括溶栓、抗凝、抗血小板聚集和降颅压。

(1)溶栓剂

在起病 3 ~ 6 h 使用溶栓剂可使脑组织获得再灌注，常用药物为尿激酶和重组型纤溶酶原激活剂。该类药最严重的不良反应是颅内出血，故在使用期间应严密观察患者生命体征、瞳孔、意识状态的变化，同时注意其他部位有无出血倾向。

（2）抗凝剂

抗凝剂可减少短暂脑缺血发作和防止血栓形成，常用药物为肝素和华法林。用药期间应严密监测凝血时间和凝血酶原时间。肝素皮下注射拔针时应延长按压时间，以免出血。

（3）抗血小板聚集药

在急性期使用抗血小板聚集药可降低死亡率和复发率，注意不能在溶栓或抗凝治疗期间使用，常用药物为阿司匹林、噻氯匹定和氯吡格雷。除了观察有无出血倾向外，长期使用阿司匹林可引起胃肠道溃疡，因此消化性溃疡患者应慎用。

（4）降颅压药

大面积梗死可出现脑水肿和颅内压增高，需要应用降颅压药降颅压，常用药物有甘露醇、呋塞米、血清白蛋白。使用过程中应记录 24 h 出入量，严密监测心、肾功能。使用甘露醇降颅压时，应选择较粗的血管，以保证药物能够快速输入。

2. 脑出血的用药指导

（1）降颅压药

常用药物为甘露醇，如果患者合并心肾功能不全时可用呋塞米。对出血量较大、颅内压增高明显、意识障碍较重或有脑疝者，还可选用地塞米松，但注意对合并糖尿病、消化道出血或严重感染的患者禁用糖皮质激素。

（2）降压药

要根据高血压的原因决定是否使用降压药，发病前血压高、发病后血压更高者才使用降压药。收缩压在 180 mmHg 以内或舒张压在 105 mmHg 以内，可观察而不使用降压药。血压不能降得太低，降压速度也不可太快，以免影响脑灌注压。

（3）止血药

对高血压性脑出血患者，不主张使用止血药。如果是凝血机制障碍引起的脑出血或伴有消化道出血，可使用止血药，使用过程中要注意防止深静脉血栓的形成。

三、脑卒中的健康指导

1. 健康教育

（1）疾病相关知识指导

照护者应向照护对象及家属普及脑血管病的基本病因、主要危险因素和危害，告知本病的早期症状和就诊时机，及本病的康复治疗知识与自我护理方法，帮助分析和消除不利于疾病康复的因素，落实康复计划。

偏瘫康复和语言康复都需要较长的时间。照护者应鼓励照护对象树立信心，不急于求成，循序渐进，坚持锻炼；嘱照护对象在康复过程中应经常与康复治疗师联系，以便及时调整训练方案。

（2）病情自我监测指导

定期门诊检查，动态了解血压、血糖、血脂变化和心脏功能情况。当出现头晕、头痛、一侧肢体麻木无力、讲话吐词不清或进食呛咳、发热、外伤时，家属应及时协助就诊。

2. 生活方式指导

（1）饮食指导

适当限制脂肪、糖及盐的摄入，少喝咖啡，每餐进食七八分饱。多吃富含维生素 C 和膳食纤维的新鲜蔬菜和水果，适当进食含钾的食物，如香蕉、土豆等。经常吃蒜类食物，如大蒜、洋葱等，有助于减少血小板凝集，对预防血栓有益。烹调时宜选用富含不饱和脂肪酸的油，如菜籽油、橄榄油、花生油等，多采用蒸、煮、拌、炖等烹饪方式。限制食盐摄入量，一般情况下每日食盐摄入量以不超过 6 g 为宜，摄取过量的盐会使人体内的水分滞留、血压上升。腌制、腊味食品及调味浓重的罐头食品等加工食品应尽量少吃，隐藏在食物中的隐性盐也是不容忽视的。

同时，为保证营养摄入充分，吞咽困难者可进半流食，且进食速度应缓慢，进食后保持坐位 30 ~ 60 min，防止食物反流。因意识模糊不能进食时，可通过静脉或鼻导管供给营养。为防止食物误入气管引起窒息，进食前要注意休息，避免疲劳，进食时不要讲话。用杯子饮水时杯中水不能过少，防止杯底抬高饮水增加误吸危险。

（2）穿衣

宜穿宽松、柔软、棉质、穿脱方便的衣服，穿衣时先穿患侧后穿健侧，脱衣时顺序相反。宜穿防滑鞋，不宜穿系带的鞋。

（3）如厕

养成定时排便的习惯，如果活动障碍，可利用便器在床上排便。可自行如厕者，需有人陪护，以便帮助其穿脱裤子和观察病情。

（4）戒烟限酒

经常吸烟是一个公认的缺血性脑卒中的危险因素，长期被动吸烟也可增加脑卒中的发病危险。故吸烟者应戒烟，不吸烟者也应避免被动吸烟。

酒精摄入量与出血性脑卒中有直接的剂量相关性。长期大量饮酒和急性酒精中毒是导致青年人脑梗死的危险因素。酒精可能通过多种机制导致脑卒中的发生，包括升高血压、导致血液高凝状态、诱发心律失常、降低脑血流量等。饮酒一定要适度，不要酗酒。建议男性每日饮酒量（饮酒量 = 喝酒量 × 酒的浓度 ×0.8）少于 30 g，女性少于 20 g。对不饮酒者，不提倡用少量酒精预防心脑血管病。

（5）注意冷暖

冬天在户外活动时应注意保暖，避免头部受凉；洗澡水的温度不宜过高或过低，时间不宜过长。避免在温度相差较大的环境之间突然转移。因为气温骤冷骤热可使血管骤然收缩或舒张，导致血压波动，当机体不能进行有效调节和适应时，容易诱发脑卒中，因此一定要采取相应的防护措施。

（6）劳逸结合，生活规律

用脑要适度，不要持续用脑时间太长，避免过度疲劳，保证充足的睡眠。忌餐后就睡，因为餐后血液聚集于肠胃，而脑部血供相对减少，同时餐后就睡可使血压下降，导致脑部血供进一步减少，血流缓慢，易形成血栓。因此，最好餐后半小时再睡。

（7）动作缓慢，预防跌倒

脑血栓形成往往发生于夜间，尤其是上厕所的时候，所以夜间如厕一定要在清醒后缓慢起床。平时做家务时也要注意体位变化不要太快，以免引起脑部缺血。日常生活中动作要缓慢，平时外出时要多加小心，防止跌倒。

3. 康复训练

（1）肢体运动障碍的康复训练

1）保持正确的卧位姿势：当肢体处于麻痹、瘫痪状态时，保持肢体的功能位是十分重要的。正确的卧姿可以避免患者将来出现异常的痉挛姿势。

健侧卧位时，用枕头垫在患侧肩胛上部，使患侧肩外侧呈前倾位，患肢外旋用枕头垫托，肘、腕充分伸展，手掌对床面，患腿在上，自然弯曲，垫枕头，以提供舒适的支撑，维持机体的功能位，预防关节强直。

仰卧位时，为防止肩胛骨的后撤，取一个比躯干略高的枕头，将伸展的上肢置于枕上，前臂保持旋后位，使患侧躯干伸直。为防止患侧骨盆后坠，在骨盆下垫枕；为防止患侧下肢外展外旋，应在患侧下肢外下方垫枕，在足底放置保持踝关节背屈、外翻位的足托板。

患侧卧位时，应确保患者的体重不对麻痹的肢体造成伤害，卧位时间为20 ~ 30 min，患肩完全前倾外旋，肘、腕伸直，掌心向上，髋关节、膝关节略弯曲，腿则弯曲向前。

2）全身或局部按摩：按摩可促进血液、淋巴循环，防止或减轻浮肿，对患肢进行运动感觉的刺激有利于其恢复。患者应按时做按摩，长期坚持，不间断进行。按摩动作要轻柔、缓慢、有节律，切不可用粗暴的手法。按摩的顺序应该从肢体的远端到近端，以利于血液循环。

3）关节的被动活动：肢体瘫痪者在康复早期即应开始做关节的被动活动，幅度由小到大、由大关节到小关节。被动活动从近端关节开始，再至远端，结束后返回，再开始新的动作；对健侧上下肢与患侧上下肢要做相同的动作，健侧与患侧同时训练有利于肢体功能的恢复；不论上肢还是下肢，每日进行 2 ~ 4 次，每次同一动作进行 5 ~ 6 遍。活动近心端关节前后时，要适当支托，控制关节活动幅度，避免受伤和引起疼痛。对于肢体严重挛缩者，应根据其当前的关节活动度安排训练，逐步扩大关节活动范围，不可强拉硬拽。

4）主动活动：患者应尽早下床活动，先借助平衡木练习站立、转身，后逐渐借助拐杖或助行器练习行走。助行器支撑面积较大，较拐杖稳定性高，多在室内使用。上肢肌力差、不能充分支撑体重者，应选用腋窝支持型助行器；上肢肌力较差、提起助行器有困难者，可选用前方有轮型助行器。训练肢体活动的协调性时，先集中训练近端肌肉的控制力，后训练远端肌肉的控制力，训练时要注意安全。

5）生活技能的恢复：在患者能进行床上活动时，便应开始进行进食、洗漱、更衣、大小便等自理训练。训练应循序渐进，坚持先简后繁、先粗后精的训练原则。如果手功能恢复差，可进行健手训练，以期达到生活自理；还可通过编织、绘画、打字、打算盘、垒积木等方法训练两手的协调能力和精细动作。学会使用生活自理辅助器具，如辅助穿衣用具、助行器等。

（2）言语障碍的康复训练

言语障碍是指由于脑部损伤，使原来已经获得的语言能力受到损伤或丧失的一种语言障碍综合征，表现为语言表达和理解能力障碍。患者意识清醒，无精神障碍，能听见声音但不能辨别和理解，无感觉缺失和发音肌肉瘫痪，但不能清楚地说话或者说出的话语不能表达意思。失语会对患者生理和心理造成极大的不良影响，有时甚至超过运动功能障碍。因此，重建言语功能是康复训练中极为重要的一环。照护者可以根据照护对象的喜好选择合适的图片或读物，从发音开始，按照字、词、句、段的顺序训练说话。训练时照护者应仔细倾听，善于猜测、询问，为照护对象提供述说熟悉的人或事的机会；同时要对家属做必要的指导，为照护对象营造良好的语言环境。

目前国际上广泛应用的 Schuell 刺激法是多种失语症治疗方法的基础。治疗原则是：①利用强的听觉刺激，这是刺激法的基础；②适当的语言刺激，让患者感到有一定的难度但尚能完成为宜；③多途径的刺激，如听、视、触等可相互促进效果；④反复利用感觉刺激，可提高反应性；⑤刺激引出的反应是评价刺激是否恰当的唯一方法；⑥正确的反应要强化，不正确的反应要修正刺激。

1）早期训练，反复示范：语言训练越早，越有利于言语功能的重建。可采用单词、短语卡训练，避免复杂长句。耐心、反复示范，坚持循序渐进、持之以恒。

2）不同类型分别对待：如命名性失语主要为遗忘性失语，以反复强化训练为主；运动性失语主要是构音困难，重点是进行构音器官运动功能训练和发音训练。

3）营造语言环境：言语功能恢复通常需要较长时间，家庭成员与患者接触时间长，故应动员家属、朋友多与患者交流，使之能多听、多说，促进言语功能恢复。照护者在与照护对象交流时，要精心选择话题，激起照护对象的参与欲望。语言训练方法要灵活多样，可以借助电视、广播、图片、实物等。

4. 心理照护

（1）掌握心理状态

脑卒中后运动和言语功能的突然障碍，导致患者易情绪激动、烦躁或伤感、猜疑、孤僻、抑郁、自卑，以自我为中心，对他人要求更为严格，当想到将长期卧床或成为别人“累赘”时常会情绪异常。照护者要以高度的责任心，晓之以理，动之以情，不急躁，不厌烦，态度和蔼、有礼貌，精心照料，照护操作动作要轻柔、准确，增加亲切感和安全感，使照护对象配合治疗和照护。

（2）增强信心

突然的功能障碍及心理创伤都需要患者有坚强的毅力来承受。而后期的康复阶段漫长而难忍，照护者应鼓励照护对象发挥自身潜在力量，变悲观失望为主观努力，以坚强的信念、积极愉快的情绪接受康复治疗与锻炼，面对现实，树立新的生活目标。照护对象的家属应关心、体贴照护对象，给予其精神支持和生活照顾，但要避免照护对象养成依赖心理，鼓励和督促照护对象坚持锻炼，增强自我照顾的能力。

四、脑卒中的预防措施

由于脑血管病的病因尚未完全阐明，故应在人群防治中针对危险人群采取必要的措施，积极预防和减少脑血管病的发生。

1. 控制血压

高血压是脑血管病的主要危险因素，因此早期发现和治疗高血压是预防脑血管病的重要措施。

2. 控制体重

肥胖也是脑血管病的危险因素，节制饮食、加强锻炼、参加体力劳动等能起到控制体重过度增长的作用。建议成年人的体重指数（BMI）控制在 28 kg/m^2 以内，或腰围 / 臀围小于 1，体重波动范围小于 10%。

3. 防治心脏病和糖尿病

心脏病和糖尿病均能增加脑血管病的发生率，因此要加强对这两种疾病的防治。

4. 饮食指导

日常饮食以素食与清淡饮食为主，多吃蔬菜、水果，少食动物内脏和肥肉。

（1）饮食中的脂肪和糖类含量不能太高，要有充足的矿物质元素和维生素。

（2）进餐要定时、有规律，避免过饱，食物要柔软、易消化、色香味佳。

（3）减少盐摄入量，每天限制在 3 ~ 5 g 以下，同时多选择钾盐，这对预防脑血管病的发生有明显作用。

（4）戒烟限酒。吸烟可能影响血压升高和提高血小板聚集性而引起脑血栓形成，大量饮酒也会促使脑梗死发生。

5. 合理运动

适当的体育活动可改善心脏功能，增加脑血流量，改善微循环；也可通过降低升高的血压、控制血糖水平、降低体重等控制脑卒中的主要危险因素，从而起到保护性作用。

运动应根据个体情况选择适合自己的运动项目，成年人每周至少进行 3 ~ 4 次适度的体育锻炼（如快走、慢跑、骑自行车或其他有氧运动等），每次活动时间不少于 30 min。需要重点强调的是，规律、适度的体育锻炼是健康生活方式的一个重要组成部分，其防病作用非常明显。

6. 保持精神愉快，避免情绪激动

老年人常因情绪变化而诱发脑血管病，因此对情绪因素不能忽视。要注意劳逸结合，保证足够睡眠，避免过度紧张，控制情绪波动，保持乐观。

7. 定期体检

除了养成健康的生活习惯外，定期体检也是一个预防或早期发现问题的关键。35 岁以上人群进行定期体检是非常必要的保健措施，一般每年至少检查 1 次。可通过体检了解心脏功能有无异常，特别是有无心房颤动或缺血性改变；同时了解血压、血糖和血脂水平，发现异常后应积极治疗。

任务实施

一、照护评估

1. 现病史

（1）病程

了解照护对象脑卒中形成的原因。动脉炎、血管痉挛、血液成分和血流动力学改变可促进血栓形成。造成老年脑栓塞的栓子最多见于心源性，即心脏附壁血栓脱落，其次为非心源性。老年人最常见的栓塞是主动脉弓及其发出的大血管的动脉粥样硬化斑块脱落或肺静脉血栓栓塞，另有脂肪栓子、气体栓子等。

（2）目前状况

评估照护对象的临床疾病情况，有无肢体运动障碍，有无感觉障碍、言语障碍等，有无引起疾病的其他因素；评估照护对象有无坠床、跌倒的风险。

（3）相关病史

脑出血患者 80% ~ 90%有高血压病史。动静脉畸形血管破裂也是引起脑出血的基础病因。少数血液病、动脉炎、淀粉样血管病也会导致脑出血的发生。动脉粥样硬化是脑血栓形成和脑栓塞的共同病因。因此，高血压、糖尿病、高脂血症、高黏血症、冠心病、吸烟及精神状态异常等导致或加重动脉粥样硬化的因素，都与老年脑梗死的发生有关，故应评估老年人有无此方面的基础病变。

（4）个人史

评估照护对象是否使用影响凝血的药物，如果使用溶栓剂、抗凝剂或抗血小板药，可在跌倒、外伤后引起脑出血。寒冷、大便用力、饮酒过度、情绪激动等因素均可诱发脑出血。

2. 身体状况

（1）评估肢体运动功能

脑卒中患者常见的运动障碍有肌张力异常、肌力异常、关节活动障碍等。常见的原因有：关节、软组织、骨骼病损所致的疼痛与肌肉痉挛，制动、长期保护性痉挛，肌力不平衡及慢性不良姿势等所致的软组织缩短与挛缩，关节周围软组织瘢痕与粘连，运动控制障碍等。照护者需通过评估照护对象的肢体运动功能，发现其关节活动障碍的程度，分析可能的原因，选择治疗方法，评价治疗效果等。

（2）评估有无感觉障碍

脑损伤会干扰知觉和感觉信息的整合，因此，躯体感觉受损将影响患者的躯体运动功能和日常生活活动能力。照护者主要通过评定照护对象躯体感觉有无障碍，并利用检查结果，为其制订训练计划。

（3）评定有无言语障碍

照护者应了解照护对象有无言语障碍，并判断其性质、类型、程度及可能原因，确定是否需要给予言语治疗，以及采用何种有效的治疗方法。

（4）评估日常生活活动能力

日常生活活动能力是指人们在每日生活中为了照顾自己的衣食住行，保持个人卫生整洁和进行独立的社会活动所必须进行的一系列基本活动，是人们为了维持生存以及适应生存环境而每天必须反复进行的、最基本的、最具有共性的活动。照护者要确定照护对象能否独立及独立的程度，判定预后，制订和修订治疗计划，评定治疗效果等。

（5）评估有无并发症

脑出血可引起下丘脑、边缘系统、血管调节中枢受累，同时作为应激反应可使交感神经刺激强化，导致心血管功能紊乱进一步加重，在急性期常出现心肌梗死、心律失常表现。另外，脑出血可影响内分泌和凝血功能，可出现非酮症高渗性昏迷、血栓性静脉炎、应激性溃疡等并发症。

3. 辅助检查

（1）头颅 CT

头颅 CT 可显示脑梗死的部位、大小、数量等，梗死区为低密度影。头颅 CT 可作为脑出血的首选检查，它能清楚、准确地显示血肿的部位、大小、形态及周围组织情况。脑出血为边界清楚、均匀的高密度影。

（2）核磁共振（MRI）

MRI 能够比头颅 CT 更早发现梗死灶，尤其对脑干及小脑梗死的诊断率高。MRI 对急性期的幕上脑出血及小脑出血诊断价值不如头颅 CT，对脑干出血诊断率高。

（3）数字减影血管造影（DSA）

DSA 可显示动脉闭塞或狭窄的部位和程度，还可显示颅内动脉瘤和血管畸形。因其无创性，尤其适合老年人脑梗死的辅助检查。DSA 适合怀疑有脑血管畸形、动脉瘤及血管炎的患者。

（4）脑脊液检查

脑脊液检查仅适用于不能进行 CT 检查且临床无颅内压增高的患者。脑出血的脑脊液呈洗肉水样。

（5）经颅多普勒超声（TCD）

TCD 可测定颅底动脉闭塞或狭窄的部位和程度，对血管狭窄引起的短暂脑缺血发作诊断有帮助。

（6）单光子发射 CT（SPECT）

SPECT 是放射性核素与 CT 相结合的一种新技术，可更早发现脑梗死，还可定量检测脑血流量和反映脑组织的病理生理变化。

二、制订照护方案

1. 帮助照护对象进行被动活动，逐渐恢复肢体功能。
2. 指导照护对象进行康复训练和日常生活活动能力训练。
3. 指导照护对象戒烟限酒、稳定情绪。
4. 制作健康教育海报，做好饮食、运动等健康宣教。

三、实施照护

1. 进入房间

轻敲房门，经照护对象允许后进入房间。

2. 沟通交流

照护者要疏导照护对象情绪，帮助其树立信心，鼓励其进行主动康复训练。如照护者可以说："李爷爷，您要积极进行康复训练，这样您的肢体功能才能恢复得更快。""李爷爷，您的动作非常正确，进步真快，您太棒了！"

3. 帮助照护对象进行肢体的被动活动

照护者帮助照护对象进行肢体的被动活动时，应掌握正确的被动活动方法，活动幅度要从小到大，动作要轻柔，注意活动力度，以不发生疼痛为原则；活动时应协助照护对象取舒适体位，面对照护对象进行操作，以便观察其反应；活动后要准确记录关节活动度、肌肉强度、肌张力和照护对象的反应，定期了解进展情况并加以比较。

4. 指导照护对象进行康复训练

康复训练时注意循序渐进，选择相对容易开展的活动项目，再逐渐增加运动的量、时间和频率。取得疗效以后，仍需坚持锻炼，才能保持和增强效果。康复训练的时间以每次半小时左右为宜，注意餐后不宜立即进行。瘫痪者可借助助行器等辅助器具进行活动。

5. 指导照护对象戒烟限酒、稳定情绪

指导照护对象戒烟限酒，在平时的生活中切忌狂喜、暴怒、忧思、长期精神紧张等。情绪要稳定，经常保持乐观、豁达的心情，避免不良情绪导致神经体液调节功能紊乱而诱发脑卒中。

6. 健康宣教

按照多品种、适量与平衡的饮食原则，安排好一日三餐，注重优质蛋白、矿物质和微量元素的摄取。控制油脂的摄入量。每日正常饮水量应达到 2.0 ~ 2.5 L。老年人血液具有浓、黏、凝的特点，多饮水有利于降低血液黏稠度，减少脑血栓形成的危险性。心脏病患者应限制水的摄入量。

7. 结束工作

整理用物，洗手，记录，预约下次随访时间。

四、日常管理

1. 设置管理目标

（1）总目标

1）最终目标是恢复照护对象的功能，提高照护对象的生活自理能力和社会参与能力。

2）评估治疗效果，及时纠正或维持治疗方案，充分发挥肢体残存功能，提高机体功能。

3）鼓励照护对象坚持康复训练，延缓脑卒中并发症的发生和发展，提高照护对象的生活质量，延长其寿命。

（2）阶段目标

1）提高照护对象的身体功能和生活自理能力。

2）鼓励照护对象戒烟限酒。

3）对照护对象进行心理照护。

4）帮助照护对象调节饮食。

2. 健康监测

同模块一任务一相关内容。

3. 健康评估

（1）初诊脑卒中的检查评估项目

1）年龄、性别：记录年龄、性别。

2）家族史：询问高血压、糖尿病、冠心病等家族史。

3）病程：了解患脑卒中的时间、治疗过程、药物使用情况。

4）病史及既往史：了解目前脑卒中的病情，有无其他疾病史。

5）皮肤情况：皮肤有无破损、压疮等情况。

6）风险评估：有无坠床、跌倒等风险。

7）生活方式：了解膳食中脂肪、盐、酒精的摄入量，吸烟情况，体力活动量，体重变化等。

8）社会心理因素：了解家庭、工作、个人心理及文化程度。

（2）辅助检查

头颅 CT、核磁共振（MRI）、数字减影血管造影（DSA）、脑脊液检查、经颅多普勒超声（TCD）和单光子发射 CT（SPECT）。

（3）脑卒中的临床评估

关节活动及力量评估、感知觉评定、脑神经系统检查、简易精神量表、认知能力评估、心理社交情况及日常生活能力评定。

4. 建立健康档案

个人健康档案具体见表 1-1-5。

5. 健康干预

（1）脑卒中的综合干预

1）戒烟限酒。

2）合理膳食，清淡饮食，适量饮水。

3）稳定情绪，注意冷暖。

4）劳逸结合，生活规律。

5）动作缓慢，预防跌倒。

（2）有针对性地制订健康管理计划

要求同模块一任务一相关内容。

6. 跟踪随访

脑卒中多起病突然，多数患者不能适应短时间内角色转换，常出现多种负性情绪，同时由于病程长、瘫痪肢体功能恢复慢，致使家庭成员也承受很大的压力。故照护者应重点进行心理照护、饮食照护、合理用药控制血压、ADL 训练等相关知识的普及，强调家庭重要成员的配合，鼓励家属积极参与照护对象的康复活动，并进行随访督导，从实际中了解问题并解决问题。建立随访档案（见表 5-1-1），加强随访，及时给予照护对象及家属信息支持。通过指导、监督，把照护者的帮助降到最低限度，充分挖掘照护对象的潜能，使照护对象主动完成各项日常生活活动，逐渐增强其自理能力。

表 5-1-1　脑卒中患者随访档案

随访日期	年　月　日
随访方式	□ 1. 门诊　□ 2. 家庭　□ 3. 电话
脑卒中类型	□ 1. 蛛网膜下腔出血　□ 2. 脑出血　□ 3. 脑血栓形成　□ 4. 脑栓塞 □ 5. 腔隙性梗死　□ 6. 分水岭脑梗死　□ 7. 未分类脑卒中
脑卒中部位	□ 1. 大脑半球左　□ 2. 大脑半球右　□ 3. 脑干　□ 4. 小脑　□ 5. 不确定

续表

<table>
<tr><td>目前症状</td><td colspan="5">□ 1. 嘴、眼歪斜 □ 2. 半身不遂 □ 3. 舌强语謇 □ 4. 智力障碍
□ 5. 其他症状 □ 6. 没有症状</td></tr>
<tr><td>个人病史</td><td colspan="5">□ 1. 冠心病 □ 2. 高血压 □ 3. 高脂血症 □ 4. 糖尿病 □ 5. 无</td></tr>
<tr><td>并发症情况</td><td colspan="5">□ 1. 褥疮 □ 2. 呼吸道感染 □ 3. 泌尿道感染 □ 4. 深静脉炎
□ 5. 其他：</td></tr>
<tr><td>新卒中情况</td><td colspan="5">□ 1. 构音障碍 □ 2. 失语 □ 3. 面瘫 □ 4. 感觉障碍 □ 5. 左侧肢体瘫
□ 6. 共济失调 □ 7. 昏迷 □ 8. 右侧肢体瘫 □ 9. 头疼 □ 10. 呕吐
□ 11. 意识障碍 □ 12. 眩晕 □ 13. 癫痫 □ 14. 没有症状</td></tr>
<tr><td>其他新发症状</td><td colspan="5"></td></tr>
<tr><td rowspan="3">用药情况</td><td colspan="5">药物名称 1： 用法用量：每日 次，每次 mg</td></tr>
<tr><td colspan="5">药物名称 2： 用法用量：每日 次，每次 mg</td></tr>
<tr><td colspan="5">药物名称 3： 用法用量：每日 次，每次 mg</td></tr>
<tr><td>用药依从性</td><td colspan="5">□ 1. 规律 □ 2. 间断 □ 3. 不用药</td></tr>
<tr><td>能否自理</td><td colspan="5">□ 1. 完全自理 □ 2. 部分自理 □ 3. 完全不能自理</td></tr>
<tr><td>康复治疗方式</td><td colspan="5">□ 1. 按摩 □ 2. 针灸 □ 3. 运动训练 □ 4. 其他方式：</td></tr>
<tr><td colspan="2">吸烟情况（支 / 天）</td><td></td><td colspan="2">饮酒情况（两 / 天）</td><td></td></tr>
<tr><td colspan="2">运动频率（次 / 周）</td><td></td><td colspan="2">每次持续时间（分钟 / 次）</td><td></td></tr>
<tr><td>身高（cm）</td><td></td><td>体重（kg）</td><td></td><td>腰围（cm）</td><td></td></tr>
<tr><td>血压（mmHg）</td><td></td><td>血糖（mmol/L）</td><td colspan="3"></td></tr>
<tr><td>肢体功能恢复情况</td><td colspan="5">□ 1. 好 □ 2. 一般 □ 3. 差</td></tr>
<tr><td>此次随访分类</td><td colspan="5">□ 1. 控制满意 □ 2. 控制不满意 □ 3. 不良反应
□ 4. 并发症：</td></tr>
<tr><td colspan="2">本次随访医生建议</td><td colspan="4"></td></tr>
<tr><td colspan="2">下次随访日期</td><td colspan="4"></td></tr>
<tr><td colspan="2">随访医生签名</td><td colspan="4"></td></tr>
</table>

实训演练

王爷爷，78 岁，一天前生气后出现头晕、头痛、恶心等症状，无呕吐，于家中自测血压 180/100 mmHg，自服硝苯地平片后无明显好转，晨起后发现左侧肢体活动障碍，伴言语欠流利、口角流涎、饮水呛咳。王爷爷有高血压病史 20 年，间断口服硝苯地平片进行降压治疗，血压控制不平稳。他平素性情急躁，有吸烟史、饮酒史 40 余年，否认有药物过敏史。

体格检查：体温 36.3 ℃，脉搏 80 次/分，呼吸 18 次/分，血压 180/90 mmHg，神志清楚，精神不振，言语欠流利，伸舌右偏，左侧鼻唇沟变浅，劲软，无抵抗，双肺呼吸音清，双肺未闻及干、湿啰音，心律齐，腹软，无压痛，肝脾未及，肠鸣音正常，移动性浊音阴性，两下肢无水肿。左侧肢体肌力 3 级，肌张力正常，深浅感觉正常，左侧巴氏征阳性。头部 CT：右侧基底节区片状低密度灶，大小约 2.5 cm × 1.6 cm，边界模糊，CT 值 2 506 Hz。

作为照护者，请正确评估王爷爷的疾病状况，制订详细的照护方案，并对王爷爷实施照护以及进行日常管理。

任务二
帕金森病照护

任务描述

李奶奶，65 岁，肢体不自主抖动、行动迟缓 6 年，加重半年。

作为照护者，请正确评估李奶奶的疾病状况，制订详细的照护方案，并对李奶奶实施照护以及进行日常管理。

任务分析

从症状描述可初步判定，李奶奶患有帕金森病。照护者需要让李奶奶了解帕金森病的病因及治疗方法，宣传相关知识，引起其重视；指导李奶奶学会如何正确用药，坚持进行康复锻炼，以实现疾病自我管理，提高自理能力。

相关知识

一、帕金森病的概念、病因、临床表现及治疗

1. 概念

帕金森病（PD）又称震颤麻痹，是中老年常见的神经系统变性疾病，也是老年人最常见的锥体外系疾病，以静止性震颤、肌强直和体位不稳为特征。PD 起病高峰在 60 岁左右，且有随年龄增大而发病概率增加的倾向。其主要病理改变是黑质致密部多巴胺能神经元变性，由黑质纹状体神经元脱失引起纹状体多巴胺缺乏。

2. 病因

（1）生理性老化

随着年龄增长，黑质多巴胺能神经元数目逐渐减少，纹状体内多巴胺递质水平

逐渐下降。当黑质多巴胺能神经元数目减少 50%以上时，纹状体内多巴胺递质含量减少 80%以上，临床就会出现 PD 的运动障碍表现。

（2）环境因素

长期接触杀虫剂、除草剂或长期饮用露天井水可能是 PD 发病的危险因素，环境中某些工业和农业毒素也可能是其致病因素之一。

3. 临床表现

PD 的临床表现以运动功能改变为主，可伴有其他不适，即非运动性症状，老年人出现各种非运动性症状的概率更大。

（1）运动功能改变

PD 早期的表现主要为静止性震颤、运动迟缓和肌强直，这与多巴胺进行性丢失有关。随着时间的延续，病情逐渐进展，非多巴胺相关症状开始出现，如屈曲体态、冻结现象、慌张步态等，这些严重的表现会进一步导致残疾。需要注意的是，部分病例尤其是 70 岁以上的老年患者可不出现静止性震颤。

（2）非运动性症状

非运动性症状包括反应迟钝、主动性减少、淡漠、痴呆、乏力、抑郁和焦虑、睡眠障碍、自主神经功能障碍（如便秘、出汗异常、流涎、性功能减退、脂溢性皮炎等）及感觉异常（如受累肢体出现疼痛、麻木、刺痛和烧灼感）等。

4. 治疗

迄今尚无药物或手术方法能明确延缓 PD 的进展，因此，保护神经、保持运动功能、个体化干预是针对 PD 患者治疗的基本原则。治疗目标是减轻各种运动或非运动性症状，减少各种并发症的发生，延长患者寿命；同时通过药物和非药物治疗方法减轻患者的焦虑、抑郁情绪，增强自尊，提高生活质量。

二、帕金森病的用药指导

1. 复方左旋多巴

复方左旋多巴是治疗 PD 最基本、最有效的药物，常用药物为多巴丝肼（美多巴）。

（1）不良反应

大约有 60%的患者在使用复方左旋多巴治疗 5 年后会发生“开关现象”（指 PD 症状在突然缓解与加重之间波动）、“剂末现象”（又称疗效减退，指 PD 症状随着血药浓度发生规律性波动）、异动症（表现为舞蹈症或手足徐动样不自主运动、肌强直或肌阵挛）等并发症，因此用药期间应注意观察药效变化。

（2）用药注意事项

①此类药需要服用数天或数周后才会见效；②需要吞服，避免嚼碎药片；③避免与高蛋白食物一起服用，因为蛋白质会影响其吸收，最好在摄入高蛋白前 30 ~ 60 min 服用；④避免突然停药，否则会导致发热、出汗、肌强直、精神错乱以及意识模糊等。

2. 多巴胺受体激动药

多巴胺受体激动药能直接激动纹状体，产生与多巴胺相同作用的物质，从而减少和推迟运动并发症的发生。常用药物有普拉克素、吡贝地尔和罗替戈汀。此类药虽然较复方左旋多巴更少导致“剂末现象”、异动症等并发症，但更容易引发幻觉、精神错乱等精神症状，也更容易引发睡眠、踝部水肿及冲动控制障碍（表现为强迫性赌博、购物、进食和性欲过强）。

3. 金刚烷胺

金刚烷胺可与复方左旋多巴等合用，能改善约 2/3 患者的症状，是目前已知的唯一有效治疗异动症的药物。老年人不耐受，可出现幻觉、精神错乱等精神方面的不良反应。为避免失眠，应尽量在黄昏前服用，有心脏病、肾衰竭的老年人应禁用。

4. 其他药物

单胺氧化酶 B 抑制剂可减少步态冻结，并可减慢 PD 临床恶化的速度，常用药物为司来吉兰。司来吉兰属于轻微兴奋剂，故应尽量在上午服用。抗胆碱能药可减轻震颤的严重程度，但老年人服用后易出现记忆损害和幻觉，故应避免 70 岁以上患者使用，可用抗组胺药替换。

三、帕金森病的健康指导

1. 疾病相关知识指导

PD 早期轻型病例无须特殊治疗，主要是进行适当的活动与体育锻炼。当疾病影响到患者日常生活和工作时，适当的药物治疗可以不同程度地减轻症状，但不能阻止病情发展，而长期的药物治疗引起的不良反应有可能导致后期并发症的风险。因此，疾病总的趋势是越来越重。

2. 治疗指导

PD 需要长期或终身服药治疗，患者需要了解用药原则，常用药物种类、名称、剂型、用法，用药注意事项，疗效及不良反应的观察与处理等。长期服药过程中可能会出现某些症状加重或疗效减退，患者应熟悉“开关现象”“剂末现象”和异动症的表现形式以及应对方法。

（1）用药原则

从小剂量开始，缓慢递增，以较小剂量达到较满意疗效；用药期间尽量避免使用维生素 B_6、利舍平、氯丙嗪、奋乃静等药物，以免降低药物疗效或导致直立性低血压等不良反应。

（2）疗效观察

用药期间要仔细观察震颤、肌强直、运动功能、言语功能的改善程度，起坐的速度、步行的姿态、讲话的音调与流利程度，写字、梳头、扣纽扣、系鞋带及进食动作等，以评价药物疗效。

3. 饮食指导

（1）饮食原则

PD 患者宜摄入高热量、高维生素、高纤维素、低盐、低脂、适量优质蛋白的易消化饮食，主食以五谷类为主，多选粗粮，多食新鲜蔬菜和水果，补充适量维生素 C、D、E 和虾青素，多饮水（每日饮水量 2 000 mL 以上），并要根据病情变化及时调整和补充各种营养素，少吃油、盐、糖，适当减少乳制品的摄入，戒烟戒酒。由于高蛋白饮食会降低左旋多巴类药的疗效，故不宜盲目摄入过多的蛋白质。槟榔为拟胆碱能食物，可降低抗胆碱能药的药物疗效，故应避免食用。推荐吃富含左旋多巴的食物，如蚕豆。

（2）进食方法

进食或饮水时抬高床头，保持坐位或半坐位，注意力集中；给予充足的时间和安静的进食环境，不催促、不打搅进食。流涎过多者可使用吸管；对于咀嚼和吞咽功能障碍者，应给予稀粥、面片、蒸蛋等精细制作的小块食物或黏稠不易反流的食物，让患者分次吞咽，避免坚硬、滑溜及圆形的食物，如果冻等；对于进食困难、呛咳者，及时插胃管鼻饲。

4. 皮肤护理指导

PD 患者皮肤抵抗力降低，容易发生皮肤破溃和继发性皮肤感染，故应经常清洁皮肤，勤换衣服和被褥，穿柔软宽松的棉布衣服，保持皮肤卫生。

5. 休息与活动指导

照护者应鼓励照护对象保持和培养兴趣爱好，坚持适当的运动和体育锻炼，做力所能及的家务劳动等，延缓身体功能障碍的发生和发展，从而延长寿命，提高生活质量。照护对象应树立信心，坚持主动运动，如散步、打太极拳等，保持关节活动的最大范围，加强日常生活动作训练，进食、洗漱、穿脱衣服等尽量自理。对于卧床者，照护者应协助其被动活动关节和按摩肢体，以预防关节和肢体挛缩。

6. 安全指导

PD 进展期下肢行动不便、坐起困难、慌张步态等易导致日常生活活动能力下降，并增加受伤的危险，因此 PD 患者的房间结构布局、生活用品摆放以及座椅、床铺、走道、坐便器要求按照相关照护标准配置。PD 患者应避免单独使用煤气、热水器及锐利器械，防止受伤等意外；避免进食带骨刺的食物和使用易碎的器皿；体位性低血压患者睡眠时应抬高床头，穿弹力袜防止血液淤滞在下肢，避免快速坐起或下床活动，以防止跌倒。

上肢震颤明显的老年人应避免拿热水、热汤；端碗持筷有困难者应使用带有大把手的餐具，选用材质不易碎的器皿；有幻觉、抑郁、精神错乱或智力障碍者应有专人陪护，药物代为保管，每次药物定时定量送服到口。

7. 运动指导

运动不但可以防止和推迟关节的强直与肢体的挛缩，还有助于减轻非运动症状。照护者应根据照护对象活动受限的情况，制订针对性的锻炼计划。

（1）疾病早期

鼓励照护对象从事力所能及的家务或工作，参与各种形式的活动，坚持适当的体育锻炼。注意通过各种形式保持身体和各关节的功能。

（2）疾病中期

当照护对象已出现某些部位的运动障得时，照护者应结合具体情况有计划、有目的地安排其锻炼。

1）起步困难者：可在脚前放置一个小的障碍物作为视觉提示，也可使用有明显节拍的音乐进行适当的听觉提示，以帮助起步和练习走路。当照护对象感到脚粘在地上时，可指导其先后退一步，再向前走，这样比直接向前走更容易。

2）步态异常者：鼓励照护对象行走时两腿尽量保持一定距离，双臂摆动，以保持平衡；尽可能不在原地转弯，转身时以弧线形式前移；行走时要集中注意力，不要边走路边讲话；不要穿拖鞋行走，裤子或裙摆不要太长，以免绊倒。

（3）疾病晚期

当照护对象因显著的运动障碍而卧床不起时，照护者应帮助其采取舒适体位，保持关节功能位，定时活动关节，按摩四肢肌肉，注意动作要轻柔。

8. 交流

对于有言语不清、构音障碍的老年人，照护者应态度和蔼、诚恳耐心地倾听他们的诉说，不随意打断他们说话。照护者可指导照护对象采用手势、画板、纸笔等方式增进沟通效果。

四、帕金森病的预防措施

很多研究表明，吸烟、咖啡因摄入、高尿酸水平、体力活动、布洛芬及其他常见药物的使用等都与罹患帕金森病风险下降有关。

1. 吸烟

尼古丁在某些帕金森病动物模型中具有神经保护作用，其潜在的治疗效果正在一项纳入早期帕金森病患者的随机试验中进行观察。

2. 咖啡因摄入

一些研究表明，咖啡饮用者患帕金森病的风险低于非饮用者。

3. 高尿酸水平

尿酸可预防多巴胺能神经元变性，因此高尿酸水平与帕金森病风险降低相关。

4. 体力活动

经常进行中度或充足的体力活动与帕金森病风险下降相关。晚年帕金森病风险与高中和大学期间或 35 ～ 39 岁时的体力活动具有强烈的负相关性。

5. 布洛芬及其他常见药物的使用

抗炎药通过抑制小神经胶质细胞的炎症前反应，可延迟或预防临床帕金森病的发生。他汀类药具有抗炎和免疫调节作用，对帕金森病患者有益，但也会降低血浆中辅酶 Q10 的浓度。

任务实施

一、照护评估

1. 现病史

（1）病程

了解照护对象帕金森病的确诊时间、伴随症状及程度，是否接受过治疗及其疗效与不良反应，是否遵医嘱治疗。

（2）目前状况

评估照护对象的运动水平，有无伴随症状及程度，有无跌倒等受伤的危险，有无心血管危险因素、靶器官损害及伴随的临床疾患；评估照护对象的生活自理能力。

（3）相关病史

评估照护对象有无帕金森病家族史及其发病年龄。

（4）个人史

评估照护对象与疾病相关的生活方式，如是否长期从事工业化学品或农业药物等作业；有无药物滥用史（如利血平等）。

2. 身体状况

（1）身体功能评定

身体功能评定项目包括肌力、关节活动范围、肌张力、协调性、上肢和手指功能、平衡能力、呼吸能力、构音功能、吞咽功能、步行能力等。

（2）日常生活活动能力评定

日常生活活动能力评定项目包括移乘（使用轮椅、行走）、生活自理（进食、更衣、洗澡等）、交流及家务劳动（做家务、购物等），通常使用 Barthel 指数或 FIM 评估法。

（3）认知功能评定

认知功能评定包括记忆力评定和注意力评定。

（4）心理评定

可使用汉密尔顿焦虑或抑郁量表进行心理评定。

（5）综合评定

1）韦氏帕金森病评定法（韦氏综合评定量表见表 5-2-1）：从手动作、强直、姿势、上肢协调、步态、震颤、面容、言语和生活自理能力九个方面评分，采用 4 级 3 分制，0 分为正常，1 分为轻度，2 分为中度，3 分为重度。每项累加总分为 27 分，1 ~ 9 分为早期残损，10 ~ 18 分为中度残损，19 ~ 27 分为严重进展阶段。

表 5-2-1　韦氏综合评定量表

临床表现	生活能力	记分
1. 手动作	不受影响	0
	精细动作减慢，取物、扣纽扣、书写不灵活	1
	动作中度减慢，单侧或双侧各动作中度障碍，书写明显受影响，有小写征	2
	动作严重缓慢，不能书写，扣纽扣、取物显著困难	3
2. 强直	未出现	0
	颈、肩部有强直，激发试验阳性，单或双侧腿有静止性强直	1
	颈、肩部中度强直，不用药时有静止性强直	2
	颈、肩部严重强直，用药仍有静止性强直	3
3. 姿势	正常，头部前屈＜ 10 cm	0
	脊柱开始出现强直，头部前屈达 12 cm	1
	臀部开始屈曲，头部前屈达 15 cm，双侧手上抬，但低于腰部	2
	头部前屈＞ 15 cm，单双侧手上抬高于腰部，手显著屈曲、指关节伸直、膝开始屈曲	3
4. 上肢协调	双侧摆动自如	0
	一侧摆动幅度减小	1
	一侧不能摆动	2
	双侧不能摆动	3
5. 步态	跨步正常	0
	步幅 44 ~ 75 cm，转弯慢，分几步才能完成，一侧足跟开始重踏	1
	步幅 15 ~ 30 cm，两侧足跟开始重踏	2
	步幅＜ 7.5 cm，出现顿挫步，靠足尖走路，转弯很慢	3
6. 震颤	未见	0
	震颤幅度＜ 5 cm，见于静止时的头部、肢体，行走或指鼻时手有震颤	1
	震颤幅度＜ 10 cm，明显不固定，手仍能保持一定控制力	2
	震颤幅度＞ 10 cm，经常存在，醒时即有，不能自己进食和书写	3

续表

临床表现	生活能力	记分
7. 面容	表情丰富，无瞪眼	0
	表情有些刻板，口常闭，开始有焦虑、抑郁	1
	表情中度刻板，情绪动作时现，激动阈值显著增高，流涎，口唇有时分开，口张开＞0.6 cm	2
	面具脸，口张开＞0.6 cm，有严重流涎	3
8. 言语	清晰、易懂、响亮	0
	轻度嘶哑，音调平、音量可，能听懂	1
	中度嘶哑，单调、音量小，口吃，不易听懂	2
	重度嘶哑，音量小，口吃严重，很难听懂	3
9. 生活自理能力	能完全自理	0
	能独立自理，但穿衣速度明显减慢	1
	能部分自理，需部分帮助	2
	完全依赖照顾，不能自己穿衣、进食、洗漱、起立行走，只能卧床或坐轮椅	3

2）帕金森病病情程度分期评定法（见表 5-2-2）：目前国际上较通用，是对功能障碍水平和能力障碍水平的综合评定，分为三期，一期为日常生活不需要帮助，二期为日常生活需要部分帮助，三期为日常生活需要全面帮助。

表 5-2-2　帕金森病病情程度分期评定法

分期	日常生活活动能力	分级	临床表现
一期	日常生活不需要帮助	1 级	仅一侧障碍，障碍不明显
		2 级	两侧肢体或躯干障碍，但无平衡障碍
二期	日常生活需要部分帮助	3 级	出现姿势反射障碍的早期症状，身体功能稍受限，仍能从事某种程度工作，日常生活有轻中度障碍
		4 级	病情全面发展，功能障碍严重，虽能勉强行走、站立，但日常生活有严重障碍
三期	日常生活需要全面帮助	5 级	障碍严重，不能穿衣、进食、站立、行走，无人帮助则卧床或在轮椅上生活

3. 辅助检查

（1）血常规、肿瘤标记物、大生化检查。

（2）凝血功能、甲状腺功能、铜蓝蛋白、ENA 全套、RF、CRP、ASO、ESR、感染项目筛查、大小便常规。

（3）嗅觉检测。

（4）颅脑 MRI 检查。

（5）EEG、心脏彩超。

（6）多导睡眠监测。

（7）汉密尔顿焦虑量表（HAMA）。

二、制订照护方案

1. 告知照护对象帕金森病的危害及尽早治疗的重要性。

2. 鼓励照护对象坚持用药。

3. 指导照护对象坚持功能锻炼和日常生活活动训练。

三、实施照护

1. 进入房间

轻敲房门，经照护对象允许后进入房间。

2. 沟通交流

照护者要通过沟通交流拉近与照护对象的关系，了解照护对象关于疾病的认知情况。如照护者可以说：“您知道帕金森病有哪些危害吗？另外，您知道今后该如何配合医生治疗吗？”“李奶奶，接下来我为您讲解一下，可以吗？”

3. 讲解帕金森病的相关知识

如照护者可以说：“帕金森病是中老年常见的神经系统变性疾病，临床表现以运动功能改变为主。首先您可能会出现一些运动功能改变，主要为静止性震颤、运动迟缓和肌强直。随着时间的延续，病情逐渐进展，您也可能开始出现屈曲体态、冻结现象、慌张步态等。”“不过请不要担心，我会根据您的病情为您制订合理的照护方案，您只需要积极配合，我相信您一定会越来越好的。”

4. 鼓励照护对象坚持用药

照护者应告知照护对象帕金森病需要长期或终身服药治疗，向照护对象普及药物相关知识及用药注意事项，并告知照护对象长期服药过程中某些症状可能会加重或药物疗效减退，向照护对象说明“开关现象”“剂末现象”和异动症的表现形式以及应对方法。照护者可以说：“李奶奶，以后请注意按时用药，我对您的康复十分有信心！”

5. 指导照护对象坚持功能锻炼和日常生活活动训练

帕金森病的康复治疗包括作业疗法、运动疗法、物理因子疗法、言语与吞咽治疗及面部动作训练等。

（1）作业疗法

作业疗法的主要目的是维持和改善上肢功能，提高日常生活自理能力。

1）上肢训练

①上肢上举、外展：两手手指交叉相握，掌心向外，两上肢垂直举过头顶，掌心向上，两手分开，双上肢伸直，掌心向下外展，回位，重复 4 ~ 8 次；两上肢平伸外展 90°，一侧上肢上举、内收，与对侧手掌相击，回位，交替进行 4 ~ 8 次。

②两上肢左右交替屈伸、拍对侧肩部：双掌向内，双上肢一侧屈肘向前，随后拍打对侧肩部，另一侧屈肘向后，交替进行 4 ~ 8 次。

③前臂旋前、旋后训练：屈肘 90°，一手旋前、一手旋后，然后来回翻转。两手交替做抓牌、翻牌、推滚筒、套圈等动作，这些都有助于改善前臂的旋前与旋后。

2）手的训练

①双手交叉握拳、对指、抓放训练：一手握拳、一手松拳，交替进行 8 ~ 10 次；十指分别指尖相对并互相敲击，或一手拇指点另一手食指、中指、无名指、小指，然后交叉进行，重复 8 ~ 10 次；还可抛接网球、沙包等练习手的抓握。

②手部精细动作训练：临摹练习本中的大字，改善小写征，练习捡豆、打字、洗扑克牌、系鞋带、扣纽扣等，均可提高手的灵活性，控制和减少上肢震颤。

（2）运动疗法

运动疗法的原则是抑制不正常的运动模式，学会正常的运动模式。在运动疗法中，要体现个体化训练方案，充分调动照护对象的积极性，重视照护对象的主动参与，以提高疗效。

1）松弛训练：有节奏地活动肢体及躯干肌肉。关节活动范围训练：指导照护对象进行全身关节活动，每个关节活动 3 ~ 5 次，要注意活动时动作缓慢、轻柔，以免过度牵拉而引起疼痛。

2）增强肌力训练：重点练习胸肌、腹肌和腰背肌。躯干训练：躯干前屈、后伸、侧屈及旋转训练。腹肌训练：仰卧位屈膝抱胸训练、仰卧位直腿抬高训练、仰卧起坐训练。腰背肌训练：飞燕训练、五点支撑训练、三点支撑训练。臀肌训练：俯卧位伸膝交替向上抬起下肢。

3）平衡功能训练：坐在床上，脚可平放在地上，身旁放置一些物品，然后用左手或右手分别将物品从一侧拿到另一侧；也可练习从坐位到站位，反复练习，逐渐提高起立的速度和稳定性。

4）步行训练：纠正起步难、抬腿低、步幅小、转身慢、上下肢动作不协调等异常步态。

（3）物理因子疗法

1）低频重复经颅磁刺激：磁刺激仪发出的刺激通过 PD 患者的皮肤和颅骨，抑制大脑皮质，提高大脑静息阈值，降低兴奋性，从而达到治疗的目的。

2）经颅直流电刺激：一种非侵入性的利用弱电流（1 ~ 2 mA）调节大脑皮层神经元活动的技术，对于 PD 患者在睡眠、认知状态等方面的改善有很大的作用。

（4）言语与吞咽治疗

PD 属于运动减少型构音障碍。言语障碍主要表现为声音低沉，说话缓慢，语音短促、缺乏韵律，重音减弱，辅音不准，偶尔伴有刺耳音。针对上述障碍可进行以下训练。

1）唇舌、软腭训练：交替下颌张闭嘴，噘唇及后缩唇，舌前伸、后缩、上拍、下压、环绕转等，尽快重复动作，随后练习发音。可用细毛刷等物直接刺激软腭，或用冰块、冰棒快速摩擦软腭，数秒后休息，刺激后发“a”元音，或发“pa、da”“si、shu”“ma、ni”音，每次发声后休息 3 ~ 5 s。

2）发音启动训练：先按摩下颌舌骨肌处，或打哈欠放松喉部声带，然后在呼气时嘴张圆做发“h”音的口型，然后发“a”或做发摩擦音口型，最后把元音、辅音连起来发“h—a”“s—u”。

3）持续发声训练：一口气尽可能长时间地发元音，持续 15 s 以上，并由发单元音逐渐增加到发 2 个或 3 个元音。

4）音量、音韵控制训练：持续发“m”或“n”音，随后“m”音与元音“a”“i”等一起发，逐渐缩短辅音，延长元音。朗诵诗词、顺口溜等，或配合唱歌来改善单调音。

（5）面部动作训练

面部动作需配合吞咽、表情等进行训练，如对着镜子做微笑、皱眉、眨眼、噘嘴、鼓腮、露齿、吹口哨等表情动作，或通过咀嚼饼干等固体食物改善面容僵硬现象。

6. 健康宣教

照护者应注意将健康宣教贯穿在照护过程中。

7. 结束工作

整理用物，洗手，记录，预约下次随访时间。

四、日常管理

1. 设置管理目标

（1）总目标

1）最大限度地恢复照护对象功能性活动能力，并尽可能恢复照护对象的社会生活能力。

2）评估治疗效果，及时纠正或维持治疗方案，延缓疾病发展和并发症的出现。

3）康复应与其他治疗相结合，共同致力于降低帕金森病的危险性。

（2）阶段目标

1）提高照护对象的用药依从性。

2）鼓励照护对象使用助行器、拐杖等，提高其日常生活活动能力。

3）指导照护对象进行自我康复锻炼。

4）帮助照护对象调节饮食，使之符合帕金森病的饮食要求。

2. 健康监测

同模块一任务一相关内容。

3. 健康评估

（1）初诊帕金森病的检查评估项目

1）生命体征：血压、体温、呼吸、心率。

2）体检：测量身高、体重。

3）年龄、性别：记录年龄、性别。

4）家族史：询问帕金森病家族史。

5）病程：了解帕金森病患病时间及用药情况。

6）病史及既往史：了解目前和既往药物滥用史。

7）生活方式：了解膳食中脂肪、蛋白质、纤维素、液体的摄入量，体力活动量。

8）社会心理因素：了解家庭、工作、个人心理及文化程度。

（2）辅助检查

1）基本要求：最低要求检查血常规、MRI。

2）常规要求进行以下检查：①血常规、肿瘤标记物、大生化检查；②凝血功能、甲状腺功能、铜蓝蛋白、ENA 全套、RF、CRP、ASO、ESR、感染项目筛查、大小便常规；③颅脑 MRI 检查；④ EEG、心脏彩超；⑤多导睡眠监测。

4. 建立健康档案

个人健康档案具体见表 1–1–5。

5. 健康干预

（1）帕金森病的综合干预

1）饮食指导。

2）运动指导。

3）功能锻炼和日常生活活动训练指导。

（2）有针对性地制订健康管理计划

要求同模块一任务一相关内容。

6. 跟踪随访

MRI 是目前帕金森病患者可用的监测炎症活动最敏感的工具。MRI 随访有助于疾病修饰治疗的患者根据亚临床疾病活动判断治疗效果。MRI 显示疾病持续进展或恶化，提示治疗无效并应更换治疗方案。出现显示 MRI 活动性的证据，意味着未达标的治疗反应。急性期的患者建议在疾病修饰治疗的起始和调整前进行 MRI 检查，并且在治疗开始后约 6 个月再次评估，以给予新疗法足够的时间起效。缓解期的患者应在起始治疗或更换修饰治疗方案的前 2 ~ 3 年每年检查 1 次 MRI。

对于所有已确诊的帕金森病照护对象，照护者都应根据照护对象的潜在危险进行有效管理和定期随访。在随访管理过程中，随着照护对象危险因素的增减、靶器官损害的改善和加重、并发疾病的变化等，适时调整治疗管理方案和随访频率。

实训演练

张先生，55 岁，肢体不自主抖动、行动迟缓 6 年，患高血压 2 年，服药控制血压。

作为照护者，请正确评估张先生的疾病状况，制订详细的照护方案，并对张先生实施照护以及进行日常管理。

任务三 多发性硬化照护

任务描述

刘女士，51 岁，2 年前无明显诱因出现双膝以下麻木、疼痛不适，双下肢力弱，行走时发软，双上肢活动如常，伴有尿急、大便干结，曾到医院就诊治疗。她目前仍存在双下肢麻木、力弱等症状，在家人搀扶下可短距离行走，并出现颜面部及双上肢末梢疼痛。刘女士 2 天前不慎跌倒，膝盖受伤，日常生活活动受到很大限制，心情十分低落。由于子女上班比较忙，爱人 1 年前因病去世，生活无法自理，刘女士今日入住养老中心。

作为照护者，请正确评估刘女士的疾病状况，制订详细的照护方案，并对刘女士实施照护以及进行日常管理。

任务分析

刘女士患有多发性硬化，双下肢力弱，有跌倒史，照护者应给予刘女士一些预防跌倒的建议，教会其使用助行器，指导其掌握自我照护的方法。照护者应鼓励刘女士坚持治疗，坚持功能锻炼和日常生活活动训练，最大限度地维持生活自理能力，重燃生活的信心。同时，照护者还应向刘女士宣传疾病相关知识，使其正确认识疾病，增强体质和机体免疫力，减少复发；并给予刘女士精神支持和生活照顾，细心观察和及时识别其病情变化。

相关知识

一、多发性硬化的概念、病因、临床表现及治疗

1. 概念

多发性硬化（MS）是指以中枢神经系统白质炎性脱髓鞘病变为主要特征的自身免疫性疾病。本病多在成年早期发病，女性患者多于男性，大多数患者表现为多次缓解与复发的神经功能障碍。病变最常累及的部位是脑室周围白质、视神经、脊髓、脑干以及小脑。

2. 病因

多发性硬化的病因与发病机制至今尚未阐明，目前认为与自身免疫反应、病毒感染、遗传因素、环境因素等有关。

（1）自身免疫反应

MS 是由细胞免疫和体液免疫共同参与的疾病，主要累及中枢神经系统。MS 的组织损伤及神经系统症状被认为是由直接针对髓鞘抗原的免疫反应所致的。

（2）病毒感染

在 MS 患者血清或脑脊液中，可检测到人类疱疹病毒 -6、内源性反转录病毒、单纯疱疹病毒、水痘带状疱疹病毒、巨细胞病毒、犬瘟热病毒、流行性腮腺炎病毒、冠状病毒等抗体滴度升高，提示病毒感染在 MS 的发生和发展中起着重要作用。

（3）遗传因素

MS 有家族性倾向，15% 的患者有 1 个或 1 个以上亲属患病。MS 患者的一级亲属患病危险性比普通人高 12 ~ 15 倍。

（4）环境因素

MS 发病率与纬度高低、气候是否寒冷有关，其在高纬度寒冷地区发病率较高。生活环境、生活方式、饮食习惯等也可能对 MS 的发病与复发产生影响。

3. 临床表现

（1）发病情况

MS 多于 20 ~ 40 岁起病，10 岁以下和 50 岁以上发病者较少见，男女患病之比为 1 ：2。约半数患者存在发病诱因，上呼吸道感染最为常见，其次为过度劳累和疲惫、外伤、手术、感染、妊娠、分娩、精神紧张、寒冷等。

（2）起病形式

MS 以亚急性起病多见，急性和隐匿性起病见于少数病例。

（3）临床特点

病灶的空间多发性与病程的时间多发性构成了 MS 的临床特点。病灶的空间多发性是指病变部位的多发，病程的时间多发性是指缓解—复发的病程。整个病程可复发数次或十余次，每次复发均可残留不同程度的神经功能缺损。

（4）临床症状与体征

由于 MS 患者大脑、脑干、小脑、脊髓可同时或相继受累，故其临床症状和体征多种多样。

1）肢体无力：最多见，大约 50% 的患者首发症状是一个或多个肢体无力。运动障碍一般下肢较上肢明显，可为偏瘫、截瘫或四肢瘫，以不对称瘫痪较常见。腱反射早期正常，以后可发展为亢进，腹壁反射消失，病理反射阳性。

2）感觉异常：浅感觉障碍，表现为肢体、躯干或面部的针刺感、麻木感、蚁走感、瘙痒感或异常的肢体发冷、烧灼样疼痛以及定位不明确的感觉异常。疼痛感可能与脊神经根部的脱髓鞘有关，颇具特征性。

3）眼部症状：常表现为急性视神经炎或球后视神经炎，多为急性起病的单眼视力下降，有时双眼同时受累。眼底检查早期可见视乳头水肿或正常，以后出现视神经萎缩。约 30% 的病例出现眼肌麻痹及复视。核间性眼肌麻痹被认为是 MS 的重要体征之一，表现为患者双眼向病变对侧注视时患侧眼球不能内收，对侧眼球外展时伴有眼震，双眼内聚正常。旋转性眼球震颤常高度提示本病。

4）共济失调：我国有 50% 的患者会出现不同程度的共济运动障碍，部分晚期患者可见典型的 Charcot 三主征（眼球震颤、意向性震颤和吟诗样语言）。

5）自主神经功能障碍：一般不单独出现，常伴有肢体运动和感觉障碍。常见症状为尿频、尿失禁、便秘或便秘与腹泻交替，也可出现半身多汗和流涎、性欲减退等。

6）精神症状：多表现为抑郁、脾气暴躁或易怒，部分患者出现兴奋、欣快，也可表现为嗜睡、淡漠、重复语言及被害妄想等。约 50% 的患者可出现认知功能障碍，如反应迟钝、记忆力减退、判断力下降等。

7）发作性症状：强直痉挛、感觉异常、构音障碍、共济失调、癫痫和疼痛不适是较常见的 MS 发作性症状，一般持续数秒或数分钟，可被频繁或过度换气、焦虑或维持肢体某种姿势所诱发。

8）其他症状：可伴有周围神经损害和多种自身免疫性疾病，如风湿病、类风湿综合征、干燥综合征、重症肌无力等。

（5）并发症

1）尿便障碍：在MS的不同阶段，如果双侧锥体束受损，很容易带来尿便障碍。早期，神经功能突然受损，尿便不能顺利排出，造成尿便潴留。后期，形成神经源性膀胱，出现尿急、尿频、尿溢出，膀胱内残余尿增加。在这两种情况下，均容易引发尿路感染。

2）痉挛性瘫痪：痉挛是MS患者中枢神经系统受损的突出特征，往往伴有肌肉无力，使得患者活动受限。咽喉部位肌肉痉挛形成假性球麻痹，出现吞咽困难、饮水呛咳、说话不流利。双上肢痉挛的存在使得手活动不灵活。双下肢痉挛患者多有平衡障碍，步态不稳，容易跌倒致伤。

3）发作性痛性：病灶发生在上颈段脊髓，交感神经中枢受刺激时可出现手脚多汗，受破坏时手脚干燥无汗。

4）抑郁：MS病理过程可引起心理问题，疾病的致残性使患者出现运动障碍，限制了自身活动，与社会隔离，逐渐出现心理缺陷，发生抑郁。

5）褥疮：如果发生脊髓横断性损害，患者出现病灶水平以下截瘫，长期卧床，神经功能障碍导致血液循环不良、营养缺乏，皮肤受压后容易破溃形成褥疮，且难以愈合。

4. 治疗

（1）治疗目的

治疗包括急性发作期治疗、缓解期治疗、对症治疗以及康复治疗。急性发作期治疗的主要目的是抑制炎症脱髓鞘病变进展，防止急性发作期进展恶化，缩短病程，改善残疾程度和防治并发症。MS为终身性疾病，其缓解期治疗以控制疾病进展、减少复发、延缓残疾累积及康复训练提高生活质量为主。

（2）非药物治疗

MS非药物治疗包括康复治疗及生活指导。伴有肢体、言语、吞咽等功能障碍的患者，应早期在专业医生的指导下进行相应的功能康复训练。此外，照护者应耐心对照护对象及家属进行宣教指导，强调早期干预、早期治疗的必要性，合理交代病情及预后，增加其治疗疾病的信心，提高治疗的依从性。照护者还应在遗传、婚姻、妊娠、饮食、心理及用药等方面提供合理建议，包括避免预防接种，避免用过热的水洗澡、强烈阳光下高温暴晒，保持心情愉快，不吸烟，作息规律，适度运动，补充维生素 D 等。

（3）药物治疗

1）急性发作期治疗：大剂量甲泼尼龙冲击治疗是 MS 急性发作期的首选治疗方案，治疗原则为大剂量、短疗程。

2）缓解期治疗：治疗的主要目的是预防复发和治疗残留的症状。治疗措施包括：①免疫抑制剂，如硫唑嘌呤、环磷酰胺等；②转移因子及免疫球蛋白；③β－干扰素。

3）对症治疗：痛性痉挛是 MS 患者行走困难的主要原因，首选药物为巴氯芬。膀胱直肠功能障碍尿潴留者可选用拟胆碱能药，尿失禁者宜选用抗胆碱能药。药物治疗无效成严重尿潴留者可采用间歇性导尿，严重便秘者间断灌肠。大部分 MS 患者有疲乏感，可选用金刚烷胺、莫达非尼等。

二、多发性硬化的用药指导

1. 药物种类

（1）皮质类固醇

皮质类固醇是多发性硬化急性发作和复发的主要治疗药物，有抗炎和免疫调节作用，可促进急性复发的恢复和缩短复发期病程，但不能改善恢复程度；长期应用不能防止复发，且可出现严重的不良反应。甲泼尼龙可减轻炎症和水肿，目前主张在多发性硬化的急性活动期使用，大剂量短程疗法最常用，成年人中重症复发病例用 1 g/d 加 5% 葡萄糖 500 mL 静脉滴注，连用 3 ~ 5 日，然后改口服泼尼松 60 mg/d，4 ~ 6 周逐渐减量至停药。

（2）静脉注射免疫球蛋白（IVIG）

IVIG 的一般用量为 0.4 g/（kg · d），连续使用 3 ~ 5 天。对降低复发—缓解型患者复发率有肯定疗效，但最好在复发早期应用。可根据病情需要每月加强治疗 1 次，用量仍为 0.4 g/（kg · d），连续使用 3 ~ 6 个月。

（3）血浆置换（PE）

PE 主要用于对大剂量皮质类固醇治疗不敏感的 MS 患者。

（4）β－干扰素（IFN-β）疗法

IFN-β 具有免疫调节作用，可抑制淋巴细胞的增殖及抗原呈递，调节细胞因子的产生，通过下调黏附分子的表达及抑制 T 细胞的金属基质蛋白酶来抑制 T 细胞通过血脑屏障。IFN-β1a 和 IFN-β1b 对 MS 急性恶化效果明显。IFN-β1a 对维持病情稳定有效，需持续用药 2 年以上，通常用药 3 年后疗效下降。

2. 用药原则

（1）疾病复发、损伤严重者应使用大剂量皮质类固醇静脉滴注。

（2）所有复发—缓解型 MS 患者都应长期给予免疫调节治疗。

（3）MS 是一种终身疾病，目前没有关于终止治疗的病例。如果患者不能耐受一种治疗方式或治疗失败，需采用另一种治疗方式。

3. 用药注意事项

（1）皮质类固醇

应用皮质类固醇治疗时不良反应较多，主要有医源性库欣综合征，如腹型肥胖、满月脸、类固醇性糖尿病（或已有糖尿病加重）、骨质疏松、自发性骨折甚至骨坏死（如股骨头无菌性坏死），女性多毛、月经紊乱或闭经不孕等，诱发或加重细菌、病毒和真菌等各种感染，诱发或加剧胃十二指肠溃疡，甚至造成消化道大出血或穿孔，精神症状（如焦虑、兴奋、欣快或抑郁）等。使用皮质类固醇进行药物治疗过程中，不可随意减量、停药，注意定期检查电解质、血糖、血压，常规补钾、补钙和使用抗酸剂保护胃黏膜。饮食限制钠的摄入，高钾饮食，勿饮酒及咖啡，并避免服用非甾体类抗炎药，及时发现并处理不良反应。

（2）β-干扰素

应用 β-干扰素时常见的不良反应为流感样症状，持续 24 ~ 48 h，2 ~ 3 个月后通常不再发生。IFN-β1a 可引起注射部位红肿及疼痛、肝功能损害及严重过敏反应等。IFN-β1b 可引起注射部位红肿、触痛，偶引起局部坏死、血清转氨酶轻度增高、白细胞减少或贫血。

三、多发性硬化的健康指导

1. 疾病知识宣传

照护者应与照护对象及家属共同探讨病情，用简单直接的方式告知本病的病情、病程特点、病变常累及的部位、常出现的症状体征，治疗的目的、方法以及预后。

（1）MS 容易在疲劳、感染、感冒、体温升高及手术创伤后复发，应注意避免。

（2）MS 急性发作期最常见的症状为疲劳，故应保证足够的卧床休息，避免各种增加疲劳的因素。MS 缓解期生活要有规律，坚持适当的运动锻炼，劳逸结合，防止过劳。

（3）避免使体温升高的因素，如勿使用热敷，沐浴时水温不宜太高。

（4）一般认为 MS 在女性分娩后 3 个月左右容易复发，故女性患者在首次发作后 2 年内应避孕。

2. 生活指导

（1）提供安全、方便的日常生活环境

呼叫器置于照护对象床头伸手可及处，日常用品（如餐具、水、便器、纸巾等）定位放置于床旁，方便照护对象随时取用。保持活动范围内灯光明暗适宜，指导照护对象在眼睛疲劳或复视时尽量闭眼休息或双眼交替休息。走廊、卫生间、楼道设置扶手；病房、浴室地面保持平整，防湿、防滑；活动空间不留障碍物；有条件时可将照护对象安置在可水平升降的床位，夜间保持床在最低水平并支起护栏防护；配备手杖、轮椅等必要的辅助用具，以增加活动时的安全性。

（2）休息与活动指导

照护对象急性发作期应卧床休息，照护者应协助其保持舒适体位，变换体位有困难者协助翻身，防止局部长时间受压。照护者应为照护对象制定作息时间表，使其合理休息与活动，防止过度疲劳。有脊髓平面受损、肢体运动障碍的卧床者，照护者应保持其肢体功能位，指导其进行主动或被动活动。肌张力增高或共济失调者，照护者应给予辅助支持，指导其进行步行训练。活动或康复训练时应注意劳逸结合，避免受凉或体力活动过度，因为大量的活动可使体温升高而致症状暂时恶化。

（3）饮食指导

宜摄入高蛋白、低脂、低糖、富含多种维生素、易消化、易吸收的清淡饮食，并维持足够的液体摄入量（每天约 2 500 mL）。饮食中还应含有足量的纤维素，这样有利于激发便意和排便反射，以预防便秘或减轻便秘的症状。

（4）自我护理指导

MS 患者免疫调节异常加上反复应用免疫抑制剂治疗，机体抵抗力降低，故应注意营养均衡，增强体质。照护者应鼓励照护对象坚持适当的体育锻炼，根据体力自我调整活动量和活动范围，同时避免感冒、发热、感染、外伤、外科手术、拔牙、妊娠、分娩、过度劳累、精神紧张、预防接种、寒冷刺激、热疗及药物过敏等诱因或引起复发的因素。

3. 心理照护

MS 是一种慢性神经性疾病，为多次缓解一复发病程，且有进行性加重趋势，有致残的特点，患者容易丧失治疗信心，产生悲观厌世情绪和焦虑心理，极易造成心理障碍。

在照护对象入院初期，照护者要用通俗易懂的语言为照护对象讲解其所患疾病的病因，尽可能满足照护对象的合理要求，使其入院就产生安全感和亲切感，主动进入患者角色，积极配合治疗。

进入治疗阶段后，照护对象会疑虑重重，内心充满紧张和恐惧。照护者和家属应耐心、细心地陪伴照护对象，有计划地向其宣教有关疾病的病理知识、治疗及预后，积极鼓励照护对象表达自己的内心感受，从而进行心理疏导，解除其恐惧、焦虑的情绪。照护者要鼓励照护对象保持乐观、开朗、健康的心态，告知照护对象情绪对疾病的影响，可以让其尝试一些放松的方法，如瑜伽、冥想、按摩或深呼吸。此外，照护者应协同家属鼓励并督导照护对象抓紧时间及时治疗，以便早日回归社会。

4. 病情自我监测指导

当出现发热、上腹不适、胃痛、黑便、全身倦怠无力以及视力障碍加重时，考虑可能发生感染、应激性溃疡或合并低钾血症等，此时应及时就医。

四、预防多发性硬化复发的措施

MS 病情演变缓慢，而且可能消失一段时间又间歇性复发，复发的症状往往更剧烈。所以，预防 MS 复发，避免各种诱因，日常积极防止病情反复尤为重要。

1. 预防感冒

感冒是 MS 患者病情反复的一大诱因。所以遇到天气变化时，及时加减衣物、避免接触流感人群尤为重要。另外，可选择适当食疗预防感冒。

2. 避免劳累

过度劳累、超负荷运动对 MS 患者均不可取。

3. 避免高温

避免极高温的热水浴或过度温暖的环境，以免引发此症。

4. 水疗

游泳、伸展和肌肉活动均在许多 MS 患者的能力范围之内，MS 患者可以进行一定程度的训练。有痉挛状态、步态僵直等伴发症者，可在温水中做常规伸展动作，这样有助于放松痉挛的肢体。

5. 节约体能

患者每天要有计划表，恰当安排自己的日常生活和工作，计划表要包括事情的先后顺序，以便节约体能。

6. 平衡膳食

MS 患者应保证平衡膳食，不挑食。有证据表明，鱼肝油、植物不饱和脂肪酸可能具有预防 MS 复发的作用，所以建议患者采取低脂、高纤维膳食。

7. 避免肥胖

病情反复发作的患者常常使用大量激素冲击治疗或使用小剂量激素维持治疗，而激素可以刺激胃酸分泌，增加患者的食欲。这时患者应注意控制食量，以避免诱发肥胖，导致高血脂、高血压、糖尿病等。

任务实施

一、照护评估

1. 现病史

（1）病程

了解照护对象确诊为 MS 的时间，既往身体情况，伴随症状、并发症及程度，是否接受过正规临床治疗及康复治疗，是否遵医嘱治疗。

（2）目前状况

评估照护对象目前的肌力等级，协调及平衡能力，疼痛程度；评估照护对象并发症的程度；评估照护对象的日常生活活动能力。

（3）相关病史

评估照护对象有无脑血管病、脊髓损伤、中枢神经系统感染等病史，评估照护对象直系亲属中有无 MS 家族史及其发病年龄。

（4）个人史

评估照护对象与疾病相关的生活方式，如膳食、运动方式、体力活动以及用药情况等。

2. 身体状况

（1）正确评估生命体征、视力、精神状态等情况

MS 患者容易出现尿路感染、坠积性肺炎等炎性表现，也容易出现视神经损伤，故照护者应密切关注照护对象的生命体征，随时发现并发症的出现，以便对症治疗。另外，照护者还应关注照护对象的精神状态和心情，提高照护对象的治疗依从性。

（2）评估功能障碍以及个人能力障碍

照护者需要对照护对象的关节活动度、肌力、肌张力、平衡和协调能力、感觉功能等进行准确评定，制订针对性的康复计划，指导照护对象进行训练，提高照护对象的自理能力和生活质量。

（3）评估日常生活活动能力

MS 引起的运动障碍、共济失调、肌痉挛和肌力弱等都会影响患者的日常生活活动能力。照护者应根据照护对象的具体情况采取相应的措施，提高照护对象的日常生活活动能力。

（4）评估认知障碍

一般认为，MS 患者认知障碍的发生率为 45% ~ 65%，多表现为信息检索延迟、信息处理减慢、自知力下降、认知减慢、记忆力减退等。MS 患者认知障碍对康复结局的影响较躯体障碍更大。

（5）评估有无伴随其他疾病

多种疾病并存会相互影响，使 MS 治疗变得更复杂，致残率、致死率增高。

3. 辅助检查

（1）脑脊液

MS 患者脑脊液的单核细胞数会轻度增高或正常，约 1/3 急性起病或恶化的病例可轻度至中度升高。

（2）诱发电位（EP）

EP 包括视觉诱发电位（VEP）、脑干听觉诱发电位（BAEP）和体感诱发电位（SEP）等，50% ~ 90% 的 MS 患者可有 1 项或多项异常。

（3）MRI

MRI 是检测 MS 最有效的辅助诊断方法，阳性率可达 62% ~ 94%。病程长的患者可伴有脑室系统扩张、脑沟增宽等脑白质萎缩改变。

二、制订照护方案

1. 指导照护对象使用助行器，并告知预防跌倒的方法。

2. 指导照护对象坚持功能锻炼和日常生活活动能力训练。

3. 鼓励照护对象坚持用药。

4. 制作健康教育海报，做好饮食、运动等健康宣教。

三、实施照护

1. 进入房间

轻敲房门，经照护对象允许后进入房间。

2. 沟通交流

照护者要帮助照护对象树立信心，如照护者可以说："我来教您如何使用助行器，这样您走路就会比较稳。""刘女士，您操作的步骤非常正确，学得真快，您太棒了！"

3. 指导照护对象坚持功能锻炼和日常生活活动训练

康复治疗应在疾病早期或病情有所缓解时开始，要循序渐进，治疗内容要有计划。持续有规律的康复可以帮助照护对象恢复肌张力，增加肌肉耐力和骨骼强度，调节情绪波动，安稳睡眠，预防和治疗抑郁症。康复治疗的方式和强度因人而异，要根据疾病累及的部位和严重程度而定，要针对性治疗。一侧肢体功能障碍者，可利用健侧肢体帮助患侧肢体活动；上肢功能障碍者，可借助下肢活动带动上肢锻炼；下肢功能障碍者，可借助上肢活动如轮椅和床上活动，帮助下肢锻炼。康复治疗开始时强度宜小，后逐步加大运动量。

具体康复措施有：

（1）运动疗法

1）关节功能训练：维持正常的关节活动范围，纠正畸形姿势。一般采取主动和被动活动方法，对关节囊紧张者应重点应用关节松动手法，出现挛缩可考虑持续牵拉，也可利用夹板帮助照护对象维持最理想的姿势。

2）肌力训练：可采用抗阻运动和有氧耐力训练，但应根据照护对象具体的身体状况确定训练的强度、类型、频率等。由于照护对象易疲劳和不耐热，运动常受限。克服的办法是在运动期间加入 1 ~ 5 min 的休息，并把体力活动尽量安排在很少使体温升高的冷环境中进行。

3）缓解肌痉挛：肌痉挛以伸肌痉挛为主，可进行躯干的屈曲转动活动，螺旋形或对角线的四肢运动模式是训练的重点。其他如拍打、震动或轻触痉挛肌的拮抗肌，可降低肌痉挛。每天坚持关节的被动活动、持续牵拉或压迫痉挛肌的长腱也能减轻痉挛。

（2）感觉障碍的处理

浅感觉丧失可通过感觉刺激（如有力的刷、擦等），增加肢体的感觉反应。本体感觉丧失可通过感觉反馈治疗（如口头指示、视听反馈等），改善或补偿这种感觉的丧失。

（3）震颤与共济失调的处理

MS 患者如果损伤到小脑，会引起本体感觉障碍（如震颤和共济失调等），这会影响其步行能力和协调性活动能力。康复治疗主要通过加强近端肢体的稳定性和通过反馈机制来增强小脑的功能。具体的方法有：

1）抗重力姿势和刺激近端肌肉收缩，加强肢体控制能力。

2）视觉反馈训练。

3）加强本体感觉训练，如负重下进行训练。

4）可使用矫形器和支具来改善运动控制和稳定性，如软性颈托能加强头部活动控制，加重的助行器有助于行走等。

（4）ADL 训练

根据照护对象评估的具体情况采取相应措施，如穿衣、吃饭、如厕、上下楼梯、清洁等的训练，提高照护对象的日常生活活动能力。

（5）认知训练

根据照护对象认知的缺失情况进行相关的训练，可应用改善记忆力的药物进行治疗。

4. 讲解使用助行器的要领及预防跌倒的方法

照护者讲解助行器的使用要领，并告知照护对象在使用助行器时避免重心过于前倾或后仰，如有不适及时告知。为了预防跌倒，要确保房间内光线充足，地板干净、不潮湿，无存在潜在危险的障碍物。

5. 鼓励照护对象坚持用药

照护者应告知照护对象：MS 为多次反复发作—缓解病程，药物治疗至关重要。尤其是使用皮质类固醇，不良反应较多，一定要遵医嘱用药，切不可擅自停药或加减药量。照护者可以鼓励照护对象："刘女士，相信您一定能做到的，我对您有信心！"

6. 健康宣教

照护者应注意将健康宣教贯穿在照护过程中。

7. 结束工作

整理用物，洗手，记录，预约下次随访时间。

四、日常管理

1. 设置管理目标

（1）总目标

1）最大限度地恢复照护对象受损的神经功能，最大限度地恢复照护对象功能性活动能力的水平，并尽可能恢复其社会生活能力。

2）评估治疗效果，及时纠正或维持治疗方案，延缓疾病发展和并发症的出现。

3）康复训练应与其他治疗相结合，共同致力于降低 MS 的危险性。

（2）阶段目标

1）提高照护对象的用药依从性。

2）鼓励照护对象使用助行器、拐杖等支具，提高日常生活活动能力。

3）指导照护对象进行康复训练。

4）帮助照护对象调节饮食，使之符合 MS 饮食要求。

2. 健康监测

同模块一任务一相关内容。

3. 健康评估

（1）初诊多发性硬化的检查评估项目

1）生命体征：血压、体温、呼吸、心率。

2）体检：测量身高、体重。

3）年龄、性别：记录年龄、性别。

4）家族史：询问 MS 家族史。

5）病程：了解患 MS 的时间及用药情况。

6）病史及既往史：了解目前和既往高血压、脑血管病、外周血管病、糖尿病、血脂异常、肾脏疾病病史。

7）生活方式：了解膳食中脂肪、蛋白质、纤维素、液体的摄入量，体力活动量。

8）社会心理因素：了解家庭、工作、个人心理及文化程度。

（2）辅助检查

1）基本要求：最低要求检查血常规、MRI。

2）常规要求进行以下检查：①空腹血糖；②空腹血脂；③血肌酐；④血钾；⑤诱发电位（EP）；⑥心电图；⑦脑脊液。

4. 建立健康档案

个人健康档案具体见表 1-1-5。

5. 健康干预

（1）多发性硬化的综合干预

1）充足优质的休息：改善生活方式，试着保证每晚至少 8 h 的睡眠。

2）运动锻炼：通过规律、中等强度的简单运动，改善力量、平衡、肌张力和协调能力。如果身体条件不允许，则可尝试低强度运动，如步行、瑜伽、太极、拉伸和骑固定式自行车。

3）努力降温，恢复常态：当体温升高时，可借助一些设备来尝试降温，如空调、风扇。避免处于高温、高热环境中。

4）均衡饮食。

5）放松心情，释放压力。

6）坚持每日例行活动。

7）亲近朋友和家人：朋友和家人是共享美好时光的最佳人选。即便面对 MS 这样复杂的疾病，乐享生活依然是不可或缺的。

8）保持老爱好，寻找新爱好：不要放弃诊断前的爱好，坚持去做。如果还对其他新的事物感兴趣，多一个爱好也无妨。

（2）有针对性地制订健康管理计划

要求同模块一任务一相关内容。

6. 跟踪随访

MS 复发具有不确定性，照护者可根据照护对象的具体情况进行随访。如果病情相对平稳，一般 6 ~ 12 个月随访 1 次。使用 IFN-β 治疗者，应监测血常规、肝功能、甲状腺功能，一般 3 ~ 6 个月随访 1 次。使用免疫抑制剂治疗者，更要注意监测血常规、肝肾功能、心脏、血压等情况，至少每月检查 1 次。

对于所有已确诊的多发性硬化照护对象，照护者都应根据照护对象的潜在危险进行有效管理和定期随访。在随访管理过程中，随着照护对象危险因素的增减、靶器官损害的改善和加重、并发疾病的变化等，适时调整治疗管理方案和随访频率。

实训演练

王女士，38 岁，患多发性硬化 3 年，四肢肌力弱，肢体、躯干和面部有针刺感、麻木感、蚁走感、瘙痒感或异常的肢体发冷、烧灼样疼痛，左眼视力下降明显，走路不稳。她不敢下床活动，长期卧床，日常生活不能自理。

作为照护者，请正确评估王女士的疾病状况，制订详细的照护方案，并对王女士实施照护以及进行日常管理。

模块六

肿瘤性疾病照护

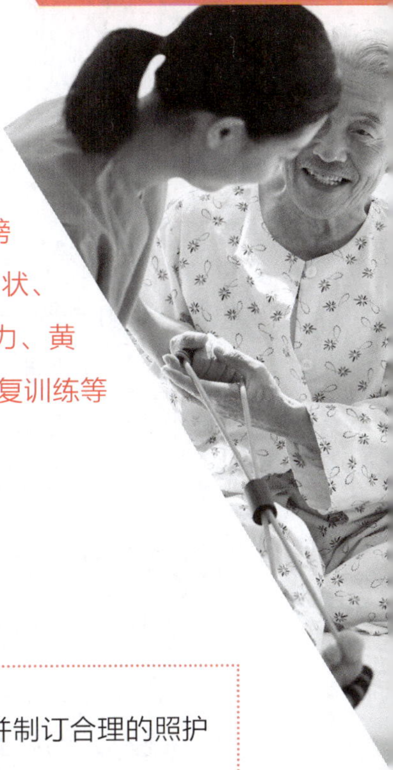

2020 年全球发病率前十的癌症包括乳腺癌、肺癌、结直肠癌、前列腺癌、胃癌、肝癌、宫颈癌、食管癌、甲状腺癌和膀胱癌。肿瘤性疾病的局部症状表现为肿块、阻塞症状、压迫症状、疼痛、溃疡等，全身症状表现为发热、进行性消瘦、贫血、乏力、黄疸等。因此，监测生命体征、吸氧、营养和饮食指导、排泄、康复训练等是肿瘤性疾病日常照护的重要内容。

任务目标

◆ 能够正确评估肺癌、结肠癌、乳腺癌患者的疾病状况，并制订合理的照护方案。

◆ 能够为照护对象讲解肺癌、结肠癌、乳腺癌的疾病知识及危险因素，提供健康指导，提高照护对象对疾病的认知。

◆ 能够为肺癌患者制订吸烟健康管理计划，为结肠癌患者制订结肠造口日常管理计划，为乳腺癌患者提供心理照护，并采取合理的措施进行健康干预。

任务一
肺 癌 照 护

任务描述

李爷爷，72 岁，半年前被诊断为早期鳞状上皮细胞癌，行肺癌切除术，目前状态良好，和老伴一起住在康养中心。李爷爷有 30 多年的吸烟史，每天至少 20 支，他最近经常偷偷地吸烟。

作为照护者，请正确评估李爷爷的疾病状况，制订详细的照护方案，并对李爷爷实施照护以及进行日常管理。

任务分析

李爷爷肺癌切除术后半年，但依旧吸烟，说明他缺乏对疾病危险因素的认知。因此，照护者需要让李爷爷了解肺癌的疾病知识，讲解日常管理预防肺癌复发的重要性，讲解吸烟的危害，指导他及时戒烟。对于疾病的日常管理，照护者需强调监测肺功能、康复锻炼的重要性，教会李爷爷掌握肺功能锻炼的一些方法，提高其自理能力。

相关知识

一、肺癌的概念、病因及临床表现

1. 概念

肺癌是指起源于支气管黏膜或腺体的恶性肿瘤，是我国最常见的恶性肿瘤。肺癌分为小细胞肺癌（SCLC）和非小细胞肺癌（NSCLC），NSCLC 是目前最常见的组织学类型。我国肺癌的发病率和死亡率非常接近，其原因主要是临床诊断病例多为晚期，失去了外科手术的机会。晚期肺癌预后极差，我国肺癌的 5 年生存率仅为 16.1%。

2. 病因

肺癌的病因和发病机制尚未明确，一般认为与下列因素有关。

（1）吸烟

大量研究表明，吸烟是肺癌发生率和死亡率进行性增加的首要原因。烟雾中的苯并芘、尼古丁、亚硝胺等均有致癌作用，尤其易致鳞状上皮细胞癌和未分化小细胞癌的发生。与不吸烟者相比，吸烟者发生肺癌的危险性平均高 9 ~ 10 倍，重度吸烟者可高达 10 ~ 25 倍。在我国，80% 以上的肺癌由吸烟引起，吸烟量与肺癌之间存在着明显的量效关系，且开始吸烟年龄越小、时间越长、吸烟量越大，肺癌的发病率越高。同时，吸烟也是口腔癌、喉癌、食管癌、胃癌等的重要危险因素。

被动吸烟或吸二手烟也是肺癌的病因之一。家庭中丈夫吸烟，妻子发生肺癌的危险性为夫妻均不吸烟家庭中妻子的 2 倍，并且其危险性随丈夫的吸烟量增加而升高。

（2）职业危害

已被确认的致人类肺癌的职业因素包括工作中长期接触石棉、砷、铬、镍、铍、煤焦油、三氯甲醚、氯甲甲醚及烟草的加热产物，铀、镭等放射物质衰变时产生的芥子气等。这些因素可使肺癌的发生危险性增加 3 倍左右。

（3）空气污染

空气污染包括燃料燃烧、烹饪、汽车尾气、工业废气等，其中主要是苯并芘。在污染严重的城市中，居民每天吸入空气中 PM2.5 含有的苯并芘量可超过 20 支纸烟的苯并芘含量，并可增加纸烟的致癌作用。

（4）电离辐射

大剂量电离辐射可引起肺癌。不同射线的辐射产生的效应不同。

（5）其他

遗传和基因改变、饮食、结核病等，与肺癌的发生也有一定的关系。

3. 临床表现

肺癌的临床表现与肿瘤所在的部位、大小、类型、发展阶段、有无并发症或转移有密切关系。

（1）咳嗽

咳嗽是肺癌的早期症状，表现为无痰或少痰的刺激性干咳。当肿瘤引起支气管狭窄时，咳嗽加重，多为持续性，呈高调金属音性咳嗽或刺激性呛咳。

（2）血痰或咯血

血痰或咯血多见于中央型肺癌，肿瘤向管腔内生长可有间断或持续性痰中带血，表面糜烂严重侵蚀大血管时，可引起大咯血。

（3）气短或喘鸣

肿瘤向支气管内生长，或转移到肺门淋巴结导致肿大的淋巴结压迫主支气管或隆突或引起部分气道阻塞时，可出现呼吸困难、气短、喘息，偶尔表现为喘鸣，听诊时有局限或单侧哮鸣音。

（4）发热

肿瘤组织坏死可引起发热，但多数发热是由肿瘤引起的阻塞性肺炎所致的。

（5）体重下降

消瘦是恶性肿瘤的常见症状之一。肿瘤发展到晚期，由于肿瘤毒素、消耗、合并感染、疼痛等原因，可导致食欲减退，表现为消瘦或恶病质。

（6）肿瘤侵犯邻近器官组织引起的症状

如果肿瘤扩散到胸腔内，可出现胸痛、声音嘶哑、咽下困难、胸腔积液、上腔静脉阻塞综合征（头颈部水肿，颈静脉扩张，在前胸壁可见扩张的静脉侧支循环）等。当肿瘤转移至中枢神经系统，可引起颅内高压的症状，如头痛、恶心、呕吐、精神异常。当肿瘤转移至骨骼，可引起骨痛和病理性骨折。当肿瘤转移至脊柱，可压迫椎管，引起局部压迫和受阻症状。当肿瘤转移至腹部、肝脏、胰腺，可引起肝区疼痛、胰腺炎症状或阻塞性黄疸。当肿瘤转移至淋巴结锁骨，可无症状，淋巴结是肺癌转移的常见部位。

（7）其他

除上述表现外，肺癌还可出现：①胸外表现，如肥大性肺性骨关节病引起的杵状指（趾）；②异位促性腺激素引起的男性乳房发育和增生性骨关节病；③类癌综合征，如出现皮肤、心血管、胃肠道和呼吸功能异常；④高钙血症，如出现嗜睡、厌食、恶心、呕吐等。

二、肺癌的辅助检查及治疗

1. 辅助检查

（1）胸部 X 线检查

胸外 X 线检查是发现肺癌的重要方法之一。通过正侧位 X 线胸片发现肺部阴影，配合 CT 检查可明确病灶。

（2）正电子发射体层显像（PET）

PET 用于肺癌及淋巴结转移的定性诊断。

（3）纤支镜检查

纤支镜检查对诊断、明确手术指征与方式有帮助，可提高周围型肺癌的诊断率。

（4）痰脱落细胞检查

痰脱落细胞检查需保证标本新鲜、及时送检。3 次以上的系列痰标本可使中央型肺癌的诊断率提高到 80%，周围型肺癌的诊断率达 50%。

（5）其他

如针吸细胞学检查、纵隔镜检查、胸腔镜检查、肿瘤标志物检查、开胸肺活检等。

2. 治疗

肺癌的治疗方案主要由肿瘤的组织学决定。通常 SCLC 发现时已转移，难以通过手术根治，主要依赖化学药物治疗（简称化疗）或化学药物治疗与放射治疗（简称放疗）同步（简称放化疗）综合治疗。NSCLC 可为局限性，外科手术或放疗效果较好，但对化疗的反应较 SCLC 差。

（1）非小细胞肺癌（NSCLC）

1）局限性病变

①手术：可耐受手术的 Ⅰ、Ⅱ 期患者首选手术治疗。

②根治性放疗：Ⅲ 期及拒绝或不能耐受手术的 Ⅰ、Ⅱ 期患者均可考虑根治性放疗。

2）播散性病变：不能手术的 NSCLC 患者中 70% 预后较差，可选择适当化疗、放疗或支持治疗（靶向治疗和转移灶治疗）。

①化疗：联合化疗可提高生存率、缓解症状及提高生活质量。

②放疗：原发瘤阻塞支气管引起阻塞性肺炎、上呼吸道或上腔静脉阻塞等症状者，应考虑放疗。通常一个疗程 2 ~ 4 周。

③靶向治疗：肿瘤分子靶向治疗是以肿瘤组织或细胞中所具有的特异性分子为靶点，利用分子靶向药物特异性阻断该靶点的生物学功能，选择性从分子水平来逆转肿瘤细胞的恶性生物学行为，从而达到抑制肿瘤生长甚至使肿瘤消退的目的。部分药物在晚期 NSCLC 治疗中显示出较好的临床疗效，如吉非替尼、厄洛替尼等。

④转移灶治疗：伴脑转移可考虑放射治疗，气管内肿瘤复发可考虑激光治疗。

(2)小细胞肺癌(SCLC)

SCLC 一般选择以化疗为主的综合治疗,以延长患者的生存时间。

(3)生物反应调节剂

干扰素、转移因子、左旋咪唑等生物反应调节剂能增加机体对化疗和放疗的耐受性,提高疗效。

(4)中医中药治疗

中医中药治疗能起到一定的调理作用,在巩固、促进、恢复机体功能中起辅助作用。

三、肺癌的用药指导

肺癌的用药除了包括临床治疗时期的抗肿瘤类药及辅助药物,日常生活中对于疼痛的管理用药最常见。肺癌使用止痛药的三个阶段及治疗药物具体见表 6-1-1。

表 6-1-1 肺癌使用止痛药的三个阶段及治疗药物

阶段	治疗药物
轻度疼痛	非阿片类止痛药 ± 辅助药物
中度疼痛	弱阿片类止痛药 ± 非阿片类止痛药 ± 辅助药物
重度疼痛	强阿片类止痛药 ± 非阿片类止痛药 ± 辅助药物

1. 药物种类

(1)非阿片类止痛药

非阿片类止痛药通常是指非甾体类抗炎药,代表药物有阿司匹林、对乙酰氨基酚等,商品名为百服宁、必理通、泰诺。此类药常用于一般痛症,如头痛、肌肉痛、骨关节痛等,药效安全,副作用轻微,不会引起胃部不适,但过量服食会伤及肝脏,建议一般成年人每天用量不超过 4 g。

(2)弱阿片类止痛药

弱阿片类止痛药包括曲马多、可待因等。可待因有镇痛作用,口服 30 mg 止痛效果相当于 650 mg 阿司匹林。可待因和曲马多都用于中、重度疼痛。曲马多单剂量服用 10 ~ 20 min 内可起到止痛作用,药效持续 4 ~ 8 h,常见的不良反应为恶心、呕吐等胃肠道反应,建议餐后服用。弱阿片类止痛药应避免突然停药,停药前应逐渐减量,尽量减少焦虑、失眠等戒断症状。

（3）强阿片类止痛药

强阿片类止痛药包括盐酸吗啡片、芬太尼透皮贴剂、盐酸羟考酮缓释片、硫酸吗啡控释片等，用于重度疼痛，如患者难以忍受，甚至会出现痛哭、呻吟、精神紊乱、抑郁或大发脾气等现象。强阿片类止痛药可引起一系列不良反应。

2. 用药不良反应

（1）便秘

便秘是服用阿片类止痛药最常见的不良反应，不仅出现在用药初期，而且会持续存在于治疗的全过程。因此，在使用阿片类止痛药时应积极预防和治疗便秘，多饮水，多摄入蔬菜等富含纤维素的食物，养成规律排便的习惯，在条件允许的情况下适当活动或锻炼。当出现大便干结或便秘时，需要使用缓泻剂（如乳果糖、便乃通）或润滑剂（如开塞露），也可考虑使用中药防治便秘。

（2）恶心、呕吐

阿片类止痛药引起恶心、呕吐的发生率约 30%，一般发生于用药初期，症状多在一周内缓解。轻度恶心可选用甲氧氯普胺、氯丙嗪或氟哌啶醇。重度恶心、呕吐严重者应按时给予止吐药及静脉营养液的补充。如果患者不能耐受，可考虑更换成其他止痛药。

（3）嗜睡、过度镇静

少数患者在最初用药数日内可出现嗜睡、过度镇静，数日后症状多自行消失。初次使用阿片类止痛药时剂量不宜过大，应从低剂量逐渐增加到最佳剂量，尤其是老年人的剂量选择应更加谨慎。对于评估出现嗜睡、过度镇静的患者，应减少阿片类止痛药的剂量，或减少每次服用量而增加用药次数，或更换药物、给药途径。

（4）其他

如尿潴留、眩晕、瘙痒、药物中毒或成瘾等。

当疼痛明显、影响日常生活时，应及早建议使用有效的止痛药，止痛药剂量应根据患者的需要由小到大直至疼痛消失为止。注意观察用药的效果，了解疼痛缓解程度、镇痛作用持续时间及对生活质量的改善情况。当用药方案已不能有效止痛时，应及时通知医生重新调整止痛方案。注意预防药物的不良反应。

四、肺癌的健康指导

1. 饮食指导

照护者应向照护对象及家属强调增加营养与促进康复、配合治疗的关系，了解照护对象的饮食习惯、营养状况和饮食摄入情况，以及影响进食的因素（如有无口腔溃疡、对餐饮的接受程度），与照护对象及家属共同制订既适合照护对象饮食习惯，又有利于疾病康复的饮食计划。饮食原则是给予高蛋白、高热量、高维生素、易消化的饮食，动、植物蛋白应合理搭配，如蛋、鸡肉、大豆等。避免摄入产气食物，如豆类、韭菜等。有吞咽困难者应给予流质饮食，进食宜慢，取半卧位，以免发生吸入性肺炎或呛咳，甚至窒息。

2. 运动与康复指导

照护者应向照护对象及家属强调运动的重要性，了解照护对象的运动习惯及阻碍运动的因素，与照护对象及家属共同制订康复运动计划。可采用每日 20 ~ 30 min 全身运动，如散步、慢跑、打八段锦、游泳、打乒乓球等，建议中等强度运动（运动时感觉自己有些用力、微微出汗，同时与旁边的人还可以说话）。还可结合呼吸功能锻炼，每日至少 3 次，每次 10 min，可采取缩唇呼吸法、腹式呼吸法、吹气球法等。当身体条件不允许时，一定要注意遵医嘱休息。

（1）缩唇呼吸法

通过缩唇呼吸增加气道外段阻力，使等压点移向中央大气道，可防止气道过早闭合和塌陷。方法：以鼻吸气，缩唇呼气，呼气时将口唇缩成吹口哨状，使气体通过缩窄的口型缓缓呼出，吸气与呼气的时间比为 1 ∶ 2 或 1 ∶ 3，每次 10 min，每日 2 次。

（2）腹式呼吸法

通过腹式呼吸可增加患侧胸壁的活动度，增强吸收和引流，避免胸腔形成积液，并且有助于改善肺功能，以使患者及早下床活动。方法：吸气时，两手分别放于前胸部和上腹部，膈肌最大限度地下降，腹肌松弛，腹部手感向上抬起，胸部手在原位不动，抑制胸廓运动；呼气时，腹肌收缩，腹部手感下降，帮助膈肌松弛。每次 10 ~ 15 min，每日 2 次。

（3）吹气球法

吹气球法可防止小气道过早闭合，有效地排出肺内残留气体，从而改善气体交换，使肺完全复张，且有利于术后胸腔残余的液气经引流管排出，对防止液气胸的形成有积极的作用。方法：呼气时收拢嘴唇，或采用吹瓶呼吸、吹气球呼吸、发声呼吸等方法，最常见的是吹气球呼吸。选好合适的气球，容量 800 ~ 1000 mL，先深吸气后含住气球，尽量把肺内气体吹进气球内，每次 3 ~ 5 min，每日 3 ~ 4 次。

3. 疼痛照护

评估照护对象疼痛的部位、性质、程度和持续时间，影响疼痛加重或减轻的因素，影响其表达疼痛的因素，以及疼痛对睡眠、进食、活动等日常生活的影响程度。应用止痛药后，注意观察用药效果及有无药物不良反应等。避免加重疼痛因素，如预防上呼吸道感染，尽量避免咳嗽。指导和协助胸痛者用手或枕头护住胸部，以减轻深呼吸、咳嗽或变换体位所引起的疼痛。倾听照护对象的诉说，教会照护对象正确描述疼痛程度及转移注意力，帮助照护对象找出适宜的减轻疼痛的方法。

4. 心理照护

照护者可根据照护对象对病情的关心和知晓程度、心理承受能力和家属的意见，以适当的方式和语言与照护对象讨论病情和治疗方案，引导照护对象面对现实，积极配合检查及治疗。照护者可通过多种途径为照护对象及家属提供心理与社会支持，帮助照护对象正确评估所面临的情况及治疗中可能出现的反应，鼓励照护对象及家属积极参与治疗和照护计划的制订；介绍治疗成功的病例，以增强照护对象的治疗信心；帮助照护对象建立良好、有效的社会支持系统，建议家庭成员和朋友定期看望照护对象，使照护对象感受到关爱，尽快脱离过激的心理反应，保持良好的精神状态。

5. 指导照护对象戒烟

照护者向照护对象及家属讲解戒烟的好处（戒烟后身体发生的一系列变化见表 6-1-2），并提供戒烟的方法。

表 6-1-2　戒烟后身体发生的一系列变化

戒烟时长	身体变化
8 小时	体内的一氧化碳水平趋向正常，体内的血氧水平趋向正常
48 小时	手和脚的血液循环得到改善，嗅觉和味觉能力明显改善
72 小时	呼吸较轻松，肺活量开始增加

续表

戒烟时长	身体变化
1.5 ~ 2 周	肺功能改善 30%
1 ~ 9 个月	咳嗽、鼻塞、疲劳和呼吸困难减少；肺内纤毛重生，控制黏液的能力增强，清理肺部，减少感染
5 年后	患癌症概率会大大降低，患心脏病危险性显著下降
10 年后	患肺癌的概率可下降至近于不吸烟人群，癌前细胞被替代，其他与吸烟有关癌症的患病机会减少

（1）五日戒烟法

第 1 日：做好心理、生理、社会环境的准备，强调全部参加是成功的关键。技能方面：学会记吸烟日记、深呼吸。

第 2 日：医学知识、心理支持（制定口号、小组讨论）、采取行动。技能方面：替代疗法、行为指导、记吸烟日记、心理支持。

第 3 日：医学知识、心理支持、社会支持、运动指导、小组讨论。技能方面：学会克服心理和生理成瘾性的技能、经验交流、记吸烟日记。

第 4 日：医学知识、心理支持、膳食指导。技能方面：膳食、运动技能、小组讨论、经验交流、记吸烟日记。

第 5 日：医学知识、心理支持、环境支持、生活方式指导。技能方面：学会克服复吸的技巧。

（2）自我戒烟法

1）制订详细的戒烟计划（通常为 1 ~ 3 个月）。

2）营造良好的环境：如丢弃所有的香烟、打火机和烟具，清洗牙齿和带有烟味的衣服；记好戒烟日记；按计划逐步减少吸烟量。不要奢望一天就能戒烟成功，应采用台阶法，有计划地减少吸烟数量，延长吸烟间隔时间，淡化戒断症状，减轻不适感。

3）认真对待戒断反应；尽量避免和吸烟的人在一起；减少自己的空闲时间；积极参加体育运动和对健康有益的公益活动；多想自己戒烟的原因；调整膳食，适当多吃碱性食物，如蔬菜、水果；多向心理医师或戒烟门诊咨询。

4）随访：对在戒烟过程中所做的各种尝试给予肯定；对戒烟维持者表示祝贺，并鼓励他们继续坚持，因为通常认为连续戒烟 2 年以上才能称为戒烟成功；帮助复吸者回顾戒烟的好处，并鼓励他们重新开始戒烟。

（3）5A 戒烟干预模型

世界卫生组织还提供了一个简短的戒烟干预要点——5A 戒烟干预模型，任何健康管理师或卫生工作者在任何地点都可以对任何吸烟者使用。这个建议包括 5 个行动，以帮助吸烟者戒烟。

1）Ask——询问（吸烟情况）。

步骤 1：询问包括是否吸烟、开始吸烟年龄、平均每天吸烟量、过去 1 年中尝试戒烟次数等烟草使用情况和健康状况，确认想戒烟或准备戒烟的吸烟者。

2）Advise——建议（戒烟）。

步骤 2：提供有针对性的戒烟建议，并告知吸烟能导致许多疾病甚至死亡，提供视听或书面材料，促使所有吸烟者戒烟。

3）Assess——评估（戒烟意愿）。

步骤 3：评估吸烟者的戒烟意愿。

步骤 4：鼓励彻底戒烟，如有需要可建议去戒烟门诊。

步骤 5：商讨吸烟的替代用品。

4）Assist——帮助（戒烟）。

步骤 6：帮助戒烟者制订戒烟计划，设定戒烟日期。

步骤 7：提供补充资料帮助戒烟者。

步骤 8：制订计划，防止复吸。

5）Arrange follow up——安排随访（防止复吸）。

步骤 9：确定随访间隔，以监测进展和防止复吸。

在时间不够充裕且尚不具备完成所有步骤的能力时，必须完成的 3 步是询问（Ask）、建议（Advice）和转诊（Refer），也就是采用“2A+R 模型”进行干预。前两步的内容与 5A 戒烟干预模型相同，第三步是根据吸烟者戒烟意愿的不同，也就是对准备戒烟者和尚未准备戒烟者分别给予不同的转诊方向，以便寻求更加专业和个体化的戒烟指导。戒烟计划卡（见表 6-1-3）和戒烟承诺书（见表 6-1-4）对于促进戒烟也起到一定的鼓励作用。

表 6-1-3　戒烟计划卡

我戒烟的理由是： 我开始戒烟的日期： 支持我戒烟的人有家人 / 朋友 / 同事 / 医师 / 其他： 我的戒烟方法是： 引发我吸烟的三个主要原因是： 1. 2. 3. 我打算怎样应对： 1. 2. 3. 我还可以拨打下面的戒烟热线电话获得戒烟帮助： 400-888-5531（北京朝阳医院全国戒烟热线），400-810-5180（中国健康教育中心）

表 6-1-4　戒烟承诺书

戒烟承诺书 我（姓名） 郑重承诺，从　　年　　月　　日开始，不再抽烟，决心完成戒烟。 我之所以这样是因为： 1. 2. 3. 承诺人： 见证人： 年　　月　　日

五、肺癌的疾病预防指导

癌症的预防分为三级：①一级预防，即病因预防，具体措施包括戒烟、改变不良生活习惯和饮食习惯、积极锻炼身体以及保持健康心态、加强环境保护与职业防护；②二级预防，即临床前预防，主要通过简便可行的筛查和早期诊断对高危人群进行预防性筛检，积极治疗癌前病变；③三级预防，即临床预防或康复预防，主要通过现有的医疗技术和手段对患者进行合理治疗，同时通过康复和姑息治疗减轻患者痛苦。

日常生活中，提倡健康的生活方式，劝导戒烟，避免被动吸烟；改善工作和生活环境，减少或避免吸入致癌物质，如污染的空气和粉尘；对肺癌高危人群定期进行体检，早发现早治疗。对 40 岁以上长期重度吸烟并有下列情况者应怀疑肺癌，并进行有关排除检查：

1. 无明显诱因的刺激性干咳持续 2 ~ 3 周，治疗无效。
2. 原有慢性肺部疾病，咳嗽性质改变者。
3. 持续或反复无其他原因可解释的短期内痰中带血者。
4. 反复发作的同一部位的肺炎。
5. 原因不明的肺脓肿，无明显症状，无异物吸入史，抗炎治疗效果不佳者。
6. 原因不明的四肢关节疼痛及杵状指（趾）。
7. X 线示局限性肺气肿或段、叶性肺不张。
8. 孤立性圆形病灶和单侧性肺门阴影增大者。
9. 原有肺结核的病灶已稳定，而形态或性质发生改变者。
10. 无中毒症状的胸腔积液，尤其是血性，且进行性增加者。

任务实施

一、照护评估

1. 现病史

（1）病程

了解照护对象确诊为肺癌的时间、伴随症状及程度，是否接受过肺癌治疗及其疗效与不良反应，是否遵医嘱治疗。

（2）目前状况

询问照护对象是否有咳嗽、咳痰、呼吸困难和疼痛等感受，评估照护对象的心理状态，以及对吸烟的危害和疾病的认识。

（3）相关病史

了解照护对象有无慢性支气管炎、慢性阻塞性肺疾病、肺结核等疾病史。

（4）生活方式

了解照护对象有无长期大量吸烟及毒性化学物质接触史，是否从事接触石棉、砷、铬、煤焦油等工作。

2. 身体评估

了解照护对象身体的一般状况，如有无疼痛、体重下降、贫血、恶液质，有无恶心、呕吐等，有无肿瘤压迫所致的症状，如颈部、锁骨上淋巴结肿大等。

3. 辅助检查

痰脱落细胞送检情况、胸部 X 线检查结果及纤维支气管镜检查结果。

4. 心理社会状况

评估照护对象年龄、职业、文化程度、性格等；进行针对性心理评估，包括照护对象对于疾病的感受、面临的问题等。

二、制订照护方案

1. 向照护对象普及疾病知识。
2. 指导照护对象进行疼痛管理。
3. 指导照护对象戒烟。
4. 对照护对象进行心理照护。
5. 指导照护对象进行疾病日常管理及并发症的预防等。

三、实施照护

1. 进入房间

轻敲房门，经照护对象允许后进入房间。

2. 沟通交流

照护者应与照护对象建立良好的关系，见面后进行自我介绍，告知此次照护的目的，询问照护对象的一般状况，如照护者可以说："您好，早上好，我是您的照护师小张，今天我来负责照顾您。""您昨晚睡眠如何？今天吃早餐了吗？胃口如何？"照护者要关心照护对象的感受，识别照护对象疼痛的一些非语言表达，如照护者可以说："您今天感觉怎么样？""您看起来不太舒服，对吗？"

3. 向照护对象普及疾病知识

照护者进行肺癌疾病知识的讲解，如照护者可以说："肺癌的发生与吸烟、环境污染、职业因素等有着比较密切的关系，手术帮助您有效地去除了病变的组织，但预防疾病的复发也十分重要。您需要定期复诊，根据医生的要求接受治疗，做好日常管理。"照护者可以和照护对象进行有效的互动，评估照护对象日常的疾病管理情况。

4. 指导照护对象进行疼痛管理

评估照护对象疼痛的部位、性质、程度、发作及持续时间、伴随症状、诱发因素、影响因素、已经采取的措施，进行非药物止痛和药物止痛的宣教。

（1）非药物止痛

1）可采取分散注意力的方式达到解除疼痛和焦虑的目的，同时增加自我控制能力。

2）应用按摩、热敷、冷敷等皮肤刺激，可有效缓解紧张和疼痛。

3）改变姿势和体位等有助于缓解疼痛。

4）其他，如心理照护、针灸等。

（2）药物止痛

药物治疗癌痛的基本原则是规范化疼痛处理。

1）明确诊断：评估疼痛的原因、性质、部位及影响因素。

2）评估疼痛强度，让照护对象及家属参与评估。

3）权衡治疗手段，协助医生提供最理想的止痛策略和方法，要考虑到药物的价格和给药技术的可行性。

4）尽可能长时间地采用非介入治疗、按阶梯给药、联合给药，绝对不用安慰剂。

5）根据药品的作用时间遵医嘱固定给药间隔。

6）根据照护对象的爱好和耐受性，协助医生个体化选择药物种类和药物剂量。

7）考虑药物对疼痛、躯体症状、心理、社会、精神因素的影响，配合使用辅助用药。

8）疼痛可发生在肿瘤的发生、治疗或进展各阶段，故要随时注意疼痛发生的机制和再评估。对治疗的效果定期进行评估，以协助医生有效调整药物剂量。

5. 指导照护对象戒烟

通过讲解戒烟的好处，以及协助照护对象制订戒烟计划、做好过程中的监督和鼓励、定期随访等方式，帮助照护对象完成戒烟任务。

6. 对照护对象进行心理照护

观察照护对象的表情、神态，通过询问照护对象的日常活动安排及社交活动参与情况，了解照护对象的日常心理状态。与照护对象聊天，鼓励照护对象讲出内心的担忧和面临的问题等，根据照护对象的问题有针对性地调整照护方案。

7. 指导照护对象进行疾病日常管理及并发症的预防等

指导照护对象加强营养支持，尽可能改善照护对象的食欲。合理安排休息和活动，增强抗病能力，避免呼吸道感染。督促照护对象定期随访、遵医嘱化疗等，并告知照护对象出现呼吸困难、疼痛、咯血等症状加重或不缓解时应及时就诊。

8. 结束工作

整理用物，洗手，记录，预约下次随访时间。

四、日常管理

1. 设置管理目标

（1）总目标

1）最终目标是减缓疾病复发，提高生活质量，延长生存时间。

2）改变不利于疾病康复的生活方式，能够做好疾病日常管理。

（2）阶段目标

1）提高照护对象对疾病的认知。

2）鼓励照护对象戒烟。

3）鼓励照护对象坚持进行康复训练。

2. 健康监测

同模块一任务一相关内容。

3. 健康评估

（1）肺癌的检查评估项目

1）体温：观察有无感染的迹象。

2）体检：测量身高、体重、腰围。

3）家族史及家庭成员：询问肺癌家族史，子女数，尤其是吸烟者。

4）病程：了解患肺癌的时间、治疗经过、目前病情。

5）病史及既往史：了解目前和既往疾病史。

6）生活方式：了解吸烟情况、饮酒情况，体力活动量。

7）社会心理因素：了解家庭、工作、个人心理及文化程度。

8）继发性症状：了解身体其他症状和表现等。

（2）辅助检查

1）基本要求：最低要求检查血常规、胸片 X 光。

2）常规要求进行以下检查：肺癌肿瘤标志物指标、CT。

4. 建立健康档案

个人健康档案具体见表 1-1-5。

5. 健康干预

（1）肺癌的综合干预

饮食指导、运动指导、心理照护、疼痛指导、用药指导、戒烟等。

（2）有针对性地制订健康管理计划

要求同模块一任务一相关内容。

实训演练

邓女士，58 岁，3 个月前被诊断为早期肺腺癌，行肺癌切除术，目前状态良好，和爱人生活在一起。邓女士是位家庭主妇，术后除了做饭，家人尽量不让她干家务和做运动，避免她劳累。

作为照护者，你今天进行术后的常规随访，请正确评估邓女士的疾病状况，制订详细的照护方案，并对邓女士实施照护以及进行日常管理。

任务二 结肠癌照护

任务描述

马某，男，62 岁，IT 公司的销售经理，1 个月前被诊断为结肠癌 2 期，行结肠切除术，现已出院回家 3 天。他平时比较依赖妻子照顾，从未尝试自己更换造口袋，也很担心自己是否还能恢复工作。作为照护者，今日提供上门服务时注意到马先生造口袋里充满了 3/4 的空气。

请正确评估马先生的疾病状况，制订详细的照护方案，并实施造口照护以及进行日常管理。

任务分析

马先生结肠癌 2 期术后 1 月余，现已出院在家，但是不会自己更换造口袋，袋内气体较多，且他缺乏疾病知识，担心预后和未来。因此，照护者需要让马先生了解结肠癌和造口方面的知识，讲解日常管理方法，进行心理照护，指导其加强造口观察、掌握更换造口袋的技巧、进行造口维护和日常管理，提高自我管理能力。

相关知识

一、结肠癌的概念、病因及临床表现

1. 概念

结肠癌是常见的消化道恶性肿瘤之一，好发于直肠与乙状结肠交界处，以 40 ~ 50 岁年龄组发病率最高，患者男女之比为（2 ~ 3）：1，根治性切除术后 5 年生存率一般为 60% ~ 80%。结肠癌主要为腺癌、黏液腺癌和未分化癌，大体

形态呈息肉状、溃疡型等。结肠癌可沿肠壁环行发展，沿肠管纵径上下蔓延或向肠壁深层浸润，除经淋巴管、血流转移和局部侵犯外，还可向腹腔内种植或沿缝线、切口面扩散转移。结肠造口是为了治疗肠道疾病（如结直肠癌、溃疡性结肠炎）而在腹壁上所做的人为开口，并将一段肠管拉出开口外，翻转缝于腹壁，从而形成肠造口。其作用是代替原来的会阴部肛门行使排便功能，实际上就是粪便出口的改道。

2. 病因

结肠癌的病因尚未明确，研究表明可能与以下危险因素有关。

（1）年龄

随着年龄的增长，结肠癌的发生概率增大。超过 90% 的结肠癌患者年龄超过 50 岁，患者平均年龄为 72 岁。

（2）结肠息肉

息肉是结肠和直肠内层的增生，通常发生在 50 岁以上的患者中。大部分息肉为良性（非癌症），但有些息肉为腺瘤。发现并切除息肉，可减少结肠癌的患病风险。

（3）结肠癌家族史

近亲（父母、兄弟姐妹或子女）有结肠癌病史的人群更易患结肠癌，尤其是患者发病年龄较小的近亲。如果有多个近亲患有结肠癌，那么他（她）患该病的风险更大。

（4）遗传学改变

某些基因的改变可能会增加结肠癌的患病风险。

（5）遗传性非息肉病结肠癌（HNPCC）

HNPCC 是最常见的遗传性结肠癌，约占所有结肠癌病例的 2%。大部分有 HNPCC 基因的人群会罹患结肠癌，平均确诊年龄为 44 岁。

（6）家族性腺瘤性息肉病（FAP）

FAP 比较罕见，是一种遗传性疾病，表现为大量息肉在结肠和直肠上形成。该疾病通常会在 40 岁时发展为结肠癌，除非已经治愈 FAP。FAP 占所有结肠癌病例的 1%。

（7）癌症个人病史

曾患有结肠癌的患者，可能会再次复发。有卵巢癌、子宫癌或乳腺癌病史的患者，罹患结肠癌的风险会更高。

（8）溃疡性结肠炎或克隆氏病

结肠感染（如溃疡性结肠炎或克隆氏病）多年的患者罹患结肠癌的风险更大。

（9）饮食

有的研究发现，饮食含较高脂肪（尤其是动物脂肪）和较低钙、叶酸、纤维素的人群患结肠癌的风险更高。饮食中含有较少水果和蔬菜的人群患结肠癌的风险也更高。

（10）吸烟

吸烟可能会增加产生息肉和患结肠癌的风险。

3. 临床表现

结肠癌早期多无特异性表现或症状，易被忽视，随着疾病的进展，其主要症状表现如下。

（1）排便习惯和粪便性状改变

排便习惯和粪便性状改变常是结肠癌最早出现的症状，多表现为排便次数增多，腹泻，便秘，排血性、脓性或黏液性粪便。

（2）腹痛或腹部不适

腹痛或腹部不适也是结肠癌常见的早期症状。疼痛部位常不确切，为持续性隐痛或仅为腹部不适或腹胀感。当癌肿并发感染或肠梗阻时，腹痛加剧，甚至出现阵发性绞痛。

（3）腹部肿块

腹部肿块多为癌肿本身，也可能是梗阻近侧肠腔内的积粪，位于横结肠或乙状结肠的癌肿可有一定活动度。若癌肿穿透肠壁并发感染，可表现为定压痛的肿块。

（4）肠梗阻

肠梗阻多为结肠癌中晚期症状，一般呈慢性、低位、不完全性肠梗阻，表现为便秘、腹胀，可伴有腹部胀痛或阵发性绞痛，进食后症状加重。当发生完全性梗阻时，患者可出现呕吐，呕吐物含粪渣。有的左侧结肠癌患者以急性完全性肠梗阻为首发症状。

（5）全身症状

由于长期慢性失血、癌肿破溃、感染以及毒素吸收等，患者可出现贫血、乏力、低热等全身性表现，晚期可出现肝肿大、黄疸、浮肿、腹水及恶病质等。

二、结肠癌的辅助检查及治疗

1. 辅助检查

（1）大便隐血试验

大便隐血试验可作为结肠癌高危人群的普查及初筛方法，阳性者应行进一步检查。

（2）肿瘤标志物测定

癌胚抗原（CEA）和 CA199 是目前公认的对结肠癌诊断和术后监测有意义的肿瘤标志物。患有结肠癌或其他疾病的一些患者，癌胚抗原（CEA）水平会增高，但缺乏对早期结肠癌的诊断价值，主要用于预测结肠癌的预后和监测复发。

（3）内镜检查

可通过纤维结肠镜检查，观察病灶的部位、大小、形态、局部浸润的范围等，并在直视下获取活组织行病理学检查，这是诊断结肠癌最有效、最可靠的方法。

（4）钡剂灌肠检查

钡剂灌肠检查是结肠癌的重要检查方法，可观察结肠壁僵硬、皱襞消失、存在充盈缺损及小龛影。

（5）超声和 CT 检查

超声和 CT 检查有助于了解结肠癌的浸润深度及淋巴转移情况，还可提示有无腹腔种植转移、是否侵犯邻近组织器官，或有无肝、肺转移灶等。

（6）磁共振检查

磁共振检查可评估肿瘤在肠壁内的浸润深度，对中低位结肠癌的诊断和分期有重要价值。

0 期：癌症只在结肠最内层发现，也称原位癌。

Ⅰ期：肿瘤已经生长至结肠内壁，但没有穿出肠壁。

Ⅱ期：肿瘤生长至更深层或已经贯穿结肠壁，可能已经侵犯附近组织，但癌细胞没有扩散至淋巴结。

Ⅲ期：癌症已经扩散至附近淋巴结，但没有扩散至身体其他部位。

Ⅳ期：癌症已经扩散至身体其他部位，如肝脏或肺。

（7）其他

经直肠腔内超声检查用以检测癌肿浸润肠壁的深度及有无侵犯邻近脏器，PET-CT 可排除远处转移及评价手术价值。

2. 治疗

手术切除是结肠癌的主要治疗方法，同时配合化疗、放疗等综合治疗可在一定程度上提高疗效。

（1）非手术治疗

1）放疗：术前放疗可缩小癌肿体积，降低癌细胞活力，提高手术切除率，降低术后复发率；术后放疗适用于晚期癌肿、T3 直肠癌且术前未经放疗和术后局部复发者。

2）化疗：术前辅助化疗有助于缩小原发灶，使肿瘤降期，提高手术切除率及降低术后复发率；术后化疗可杀灭残余肿瘤细胞，以静脉给药为主。

3）其他治疗

①中医治疗：应用补益脾肾、调理脏腑、清肠解毒的中药制剂，配合放化疗或手术后治疗，可减轻毒副作用。

②局部治疗：对低位结肠癌致肠腔狭窄且不能手术者，可用电灼、液氮冷冻和激光凝固烧灼等局部治疗或放置金属支架扩张肠腔，以改善症状。

③基因治疗、靶向治疗、免疫治疗等：目前尚处于开发、研究阶段。

（2）手术治疗

手术治疗可分为根治性手术治疗和姑息性手术治疗。

1）根治性手术治疗：切除范围包括癌肿、两端足够的肠段及其所属系膜和区域淋巴结。

2）姑息性手术治疗：如结肠癌并发急性肠梗阻的手术、局部癌肿尚能切除但已发生远处转移的手术等。

三、结肠癌的健康指导

1. 饮食指导

术后康复后原则上不需要忌口，保持饮食均衡、多样化、适量即可。但为避免异味、排气、排便等尴尬，饮食上可稍加注意。少食易产生异味的食物，如洋葱、大蒜、韭菜、辛香类调味品等；少食易产气的食物，如豆类、大蒜、萝卜、卷心菜、土豆、碳酸饮料等。造口术后，保持大便通畅很重要，粪便过硬时容易引起造口出血，长期便秘容易引起造口脱垂，因此应尽量避免食用易引起便秘的食物，如甜点、肉制品等。此外，粗纤维食物如玉米、芹菜、红薯等能促进肠胃蠕动，增加粪便量，因此同样需要适当控制。由于回肠造口患者摄入的食物未经过结肠对水分及无机盐的吸收就被排出，故需要多喝水，建议每天饮水量在 2 000 mL 以上。

2. 心理照护

由于结肠造口患者的正常括约肌功能受到破坏，肛门解剖移位，肠内容物、粪便、液体无规律地自由排泄，产生粪臭，污染衣物，损害周围皮肤，社会活动及家庭生活方面会有诸多不便，这些都给患者带来很大的心理压力，许多患者会表现出消极、悲观的情绪。照护者应主动与照护对象交谈，鼓励其说出内心的真实感受，有针对性地提供帮助，开导照护对象接受造口的事实，强调手术的重要性和好处，指导其进行造口管理，帮助解决一些实际问题，让其逐步掌握造口自我护理的方法并逐渐恢复正常生活。照护者应给予照护对象生活上的支持，只要体力允许，鼓励照护对象积极参加一般的社交活动，多与他人沟通交往。

3. 指导照护对象进行造口管理

（1）肠造口评估

1）活力：正常肠造口颜色为红色，表面光滑湿润。术后早期肠黏膜轻度水肿属于正常现象，1 周左右水肿会消退。

2）高度：肠造口一般高出皮肤表面 1 ~ 2 cm，这样有利于排泄物进入造口袋内。

3）形状与大小：肠造口一般呈圆形或椭圆形，结肠造口比回肠造口直径大。

（2）造口袋的使用

1）佩戴造口袋：一般于手术当日或术后 2 ~ 3 日开放结肠造口后佩戴造口袋。造口袋有 2 种类型：①一件式造口袋，底盘与便袋合一，使用时只需将底盘粘贴于造口周围皮肤上即可，方法简单，但清洁不方便；②两件式造口袋，底盘与便袋分离，使用时先将底盘粘贴于造口周围皮肤上，再将便袋安装在底盘上，便袋可随时取下进行清洗。当造口袋内充满 1/3 的排泄物时，应及时倾倒，以防因重力牵拉而影响造口底盘的粘贴。

2）更换造口袋。正确的造口袋更换流程可以总结为 RCA，即揭除（Remove）、检查（Check）、佩戴（Apply）。

① R——揭除

a. 更换造口袋：用手指尖向身体方向轻压锁扣的中间部位，即可打开锁扣。

b. 在确认锁扣被打开后，向上提起造口袋手柄，同时将其拉离底盘即可取下造口袋。

c. 更换造口底盘：用一只手按住皮肤，另一只手小心缓慢地自上而下轻柔揭除底盘。

② C——检查：通过快速检查底盘黏胶与造口周围皮肤的改变，来确认更换流程是否正确。

a. 如果黏胶已经被侵蚀，和 / 或有排泄物遗留在黏胶上，那么很可能造口周围的皮肤已经出现发红和发炎。

b. 可以使用镜子来辅助检查造口和造口周围皮肤，通过与另一侧腹部皮肤进行比较来确认造口周围皮肤是否健康。

③ A——佩戴：正确的更换流程从确认正确佩戴底盘开始。

用物准备：生理盐水或温开水、棉签、造口底盘及造口袋、造口卡尺、封口条、弯剪、造口护肤粉、保护膜、防漏膏 / 条、腰带。

a. 用生理盐水或清水清洗造口及周围皮肤，保持皮肤干净、干燥。

b. 使用造口卡尺测量造口大小，然后选择适合造口的底盘。

c. 根据所测量造口的大小，在造口底盘上剪出大小合适的开口，剪切的半径需要比实际测量大小大 1 ~ 2 mm。用手捋顺开口内侧。

d. 喷洒少许造口护肤粉在造口周围，均匀涂抹，几分钟后将多余粉末清除。

e. 将皮肤保护膜均匀地涂抹在皮肤上，待干后形成一层无色透明的保护膜。

f. 将防漏膏 / 条涂在造口周围，用湿棉签将其抹平，以使皮肤与防漏膏 / 条形成平整表面。

g. 除去底盘保护纸，把底盘沿着造口紧密地贴在皮肤上，用手从下往上按紧黏胶。

h. 造口袋的扣合——“四点操作法”：将造口袋连接环的底部与底盘扣紧（第一点）；另一只手向上轻拉造口袋手柄，并压向腹部（第二点）；沿着造口袋连接环在其左右两点向腹部轻压（第三点、第四点），当听见“咔哒”声，说明袋子已扣好。

i. 两指捏紧锁扣，听见“咔哒”声，说明袋子已经与底盘锁好。

j. 佩戴腰带，增加黏附力和安全感。

（3）造口及周围皮肤常见并发症的照护

1）造口出血：多由于肠造口黏膜与皮肤连接处的毛细血管及小静脉出血或肠

系膜小动脉未结扎或结扎线脱落所致。出血量少时，可用棉球和纱布稍加压迫；出血量较多时，可用 1% 肾上腺素溶液浸湿的纱布压迫或用云南白药粉外敷。

2）造口缺血坏死：多由于造口血运不良、张力过大引起，术后应密切观察肠造口的颜色，并消除一切可能对造口产生压迫的因素。若肠造口出现红色或紫色，提示肠黏膜缺血；若肠造口局部或全部变黑，提示肠管缺血坏死。以上情况均应及时报告医师予以处理。

3）造口狭窄：造口周围瘢痕挛缩可引起造口狭窄。观察是否出现腹痛、腹胀、恶心、呕吐，停止排气、排便等肠梗阻症状，也可将食指缓慢插入造口进行探查。若造成狭窄，应在造口处拆线愈合后定期进行扩肛。

4）造口回缩：可能由造口肠段系膜拉缩、造口感染等因素所致。轻度回缩时，可用凸面底盘的造口袋；严重时，需手术重建造口。

5）造口脱垂：多由于肠段保留过长或固定欠牢固、腹壁肌层开口过大、术后腹内压增高等因素引起。轻度脱垂时，无须特殊处理；中度脱垂时，可手法复位并用腹带稍加压包扎；重症者需手术处理。

6）皮肤黏膜分离：常因造口部坏死、缝线脱落、缝合处感染等引起。分离较浅者，可先用水胶体敷料保护，再用防漏膏阻隔后粘贴造口袋；分离较深者，多用藻酸盐类敷料填塞，再用防漏膏阻隔后粘贴造口袋。

7）粪水性皮炎：多由于造口位置差难贴造口袋、底盘开口裁剪过大等导致粪便长时间刺激皮肤所致。针对照护对象情况，指导照护对象使用合适的造口护理用品并正确护理造口。

8）造门旁疝：主要因造口位于腹直肌外或腹部肌肉力量薄弱及持续腹内压增高等所致。避免增加腹内压，如避免提举重物、治疗慢性咳嗽和排尿困难、预防便秘，可佩戴特制的疝气带，严重者需行手术修补。

4. 康复指导

散步、做广播操、打太极拳等可促进体力恢复，也可促进新陈代谢和提高免疫力。结肠癌患者术后每天都要运动，以保持身体健康，有造口者也不例外。可根据术前的爱好与身体的耐受力选择一些适合自己的运动，但剧烈的运动如打拳、举重则要避免，以减少造口旁疝的发生，在运动时可使用造口腹带予以保护。每天的运动量应根据自身的承受能力进行计划和调整，如每天散步 2 次，每次 10 ~ 15 min，待适应后逐渐增加运动量。身体不适时应相对减少运动量，不可操之过急。当体力已恢复，便可恢复术前的工作，但需避免重体力劳动。

四、结肠癌的疾病预防指导

结肠癌的预防措施主要为规避一些高危因素，如戒烟、避免油炸食物、改变不良饮食生活习惯、增加膳食纤维及维生素的摄入、适当增加体育锻炼及保持愉悦心情等。另外，对人群进行结肠癌筛查可早期发现结肠癌或癌前病变，起到早诊早治和预防的作用。美国癌症协会（ACS）建议 45 岁开始进行肠癌筛查，强烈建议 50 岁以上成年人定期进行肠癌筛查。

任务实施

一、照护评估

1. 现病史

（1）一般情况

了解照护对象的年龄、性别、婚姻状况、子女、饮食习惯，有无烟酒嗜好；了解照护对象的职业及身体活动情况。

（2）既往史

了解照护对象既往胃肠道病史，是否有高血压、糖尿病等。了解照护对象是否有药物过敏史。

（3）家族史

了解照护对象家族成员中有无家族性肠息肉病、遗传性非息肉病性结直肠癌、结肠癌或其他肿瘤患者。

2. 身体状况

（1）症状与体征

评估大便的性质、颜色、量、次数；造口周围有无肿胀、疼痛、脱垂或凹陷等，造口活力、颜色、周围皮肤的温度；有无疼痛、贫血、消瘦、乏力、低热、肿大、腹水、黄疸等全身症状。

（2）辅助检查

了解最近大便隐血试验、肿瘤标志物测定、内镜检查和影像学检查结果，重要器官功能检查结果及肿瘤转移情况等。

3. 心理社会状况

了解照护对象及家属对所患疾病的认知程度，是否出现过度焦虑、恐惧等影响康复的心理反应；能否接受治疗照护方案，对治疗及未来的生活是否充满信心，能否积极寻求社会及他人的帮助；对肠造口相关知识的掌握程度；对手术可能导致的并发症的观察、排便方式的改变是否有足够的心理承受能力；家庭对各种治疗的经济承受能力和支持程度。

二、制订照护方案

1. 为照护对象普及结肠癌疾病知识。
2. 对照护对象进行心理照护。
3. 指导照护对象掌握造口管理技术。
4. 指导照护对象合理饮食。
5. 指导照护对象进行疾病日常管理及并发症的预防等。

三、实施照护

1. 进入房间

轻敲房门，经照护对象允许后进入房间。

2. 沟通交流

照护者可通过自我介绍、问候等方式拉近与照护对象的关系。照护者要告知照护对象此次照护的目的，通过询问和评估获取照护对象的需求。照护者还要关心照护对象的感受。

3. 为照护对象普及结肠癌疾病知识

照护者进行结肠癌疾病知识的普及，如照护者可以说：“结肠癌是常见的消化道恶性肿瘤之一，可能与年龄、结肠息肉、结肠癌家族史、饮食等有关。前期症状不明显，但随着疾病的进展，会出现排便习惯和粪便性状改变、腹痛或腹部不适、腹部肿块等。手术是非常有效的治疗手段。结肠造口袋可能会带来不便，但是对您的身体恢复有很大的帮助。”“请不要过多担心，我会根据您的病情为您制订合理的照护方案，相信您一定会越来越好的。”

4. 对照护对象进行心理照护

照护者应协助照护对象逐步适应佩戴造口袋的生活，掌握大便的规律，携带必要的清洁和更换用品；要让照护对象认识到，造口袋不会影响日常生活和工作。以下是结肠癌患者术后常见的心理问题及其解决办法。

（1）担心气味

①可选用含有活性炭过滤的造口袋；②排便后及时倾倒和清洁；③必要时可使用香水或香氛；④避免吃可能引起臭味的食物，如洋葱、豆类、啤酒或辣椒等。

（2）担心造口袋影响美观

①选用一件式造口袋，一件式造口袋可以很好地隐藏在衣服里；②衣服尽量宽松；③可使用造口袋套。

5. 指导照护对象掌握造口管理技术

照护者应指导照护对象按照正确的造口袋更换流程更换造口袋，以保持造口周围皮肤健康，使照护对象生活更加舒适。

6. 指导照护对象进行疾病日常管理及并发症的预防

结肠癌的日常管理对于结肠癌患者的生存、预后非常重要。结肠癌患者的营养支持治疗和康复锻炼关系到其术后并发症的严重程度、身体恢复的快慢及生存期的长短。除照护对象的自我管理之外，家属应当和照护对象一起注意及时监测病情变化，定期复诊，如有不适，及时向医生寻求帮助。

（1）疾病日常管理

造口的护理是结肠癌患者家庭护理的重要组成部分，照护对象及家属应当学习造口的护理、换药、更换造口袋等。

1）保持轻松愉悦的心情，建立规律的生活作息习惯。

2）适当运动。

3）避免过度劳累及受凉。

4）保持饮水量。

5）戒烟限糖，避免摄入酒精等刺激性饮品。

6）适当进食肉、蛋、奶等优质蛋白食物，增加新鲜蔬菜、水果摄入量，避免摄入过度油腻的食物。

7）出行：如果术后身体已恢复，造口保养良好，便可外出旅行。建议初次出行选择近距离旅程。牢记要随身携带足够数量的造口产品，以便更换造口袋。要加倍注意饮食，避免食用不洁食物，以免引起腹泻。

（2）并发症的预防和观察

大便性状和排便习惯的监测是结肠癌患者病情监测的重要部分。如果出现大便带血、腹泻、发热等情况，可能出现病情变化，需要及时就医。

体重是衡量结肠癌患者病情变化及康复情况的重要指标。结肠癌患者应当监测体重变化，若无明显原因体重出现下降，应及时就诊。

日常生活中，应注意观察结肠造口是否发生缺血、出血、坏死、脱垂、内陷等，同时密切观察造口周围皮肤，若出现红肿、皮疹、破损、渗液，应及时治疗。为了预防并发症的发生，应尽量避免引起腹压增高的活动，也要注意避免穿紧身衣物、避免腹部受到撞击等。

7. 结束工作

整理用物，洗手，记录，预约下次随访时间。

四、日常管理

1. 设置管理目标

（1）总目标

1）最终目标是减缓疾病复发，提高生活质量，延长生存时间。

2）改变不利于疾病康复的生活方式，能够做好疾病日常管理。

（2）阶段目标

1）照护对象对疾病认知加深。

2）照护对象掌握造口管理技术。

3）照护对象合理饮食。

4）照护对象能够进行疾病日常管理和预防并发症。

2. 健康监测

同模块一任务一相关内容。

3. 健康评估

（1）结肠癌的检查评估项目

1）一般情况：基本信息、健康情况、感受、睡眠、胃口，造口的活力、高度、大小等。

2）家族史及家庭成员：询问结肠癌家族史，子女状况。

3）病程：了解患结肠癌的时间、治疗经过、目前病情。

4）病史及既往史：了解目前和既往疾病史。

5）生活方式：了解饮食习惯、吸烟情况、饮酒情况、体力活动量。

6）社会心理因素：了解家庭、工作、个人心理及文化程度。

7）继发性症状：了解身体其他症状和表现等。

（2）辅助检查

1）基本要求：最低要求检查大便隐血试验。

2）常规要求进行以下检查：结肠癌肿瘤标志物指标、结肠镜检。

4. 建立健康档案

个人健康档案具体见表 1-1-5。

5. 健康干预

（1）结肠癌的综合干预

饮食指导、心理照护、造口管理技术指导、康复指导、并发症预防和观察等。

（2）有针对性地制订健康管理计划

要求同模块一任务一相关内容。

6. 定期复查

结肠癌术后复查频率根据肿瘤分期和照护对象的身体状况而定。分期越早，复发的可能性越小，复发病灶的增长速度也相对慢一些，复查的频率也会相对少一些。Ⅰ期结肠癌术后每 6 个月复查 1 次，连续 5 年，没有问题以后每年复查 1 次。Ⅱ期、Ⅲ期结肠癌术后每 3 个月复查 1 次，连续 3 年，没有问题每 6 个月复查 1 次，术后 5 年没问题以后每年复查 1 次。

根据中国临床肿瘤学会（CSCO）推荐，每次复查必查的内容包括：

（1）临床检查

如询问饮食、大便情况，有没有新的症状或疑问，胸腹部听诊、触诊，肛管指诊等。

（2）肝脏超声

肝脏超声也是必查项目，因为结肠癌肝转移发生率高。

（3）癌胚抗原

癌胚抗原属于肿瘤标志物，50% ~ 70% 的患者 CEA 会升高，越晚阳性率越高。

它是 NCCN（美国国立综合癌症网络）、CSCO 指南推荐复查唯一的肿瘤标志物。

（4）胸腹部 CT

结肠癌术后每年需要复查 1 次胸腹部 CT，也可考虑增强 CT。若 CEA 升高或超声可疑，也考虑做胸腹部 CT。

（5）肠镜

肠镜一般在术后 1 年内进行，若术前没有做，须 6 个月内查。

实训演练

王先生，49 岁，1 个月前被诊断为结肠癌Ⅲ期，行结肠切除术，现出院 5 天，因无法独立更换造口袋，前来社区服务中心寻求帮助。此外，他因担心佩戴结肠造口袋会导致有气味，而感到很失落。

请正确评估王先生的疾病状况，制订详细的照护方案，并对他实施造口照护以及进行日常管理。

任务三
乳腺癌照护

任务描述

李女士，45 岁，小学教师，已婚，育有两个孩子（女儿 17 岁，儿子 13 岁），近期被诊断患有右侧乳腺癌。今天是她右侧乳房切除术后的第 3 天，她拟于今日出院。她因担心活动手臂会导致伤口出血而不敢活动右侧手指和手臂。10 年前，李女士的母亲因乳腺癌去世，因此她非常担心自己孩子也会罹患乳腺癌。同时，面对乳房的缺失，李女士心情非常低落，也为如何回归工作而焦虑。

请正确评估李女士的疾病状况，制订详细的术后照护方案，并对她实施出院宣教和康复指导。

任务分析

李女士今年才 45 岁，乳房的切除造成了她自身形象的紊乱，照护者需要对她进行心理疏导，帮助她正确认识疾病所导致的外观改变，并提供一些改善身体外观的方法。由于存在家族乳腺癌史，李女士担心子女的患病风险；由于担心伤口出血，李女士也不愿进行康复训练。这些表明李女士对于疾病认识不足，对康复训练的重要性认识也不到位。遗传因素虽然在乳腺癌的发病上扮演着重要的角色，但不是决定性因素。早期的康复训练在促进功能恢复、预防挛缩、减轻水肿等方面都至关重要，所以照护者需要对李女士加强疾病知识的宣讲。

相关知识

一、乳腺癌的概念、病因及临床表现

1. 概念

乳腺癌是女性发病率最高的恶性肿瘤。乳腺癌按照病理分型可以分为：①非浸润性癌，如导管内癌、小叶原位癌等，此型属于早期，预后较好；②浸润性特殊癌，如乳头状癌、髓样癌（伴有大量淋巴细胞浸润）、小导管癌（高分化腺癌）等，此型一般分化较高，预后尚好；③浸润性非特殊癌，如浸润性小叶癌、浸润性导管癌、腺癌等，约占乳腺癌的 80%，此型一般分化低，预后较差。乳腺癌年龄发病率呈双峰趋势，我国乳腺癌 45 ~ 50 岁为第一个发病高峰，70 ~ 75 岁为第二个发病高峰，我国中、西部地区人群尤其符合这一趋势。

2. 病因

乳腺癌的病因尚不清楚，目前认为与下列因素有关。

（1）激素作用

乳腺是多种内分泌激素的靶器官，其中雌酮及雌二醇与乳腺癌的发病有直接关系。20 岁前本病少见，20 岁以后本病发病率迅速上升，45 ~ 50 岁较高，绝经后发病率继续上升，说明本病可能与雌酮含量升高有关。

（2）家族史

一级女性亲属中有乳腺癌病史者的发病危险性是普通人群的 2 ~ 3 倍。

（3）月经婚育史

月经初潮年龄早、绝经年龄晚、未育、初次足月产年龄较大及未进行母乳喂养者发病率增加。

（4）乳腺良性疾病

乳腺良性疾病与乳腺癌的关系尚有争论，多数认为乳腺小叶有上皮高度增生或不典型增生可能与本病发生有关。

（5）饮食与营养

营养过剩、肥胖和高脂肪饮食可加强或延长雌激素对乳腺上皮细胞的刺激，从而增加乳腺癌的发病机会。

（6）环境和生活方式

北美、北欧地区乳腺癌发病率约为亚非拉地区的 4 倍，而低发地区居民移居到高发地区后，第二、第三代移民的发病率逐渐升高。

可改变的乳腺癌危险因素包括酗酒、高脂肪饮食、超重、习惯久坐缺乏运动的生活方式、长期使用雌激素替代疗法、没有生育或生育时间过晚、未哺乳等。

3. 临床表现

（1）乳房肿块

1）早期：表现为患侧乳房出现无痛性、单发小肿块，患者常在无意中发现。肿块多位于乳房外上象限，质硬、表面不光滑，与周围组织分界不清，在乳房内不易被推动。

2）晚期。①肿块固定：癌肿侵入胸筋膜和胸肌时，固定于胸壁不易推动。②卫星结节、铠甲胸：癌细胞侵犯大片乳房皮肤时，可出现多个坚硬小结节或条索，呈卫星样围绕原发病灶。若结节彼此融合，弥漫成片，可延伸至背部和对侧胸壁，致胸壁紧缩呈铠甲状，患者呼吸受限。③皮肤破溃：癌肿处皮肤可溃破而形成溃疡，常有恶臭，易出血。

（2）乳房外形改变

随着肿瘤生长，可引起乳房外形改变。

1）酒窝征：若肿瘤累及 Cooper 韧带，可使其缩短而致肿瘤表面皮肤凹陷，出现“酒窝征”。

2）乳头内陷：邻近乳头或乳晕的癌肿因侵入乳管使之缩短，可将乳头牵向癌肿一侧，进而使乳头扁平、回缩、凹陷。

3）橘皮征：皮下淋巴管被癌细胞堵塞，引起淋巴回流障碍，可出现真皮水肿，乳房皮肤呈“橘皮样”改变。

（3）转移征象

1）淋巴转移：最初多见于患侧腋窝，肿大的淋巴结少数散在，质硬、无痛、可被推动，继而逐渐增多并融合成团，甚至与皮肤或深部组织粘连。

2）血行转移：乳腺癌转移至肺、骨、肝时可出现相应症状，如肺转移可出现胸痛气急，骨转移可出现局部骨疼痛，肝转移可出现肝大或黄疸等。有些早期乳腺癌已有血行转移。

二、乳腺癌的辅助检查及治疗

1. 辅助检查

（1）影像学检查

1）钼靶X线：可作为普查方法，表现为密度增高的肿块影，边界不规则或呈毛刺状，或见细小钙化灶。

2）超声检查：能清晰显示乳房各层次软组织结构及肿块的形态和质地，主要用来鉴别囊性或实性病灶。结合彩色多普勒检查观察血液供应情况，可提高判断的敏感性，为肿瘤的定性诊断提供依据。

3）MRI：对软组织分辨率高，敏感性高于钼靶X线检查。该检查能三维立体观察病变，不仅能提供病灶形态学特征，而且运用动态增强还能提供病灶的血流动力学情况。

（2）活组织病理检查（简称活检）

常用的活检方法有空芯针穿刺活检术、麦默通旋微创旋切活检和细针吸取细胞学检查。前两者病理诊断准确率可达90%～97%，细针针吸细胞学检查确诊率为70%～90%。疑为乳腺癌者，若这些方法无法确诊，可将肿块连同周围乳腺组织一并切除，做冰冻活检或快速病理检查。乳头糜烂疑为湿疹样乳腺癌时，可做乳头糜烂部刮片或印片细胞学检查。

2. 治疗

乳腺癌以手术治疗为主，辅助化学、放射、内分泌等治疗措施。

（1）手术治疗

对于病灶仍局限于局部及区域性淋巴结的患者，手术治疗是首选。但已有远处转移、全身情况差、主要脏器有严重疾病、年老体弱不能耐受手术者为手术禁忌。

1）保留乳房的乳腺癌切除术：完整切除肿块及其周围1～2 cm的组织，适用于Ⅰ期、Ⅱ期患者，且乳房有适当体积、术后能保持外观效果者术后必须辅以放疗。

2）乳腺癌改良根治术：该术式保留了胸肌，术后外观效果较好，是目前常用的手术方式。

3）全乳房切除术：切除整个乳腺，包括腋尾部及胸大肌筋膜，适用于原位癌、微小癌及年迈体弱不宜做根治术者。

4）其他：如乳腺癌根治术和乳腺癌扩大根治术、前哨淋巴结活检术和腋淋巴结清扫术等。

手术方式的选择应结合患者的意愿，根据病理分型、疾病分期及辅助治疗的条件综合确定。对病灶可切除者，手术应最大限度地清除局部及区域淋巴结，以提高生存率，其次再考虑外观及功能。对Ⅰ期、Ⅱ期乳腺癌，可采用改良根治术及保留乳房的乳腺癌切除术。

（2）化疗

乳腺癌是实体瘤中应用化疗最有效的肿瘤之一。一个化疗周期通常是 21 天或 28 天，在此期间一般用药 1 ~ 2 次，个别患者次数可能会多一些。术后通常化疗 4 ~ 8 个周期不等，晚期乳腺癌患者的化疗周期数不定，要根据疗效和毒性决定。常用的化疗药物有环磷酰胺、阿霉素、表阿霉素、紫杉醇、多西他赛、卡培他滨、长春瑞滨、吉西他滨、顺铂、卡铂等。化疗过程中常见的不良反应包括胃肠道反应（如恶心、呕吐）、血液毒性（如白细胞低、血小板低、贫血）、肝肾毒性（如肝肾功能异常）、神经毒性（如手脚麻木、耳鸣）、皮肤毒性（如脱发、脱皮、皮疹、脓包）、心脏毒性（如心慌、心律失常、心绞痛）、乏力等。

（3）放疗

放疗的目的是最大限度地将放射线的剂量集中于病变区域内，杀死肿瘤细胞，同时还要最大限度地保护邻近的正常组织器官。放疗可单独使用，也可与手术、化疗等配合，提高癌症的治愈率，所以放疗在肿瘤患者的治疗中十分重要。

和许多治疗方法一样，放疗在为患者带来效果的同时也有一些不良反应，最常见的不良反应是放射性皮炎，大部分患者会出现放疗区域皮肤潮红、灼热，少数严重的患者会出现水疱、皮肤放射性坏死等。另外，放疗也会引起患者口干、咽痛，少数还会导致放射性肺炎等。

（4）内分泌治疗

肿瘤细胞中雌激素受体含量高者，称为激素依赖性肿瘤，内分泌治疗对其有效。

三、乳腺癌的健康指导

1. 饮食指导

养成健康的饮食习惯，多摄入各种蔬菜、富含纤维的豆类、各种颜色的水果以及全谷物。最好避免或限制摄入红肉和加工肉类、加糖饮料、高度加工食品和精制谷物产品。合理饮食可提供重要的营养成分，并帮助保持健康的体重。

2. 伤口管理

乳腺癌患者术后出院后 2 ~ 3 天需要换药，这期间应保持敷料清洁、干燥，观察切口情况，有无红肿、硬结、血肿、渗出、化脓等。若出现红肿、热痛和分泌物，应及时返院换药、进行清创等处理。患侧肩部可以垫一软枕，抬高患肢，伤口用腹带加压包扎，但应注意观察患肢远端的血液供应情况。带管出院的患者尤其需要注意固定引流管，保持引流管畅通。平卧时引流袋应低于腋中线（沿腋窝中点做一条垂线，即为腋中线），站立或活动时应低于胸部切口，防止引流液逆流引发感染。引流袋妥善固定，注意观察，一般术后 1 ~ 2 日每日引流血性液体 50 ~ 200 mL，以后液体颜色逐渐变淡、量逐渐减少。如果出现引流管脱出、引流液发生异常变化、伤口皮瓣撕裂等情况，应及时就医。

3. 预防上肢水肿

预防患侧上肢损伤、感染；避免患侧上肢药物注射、抽血、免疫接种以及血压测量；避免患侧上肢高温，如热水浸泡、日光暴晒、桑拿浴等；避免穿戴过紧的内衣、项链和吊带胸罩；避免患侧上肢做高强度的运动、搬运重物等。可通过感受脉搏、温度、看颜色和活动、检查感觉等方式，观察患侧上肢的血液循环情况和神经功能。

4. 心理照护

乳腺癌患者面对癌症的威胁、不确定的预后、乳房切除、婚姻生活受到影响等问题，不仅需要承受生理痛苦，而且会因形体破坏而产生巨大的心理压力，加重焦虑、抑郁、恐惧甚至绝望等负面情绪反应。照护者应关心和了解照护对象，鼓励其表达担心和顾虑，与照护对象共同讨论，寻找解决办法，提供必要的意见和建议。同时，照护者应积极和家属沟通，鼓励家属给予照护对象更多的支持。照护者还可告知照护对象乳腺癌关爱协会、微信社群等专业的乳腺癌知识平台和交流平台，增强照护对象的自我管理能力，帮助其从“战友”身上获取能量和信心。

5. 康复指导

手术切除了乳腺、皮肤、脂肪、血管及淋巴组织，导致腋窝空虚。而切口被缝合且愈合后，腋窝皮肤就会与周围组织粘连，缺乏弹性。当手臂做外展、上举动作时，患者会感觉功能明显受限，甚至伴有疼痛感。乳腺癌术后患肢功能障碍发生率可高达 60% ~ 70%，若不及时采取有效的措施，患肢障碍会越来越严重。乳腺癌术后早期功能锻炼需循序渐进，分阶段进行，通常可采取表 6-3-1 所示方案。

表 6-3-1 乳腺癌术后不同阶段的康复训练方式

阶段	康复训练方式
术后第 1 天	屈伸手指及手腕
术后第 2 ~ 3 天	屈伸患肢肘关节
术后第 4 ~ 7 天	抬高患侧手肘
术后第 8 ~ 9 天	松肩运动
术后第 10 天	抬高上臂
术后第 11 ~ 12 天	颈部及手臂前后摆动
术后第 13 ~ 14 天	开始抬高肩部

术后 1 ~ 3 日：可用健侧上肢或他人协助患肢进行屈肘、伸臂等锻炼，逐渐过渡到肩关节的小范围前屈、后伸运动（前屈小于 30°，后伸小于 15°）。

术后 4 ~ 7 日：鼓励照护对象用患侧手洗脸、刷牙、进食等，并做以患侧手触摸对侧肩部及同侧耳朵的锻炼。

术后 1 周：皮瓣基本愈合后开始做肩关节活动，以肩部为中心，前后摆臂。

术后 10 日左右：皮瓣与胸壁黏附已经牢固，可做抬高患侧上肢和手指爬墙、梳头等的锻炼。①抬高患侧上肢：将患侧肘关节伸屈，手掌置于对侧肩部，直至患侧肘关节与肩平。②手指爬墙：每日标记高度，逐渐增加幅度，直至患侧手指能高举过头。③梳头：以患侧手越过头顶，梳对侧头发，摸对侧耳朵。

照护者指导照护对象做患肢功能锻炼时，应根据照护对象的实际情况而定，一般以每日 3 ~ 4 次，每次 20 ~ 30 min 为宜，循序渐进，逐渐增加功能锻炼的内容。术后 7 日内不上举，10 日内不外展肩关节，不要以患侧肢体支撑身体，以防皮瓣移动而影响愈合。

四、乳腺癌的疾病预防指导

1. 乳腺癌的三级预防

早在 20 世纪 80 年代中期，世界卫生组织就已经明确地提出了“3 个 1/3”的观点：1/3 的癌症可以预防，1/3 的癌症可以治愈，1/3 的癌症积极治疗后可以提高生活质量、延长生存期。预防为主，是保障人类健康和最终控制、消灭各种疾病的最有效的办法。做好乳腺癌的三级预防，可以显著提高乳腺癌的生存率及治愈率。

以下是乳腺癌的三级预防。

（1）一级预防

1）改变生活方式：限制脂肪摄入，增加体育活动，控制体重。

2）避免不必要的放射线照射。

3）鼓励母乳喂养。

4）更年期避免长期使用雌激素。

5）积极治疗乳腺癌的癌前病变。

6）控制不良情绪，避免熬夜。

（2）二级预防

二级预防主要包含普查、自检和专科医生检查。现在由于乳腺癌的发病率高，故全国每年进行乳腺癌的筛查。目前医院的检查手段主要有临床医生检查，超声、X线（即钼靶）、核磁等几种检查手段。

（3）三级预防

三级预防是指对已经诊断为乳腺癌的患者进行积极综合治疗，以提高治愈率或减轻患者痛苦，提高生存质量和延长生存期。

2. 乳房自检

定期的乳房自检有助于及早发现乳房的病变，因此，20 岁以上的妇女，特别是高危人群，每月进行一次乳房自检，术后患者也应每月自查 1 次，以便早期发现复发。征象检查时间最好选在月经周期的第 7 ～ 10 日或月经结束后 2 ～ 3 日，已经绝经的女性应选择每个月固定的一日进行检查。40 岁以上女性或乳腺癌术后患者每年还应行钼靶 X 线检查。

乳房自检的方法可以归纳为“看、动、摸、圈”四个动作。

（1）看

站在镜前，观察乳房皮肤有无红肿、皱褶、橘皮样改变等异常；将双臂自然上举过头，仔细观察两侧乳房的形状、轮廓有无变化，如皮肤起皱或凹陷、溃疡、变色等。再观察乳头形状，是否有乳头凹陷、脱屑及朝向的改变。

（2）动

将双手手掌撑在臀部，再抬起，左右转动身体，并观察乳房有没有在上下抬高手臂的时候出现皮肤的凹陷等。

（3）摸

用沐浴露打滑左手，右手臂高举，左手指腹沿着锁骨、腋窝到内衣下缘的路径轻柔地按摩乳房，检测是否有肿块。

（4）圈

把乳房想象成一个时钟，一侧手的食指、中指和无名指并拢，用指腹在对侧乳房上进行环形触摸，从乳房上方以小圆圈循环按摩方式顺时针转动。检查完一圈后，上移 2 cm 再做第二圈的检查，直到按摩至外侧区域到腋窝下的部分。整个过程中，手指不能脱离皮肤，要根据乳房的不同部位施加不同的压力进行检查，才能保证乳房组织的表层和深层都被检查到。

3. 日常生活中的其他注意事项

（1）保持健康的体重

超重或肥胖会增加罹患乳腺癌的风险，尤其是在更年期之后。这是因为绝经后大多数雌激素来自脂肪组织，拥有更多的脂肪组织会增加体内产生的雌激素的量，从而增加罹患乳腺癌的风险。

（2）锻炼身体并避免久坐

美国癌症协会关于癌症预防的营养与身体活动指南推荐：每周应进行至少 150 min 中等强度或 75 min 高等强度的身体活动。

（3）斟酌使用激素替代疗法（HRT）

研究表明，结合使用雌激素和孕激素的 HRT 会增加罹患乳腺癌的风险，这种组合还可导致乳房密度增加，从而使得在乳房 X 光片上更难发现乳腺癌。

任务实施

一、照护评估

1. 现病史

（1）病程

了解照护对象确诊为乳腺癌的时间、伴随症状及程度，是否接受过乳腺癌治疗及其疗效与不良反应，是否遵医嘱治疗。

（2）目前状况

了解照护对象术后饮食、排泄和睡眠情况，康复锻炼情况等。

(3)相关病史

了解照护对象家庭成员中有无乳腺癌或其他肿瘤患者，既往是否患乳腺良性肿瘤；了解照护对象的月经史、生育史、哺乳史等。

(4)生活方式

评估照护对象的饮食习惯；了解照护对象是否长期服用雌激素、保健品和蜂王浆等，有无烟酒嗜好；了解照护对象的居住环境、职业等。

2. 身体状况

(1)症状与体征

局部评估包括乳房的外观、伤口有无渗血和渗液、患侧肢体肿胀程度、患侧肢体的血液循环和活动能力；全身评估包括有无发热、疼痛、咳嗽等。

(2)辅助检查

了解钼靶 X 线、乳房超声检查、病理检查结果等。

3. 心理社会状况

评估照护对象及家属对所患疾病的认知程度，是否出现过度焦虑、恐惧等心理反应；能否接受治疗方案，对治疗及未来的生活是否充满信心，能否积极寻求社会及他人的帮助；对日常疾病管理相关知识的掌握程度；对乳腺癌术后可能导致的并发症的观察有无足够的心理承受能力；家庭对各种治疗的经济承受能力和支持程度。

二、制订照护方案

1. 为照护对象普及乳腺癌疾病知识。
2. 对照护对象进行心理照护。
3. 指导照护对象进行术后康复训练。
4. 指导照护对象进行疾病日常管理及并发症的预防等。

三、实施照护

1. 进入房间

轻敲房门，经照护对象允许后进入房间。

2. 沟通交流

照护者可以通过自我介绍、问候等方式拉近与照护对象的关系。照护者要告知照护对象此次照护的目的，通过询问和评估获取照护对象的需求。照护者还要关心照护对象的感受。

3. 向照护对象普及乳腺癌疾病知识

照护者应根据照护对象对乳腺癌的了解程度，提供必要的乳腺癌疾病知识指导，讲解乳腺癌的发生和发展、危险因素、临床表现、治疗及预后等。关于遗传因素方面的讲解，照护者可以说："乳腺癌有一定的家族聚集性，但是我们必须强调绝大部分乳腺癌病例还是在人群中零星分布的，没有明显的家族聚集现象，只有5% ~ 10% 的乳腺癌患者是遗传因素致病的。""所以，乳腺癌的一级预防非常重要，平时要主动掌握一些乳腺癌的预防知识，并且保持健康的生活方式。如果您还有疾病方面的顾虑，也可以联系医生寻求帮助。"

4. 指导照护对象进行心理调适

李女士出现的两方面心理问题，可采取以下解决办法。

（1）担心自身形象问题

照护者向照护对象讲解手术治疗的重要性，帮助其理性面对问题；同时，对照护对象的爱人进行心理辅导，使其能够接受妻子手术后身体的改变，鼓励双方沟通，彼此理解和尊重。如果有需要，照护者还可提供一些改善方法，如佩戴乳房假体、穿特制胸罩、进行乳房重建手术等。

（2）担心疾病遗传子女问题

照护者向照护对象讲解乳腺癌的发病原因及风险因素，普及健康生活方式和疾病预防措施。

5. 指导照护对象术后康复训练

目前李女士是术后第 3 天，可进行的锻炼是上肢肌肉等长收缩，即用健侧上肢或他人协助患肢进行屈肘、伸臂等锻炼，逐渐过渡到肩关节的小范围前屈、后伸运动。注意，前屈小于 30°，后伸小于 15°。

6. 指导照护对象进行疾病日常管理及并发症的预防

乳腺癌术后初期的日常管理重点是关注伤口和上肢水肿，进行康复训练，同时注意饮食与休息，坚持乳房自检。

7. 结束工作

整理用物，洗手，记录，预约下次随访时间。

四、日常管理

1. 设置管理目标

（1）总目标

1）最终目标是减缓疾病复发，提高生活质量和生存时间。

2）改变不利于疾病康复的生活方式，能够做好疾病日常管理。

（2）阶段目标

1）照护对象对疾病认知加深。

2）照护对象心理问题得到缓解。

3）照护对象能够进行康复训练。

4）照护对象能够进行疾病日常管理和预防并发症。

2. 健康监测

同模块一任务一相关内容。

3. 健康评估

（1）现病史

1）一般情况：年龄、性别、婚姻、职业、肥胖、饮食习惯、生活环境等。

2）既往史：评估月经史、婚育史、哺乳史等，以及既往是否患乳腺良性肿瘤。

3）家族史：了解家庭成员中有无乳腺癌或其他肿瘤患者。

（2）身体状况

1）症状与体征：评估有无乳房肿块，肿块的位置、质地、活动度、疼痛等情况，有无局部破溃、酒窝征、乳头内陷、橘皮征等，有无乳房外观改变，腋窝等部位有无淋巴结转移，有无胸痛、气促、骨痛、肝大、黄疸等转移表现。评估术后伤口恢复情况、肢体活动度等。

2）辅助检查：钼靶 X 线、超声、病理检查等。

（3）心理社会状况

了解照护对象对疾病的认知程度、心理顾虑和思想负担，了解家属对照护对象的关心、支持程度，了解家庭对疾病治疗的承受能力。

4. 建立健康档案

个人健康档案具体见表 1-1-5。

5. 健康干预

（1）乳腺癌的综合干预

1）饮食与活动指导：加强营养，多食高蛋白、高维生素、高热量、低脂肪的食物，以增强机体抵抗力。近期避免患侧上肢搬动或提拉过重物品，坚持进行功能锻炼。

2）伤口管理。

3）预防上肢水肿。

4）心理照护。

5）康复指导。

6）避免妊娠：术后 5 年内避孕，防止乳腺癌复发。

7）坚持治疗：遵医嘱坚持化疗、放疗或内分泌治疗。化疗期间定期检查肝、肾功能，每次化疗前 1 日或当日查血白细胞计数，化疗后 5 ~ 7 日复查，若白细胞计数小于 3×10^9/L，需及时就诊。内分泌治疗持续时间长，长期服药可导致胃肠道反应、月经失调、闭经、潮热、阴道干燥、骨质疏松、关节疼痛等不良反应。照护者需告知照护对象坚持用药的重要性，并积极预防和处理不良反应，以提高用药依从性。此外，放疗、化疗期间抵抗力低，故应少到公共场所，以减少感染机会。

（2）有针对性地制订健康管理计划

要求同模块一任务一相关内容。

6. 定期随访

统计资料显示，80% 的乳腺癌术后复发转移都发生在术后 2 ~ 3 年内，术后 4 ~ 5 年的患者也有一部分复发转移的情况。照护者通过随访可以及时观察照护对象的情况，一旦出现问题，早发现、早诊断、早治疗。早期随访的主要目的是检查手术伤口的愈合情况，监督化疗、放疗这些辅助治疗的药物使用情况，了解有无不良反应等。而后期随访的目的是检查有无癌细胞复发或转移，评估整个手术的治疗情况。乳腺癌每次复查可做的检查项目见表 6-3-2。

表 6-3-2　乳腺癌复查项目

检　查	复查项目
常规检查	乳房体检
	钼靶胸片
	B 超（乳腺、腋下、腹部器官、妇科检查等）
	血常规
	肿瘤指标
其他特殊检查	乳房 X 线（每年 1 次）
	妇科检查（三苯氧胺治疗中每年 1 ~ 2 次）
	骨密度（芳香化酶抑制剂治疗中）
针对性排查	骨扫描
	CT 或 MRI

乳腺癌术后的随访频率为：①术后 2 年内，每 3 个月随访 1 次；②术后 3 ~ 4 年，每 6 个月随访 1 次；③术后 5 年及以后，每年随访 1 次。

实训演练

王女士，48 岁，离异，3 个月前被诊断患有左侧乳腺癌，现接受放疗。她出现声音嘶哑、皮肤颜色改变的情况，因此情绪十分低落。此外，她很担心自己的癌症会复发转移。

作为照护者，请正确评估王女士的状况，制订详细的乳腺癌照护方案，并对她实施相关指导。